中国科学院教材建设专家委员会规划教材

全国高等医药院校规划教材

供医学影像学、医学影像技术、生物医学工程、临床医学、中西医结合本科,医学影像硕士使用

医学影像应用解剖学

第2版

U0230682

主　编　易西南　夏玉军

副主编　万　炜　黄文华　黄绍明　黄飞徐

编　委　(按姓氏笔画排序)

万　炜	南华大学	罗　刚	海南医学院
王振宇	中国医科大学	洪乐鹏	广州医科大学
王明炎	厦门大学	夏玉军	青岛大学
孙善全	重庆医科大学	徐　飞	大连医科大学
李志军	内蒙古医科大学	郭开华	中山大学
李建华	青海大学	黄　飞	滨州医学院
李建斌	长治医学院	黄文华	南方医科大学
宋焱峰	兰州大学	黄绍明	广西医科大学
孟步亮	昆明医科大学	蒙艳斌	湘南学院
易西南	海南医学院	潘爱华	中南大学

编　者　(按姓氏笔画排序)

马志健	海南医学院	陈成春	温州医科大学
王巧玲	沈阳医学院	陈金龙	绍兴文理学院
王歧本	湘南学院	陈　熙	南华大学
王　星	内蒙古医科大学	周启良	长沙医学院
孔凡镇	滨州医学院	单　伟	锦州医科大学
卢　巍	遵义医学院	赵久红	海南医学院
李长兴	青海大学	赵振美	泰山医学院
李　芳	中南大学	洪建平	兰州大学
李　岩	大连医科大学	涂　蓉	海南医学院
何　慧	南华大学	黄秀峰	右江医民族学院
余清平	湖南中医药大学	龚　霞	重庆医科大学
张雁儒	郑州大学	谭建国	南华大学

科学出版社

北　京

内 容 简 介

本教材经第二次编写,内容涵盖医学影像学专业学生需要掌握的与影像技术相关的解剖学知识。以大体解剖描述为主,适当结合了影像解剖内容。主要内容包括人体分部、各部的体表标志、骨性标志;重要器官、重要局部结构的解剖(脑、感官、心、肺、纵隔、肝、胆、胰、子宫、前列腺、腹膜后、盆会阴部、脊椎区、骨关节);人体各部的 X 线解剖基础;各部位的主要断层解剖(轴位为主,辅以冠状位、矢状位及特殊切面);主要部位或器官的超声断面解剖(心、肝、脾、胰、泌尿器官、腹部大血管、女性内生殖器官、前列腺);主要器官或局部的血管影像解剖(脑、心、腹、盆部、四肢);胚胎及胎儿超声解剖。本教材引入了领先的 AR 增强现实识别技术,读者只需便携式终端(手机、平板等),对插图进行扫描,就可以显示出与插图知识点对应的扩展教学资源(3D 模型、图形、动画等资源)。本教材反映了解剖学和影像医学的进展,着重于满足影像医学专业对解剖学知识的特殊需求,用于医学影像专业教学,也可作为临床医生参考用书。

图书在版编目(CIP)数据

医学影像应用解剖学 / 易西南,夏玉军主编 . —2 版 . —北京:科学出版社,2018.1

中国科学院教材建设专家委员规划教材·全国高等医药院校规划教材

ISBN 978-7-03-055043-9

Ⅰ.①医… Ⅱ.①易… ②夏… Ⅲ.①影像-人体解剖学-医学院校-教材 Ⅳ.①R813

中国版本图书馆 CIP 数据核字(2017)第 264314 号

责任编辑:王　颖／责任校对:郭瑞芝
责任印制:赵　博／封面设计:陈　敬

科 学 出 版 社　出版

北京东黄城根北街 16 号
邮政编码:100717
http://www.sciencep.com

北京画中画印刷有限公司　印刷
科学出版社发行　各地新华书店经销
*

2014 年 4 月第 一 版　　开本:787×1092　1/16
2018 年 1 月第 二 版　　印张:20 1/4
2019 年 7 月第五次印刷　　字数:518 000

定价: 99.00 元
(如有印装质量问题,我社负责调换)

序

    人体解剖学作为医学最基础的学科,随着医学各学科的发展,也在不断进步。医学影像技术的发展,不但为解剖学的研究提供了新的工具和技术,同时也对解剖学提出了新的要求。因此,源于 X 线解剖的影像解剖学、源于冰冻断层解剖技术的断层解剖学在近三十年有了长足的进步,逐步形成了人体解剖学新的分支。

    随着现代医学模式的改变,临床医学教育模式受到了新的挑战。现代临床医学教育一方面强调宽基础、早临床;而另一方面又开辟了一些新的学科方向,譬如本科教育设置了精神卫生、临床检验、医学影像等专业。这些专业的设置,对人体解剖学的教学提出了新的要求。尤其是以人体形态显像为主要内容的医学影像,对人体解剖学知识的要求就更高了。然而,又由于人文学科、计算机、外语等学科的大量渗透,基础医学包括人体解剖学的课程被大量压缩,精选教学内容成为了人体解剖学教学改革的重要课题。易西南、夏玉军等一批长期从事医学影像专业教学的教授们,敢于探索,针对医学影像专业的需要提出"医学影像应用解剖学"的概念,并付诸实践,编撰成书,所做工作,值得肯定。这是人体解剖学教学内容改革的一项重要工作。

    该书除了解剖学专家参加编写以外,还吸收了医学影像方面的专家参加,这对于推动解剖学和临床医学的融合,解决学以致用问题等方面有着积极的意义。

    概览该书,编撰内容涵盖了人体重要器官、重要局部的解剖,主要器官的 X 线解剖基础,主要器官、主要部位的血管影像解剖,各部位的主要断层解剖。本人认为该书既可作为医学影像本科的解剖教材,也是一本很好的临床医生参考书籍。

李云庆

中国解剖学会理事长、第四军医大学教授

第 2 版前言

作为一本新视角的教材,《医学影像应用解剖学》自 2014 年出版第 1 版以来,已经印刷了三次,在广泛应用于教学的同时,得到了广大师生的关注和关爱。但是也存在一些瑕疵和错漏。教材必须与时俱进,精益求精,根据出版社要求和部分编委的意见,决定编写第 2 版。

当今计算机技术的高速发展,已经改变并还在改变着我们的生活和工作方式。云计算(cloud computing)、大数据(big data)、虚拟仿真(virtual simulation)技术、虚拟现实(virtual reality,VR)技术、现实增强(augmented reality,AR)技术等已在医学和解剖学研究领域得到了较为广泛的应用,并派生出了数字医学和数字解剖学。这些技术也应用到了解剖学的实验教学,数字人体和虚拟解剖学实验教学也逐步普及。大数据和虚拟现实技术借助互联网的网络传播手段,使提网联网+教学更具活力。传统的 MOOC(massive great online course)、翻转课堂(flipped classroom)和微课(micro lecture)等教学方法应用起来已经更为便捷、更为有效、更为普及。这些技术的推广和使用,对传统的纸质教材提出了挑战。迎接这些挑战,改革教材编写模式,才可以把挑战变化为改革的动力,赋予教材新生命力。

因此,这次编写,不是简单的改编,而是在忠于第 1 版基本框架和编写思路的基础上,我们做了以下几种大胆尝试。

(1)本教材的插图引入了国际领先的 AR 技术,用户只需要翻开教材,使用自己便携式设备(手机、平板等),对教材中的插图进行扫描,就可以显示出与插图知识点对应的扩展教学资源(3D 模型、图形、动画等资源),每一张插图配置一个资源载体,确保本教材知识点精准,表现形式丰富,有助于提升学生的学习热情。如果学校配备了 AR 教学一体化云平台,就以直接将教材的 AR 资源投影至大屏幕,同步使用扩展资源进行课堂教学,并通过校园云共享功能同步院校教师们共享的教学课件,形成本校特色的教学资源体系。

(2)增加了 PPT 等教学辅助材料,以帮助学生课前预习或课后复习。

(3)增加了习题,方便学生对学习效果进行自我评价,同时也是通过习题提示教学的重点。

以上资源可扫描封底二维码获取。

此次编写,在原有编写团队的基础上,又增添了新的力量,特别是吸收了一批中青年骨干教师加入到团队中来,他们在编写会议中提出了很多有见地的建议,工作认真负责,值得肯定。本教材的增值服务功能得到了厦门科睿通教育科技有限公司的技术支持,编写会议还得到了南华大学的人力支持,在此一并感谢!

由于知识和技术的进步非常迅猛,尽管是第二次编写,也难以超越时代的步伐。幸好教材只是用于教与学的参考工具之一,还望读者以批判的眼光审视之,不断给我们反馈批评意见。

易西南　夏玉军
2017 年 9 月

第1版前言

随着医学影像技术的快速发展,成像技术由传统的 X 线成像(一维),到 CT、MR、超声波的断层成像(二维),再到 CT、MR、超声波断层成像衍生出来的三维成像。因此,人体解剖学知识在医学影像中的应用显得更为重要了。影像医学专业学生需要掌握系统解剖学、局部解剖学、断层解剖学、影像解剖学等方面的知识。

然而,由于学制和学时的限制,同时开设上述几门课程显然不太可能。目前,国内各个院校影像医学专业开设的解剖学课程尚没有固定的模式。除开设《系统解剖学》外,另外再开设的课程大至为以下四类之一:《局部解剖学》《断层解剖学》《人体断面及影像解剖学》《影像解剖学》,以开设《断层解剖学》课程的居多数。实际上以上这四类课程都不能全面概括本专业所需要的应用解剖学知识。因此,编写一本涵盖本专业所需要的应用解剖学很有必要。

本教材涵盖医学影像学专业与各类主要影像技术相关的专业解剖学知识,包括:①人体分部、各部的重要骨性标志;②人体重要器官、重要局部结构的解剖(脑、心、肺、纵隔、肝、胆、胰、腹膜后、脊椎与骨关节、泌尿器官、子宫、前列腺等);③人体各部位的 X 线解剖基础;④人体主要器官、主要部位的血管影像解剖(脑血管、心的血管、腹盆部血管、四肢血管 DSA解剖);⑤各部位的主要断层解剖(轴位为主,辅以冠状位、矢状位及特殊切面);⑥人体主要部位或器官的超声断面解剖(心、肝、脾、胰、泌尿器官、腹部大血管、女性内生殖器官、前列腺等)。

根据全国高等医学院校教材编写的原则和要求,我们在编写过程中力争体现"三基"(基础理论、基本知识和基本技能)和"五性"(思想性、科学性、先进性、启发性和适应性)的要求。遵循少而精的原则,力求概念准确,言之有据,适当反应解剖学和影像医学的进展,着重于满足影像医学专业对解剖学知识的特殊需求。以大体解剖学为主体,适当结合影像解剖学,便于教学应用和临床医生参考。

本教材的编写队伍除长期从事医学影像专业解剖学教学的教师外,还邀请了从事医学影像专业教学和临床专家参加,力争做到基础与临床贯通,更好地服务于临床教学的需要。

在教材的编写过程中,上海市第一人民医院、中南大学湘雅三医院、海南医学院附属医院、海南省农垦总局医院、海口市人民医院、青岛大学等单位提供了大量的临床实物照片。中南大学湘雅三医院张灵芝,海南医学院解剖学实验室郑王孝、林微微,海口市人民医院李香宁,海南省农垦总局医院聂忠士等为本书的图片收集与整理做了大量的工作,在此表示诚挚的感谢! 与此同时,向所有为本书编写做出过贡献的人们表示感谢!

由于水平和时间所限,本书作为一本全新的基础教材,难免存在一些错、漏和不足之处,敬请读者不吝赐教。

易西南　夏玉军

2013 年 10 月

目　　录

绪　　论

一、医学影像应用解剖学的定义和特点

根据临床学科对解剖学知识的需要,进行相关的解剖学研究,都可以称之为应用解剖学。影像解剖学是应用影像学技术和人体影像资料,研究人体结构及成像规律的科学,是解剖学和影像医学的交叉学科。医学影像应用解剖学属于应用解剖学范畴,其任务是根据现代医学影像学的需要,进行解剖学研究和解剖学知识的阐述。

与医学影像有关的解剖学还有:局部解剖学、断层(面)解剖学、影像解剖学、X 线解剖学。这些均只是从某个侧面为医学影像技术提供解剖学知识,服务于医学影像成像和诊治的需要。

局部解剖学　按部位研究和描述人体解剖层次、结构、形态特征、毗邻关系和临床意义的科学,它是手术学的基础,也是临床各学科的基础。

断层(面)解剖学　阐述人体或某个器官不同方位切面的形态、位置、结构、结构配布特征及其变化规律。它是以断层影像为主的影像诊断的基础。

影像解剖学　借助各种影像技术研究人体结构和成像规律,或者说研究人体结构在各种影像图像中的表现及规律。它不同于肉眼解剖,但它是肉眼解剖很好的活体再现。X 线解剖学就是影像解剖学的一种。

X 线解剖学　借助经典的 X 线成像技术,研究人体在 X 线下的影像解剖特点和规律,直接服务于 X 线诊断需要。因为 CT 成像与 X 线成像原理相似。因此,CT 影像解剖也归纳到 X 线解剖范畴。

随着各种医学影像技术的发展,影像诊断对解剖学不断提出新的要求。解剖学既要服务于普通 X 线成像需要,又要服务于以断面图像为主的影像技术(如超声、X 线计算机断层成像、磁共振成像等)的需要,还要服务于以上述技术为辅助的介入治疗的需要。因此,能集成与医学影像技术有关的应用解剖学知识,也包括从影像解剖的角度来阐述人体结构,构筑一套能满足现代影像技术需要的解剖学知识体系十分必要。《医学影像应用解剖学》就是以此为目的而编写的。

医学影像应用解剖学是以系统解剖学和局部解剖学为基础的。主要为医学影像专业在影像诊断等后续课程的学习提供专门的解剖知识和学习方法,同时也为影像诊断分析提供分析推理的解剖学依据和方法。因此,良好的局部解剖学知识的积淀,对于学习、研究人体断面解剖学至关重要。

二、常 用 术 语

1. 断层和断面　解剖学断层标本有一定的厚度,而我们所观察到的是断层标本之表面的结构,称之为断面结构,是一个平面的概念。CT、MR 等扫描图像,表现的是一幅平面的图像,而实际上由于成像技术的限制,均为有一定厚度的层面内各结构的叠加影像,是层的概

念。"面"无厚度,而"层"有厚度。因此,断面与断层二者有区别。

2. 横断面(transverse section)　又称轴位断面,一般取水平面,但头部多取前高后低的斜断面。断层标本常观察其下表面,以便于与临床 CT、MR、超声照片相对应,即医生的左手侧为患者的右侧,反之为患者的左侧。横断面便于观察一个层面内各结构的前后、左右毗邻关系。

3. 矢状断面(sagittal section)　是指在人体的矢状轴上,作上下方向移动切割所制成的左、右断面。通过人体正中线的矢状断面为正中矢状面。断层标本和 MR 等图像常观察其左侧面,但超声一般观察其右侧面。矢状面便于观察层面内结构的上下、前后毗邻关系。

4. 冠状断面(coronal section)　是指沿人体的冠状轴,上下方向移动切割制成的前、后断面。断层标本和 MR 等图像常观察其前面。冠状面便于观察层面内各结构的上下、左右毗邻关系。

三、现代影像技术应用及进展

自 1896 年德国物理学家伦琴发现 X 线以来,人类逐步学会了利用 X 线、超声波、放射性同位素及磁共振等物理学特性,制造出各种设备,能显示活体的内部解剖和病理结构,以及部分功能信息。由于本教材涉及的内容包含有大量的 X 线、CT 和 MR 图像,有必要对这些基本影像学成像技术及特点做一简单介绍。

（一）X 线成像

1896 年德国物理学家伦琴发现了 X 线,并为其夫人拍摄了第一张清晰的手部 X 线片,从而将 X 线引入医学诊断领域,使医学发生了革命性改变。1901 年,该项发现获得诺贝尔生理学或医学奖。X 线成像是利用 X 射线照射人体,对穿透人体的 X 射线信息进行采集、转换,使其变成可视影像。因为 X 线具有一定的穿透性的物理效应,当 X 线穿过人体时,由于人体各组织结构的密度和厚度不同,不同组织对 X 射线吸收量各不相同等,投射到荧屏或胶片上的剩余 X 线量也就不等,所以荧屏或胶片曝光度就有差别,形成从黑到白对比不同的灰度影像。一般组织密度越高、厚度越厚,X 线吸收的就越多,胶片曝光少,图像呈黑色,而荧光屏图像呈白色(两者正好相反),经过计算机处理的图像一般选用与荧光屏类似的图像。

1. 普通 X 线成像

（1）X 线影像是由黑到白不同灰阶图像,反映的是组织的密度和厚度差异的综合投影,各组织的穿透能力及其密度见绪表 1。

（2）X 线影像是重叠的平面图像,如胸部后前正位片为从前到后的组织相互重叠形成的影像,侧位片为左右组织相互重叠形成的影像(绪图 a)。

（3）对 X 线平片缺乏对比的软组织器官和组织,可以通过各种管腔人为引入高密度的对比剂,使之显影,称造影技术。造影可以使很多管腔结构显影。常用的造影如血管、尿路、胃肠道、子宫输卵管等,同时还可以观察其蠕动和流动情况。目前由于计算机技术的进步,血管造影多采取数字减影技术(计算机将无关的组织影像忽略,有利于突出显示造影管道),故称数字减影血管造影(digital subtraction angiography,DSA)(绪图 b)。

绪表 1　人体组织结构的 X 线影像密度

X 线穿透类型	不同组织	X 线影像表现
易穿透性组织	气体、脂肪组织	低密度影
中等穿透射性组织	结缔组织、软骨、肌肉组织、血液等	中等密度影
不易穿透射性组织	骨骼、牙齿、金属异物	高密度影

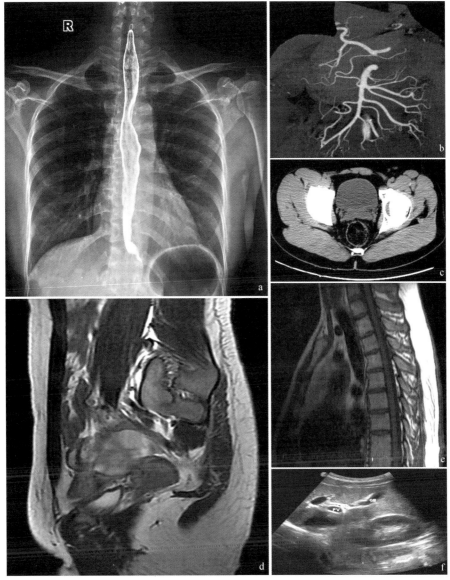

绪图　现代影像技术

a.X 线食管造影；b.DSA(肠系膜上动脉)；c.CT(男性盆腔)；d.MRI T_2WI(女性盆腔矢状面)；

e.MRI T_1WI(胸部矢状面)；f.腹部超声实时灰阶成像

2. CT 成像　CT 是 X 线计算机体层成像(X-ray computed tomography)的简称,是 X 线成像技术与计算机技术有机结合的产物。它利用 X 线束对人体某部位一定厚度层面的组织进行扫描,由探测器接收透过该层面的 X 线,X 线吸收系数被输入计算机处理,最终以切面灰阶图像的形式显示在显示器上或胶片上。因此,CT 成像是计算机的重建图像,而非直接的摄像,图像还是反映器官和组织对 X 线的吸收程度。与 X 线图像的灰度影像一样,一般组织密度越高,X 线吸收的就越多,图像偏白色,反之,偏黑色。与常规 X 线摄像相比,CT 图像有以下特点(绪图 c)。

(1)切面图像。通过 CT 机扫描,将人体结构形成一层层的切面,克服了常规 X 线图像重叠的缺点,能精细的反映组织和器官内部的解剖结构。但切层图像不利于器官和病灶的整体显示,需要连续观察多帧图像,才能形成完整的解剖形态。随着多层螺旋 CT 的出现和计算机软件的改进,能将切面图像重建为三维图像,弥补了这方面的不足。

(2)密度分辨率高。CT 图像的密度分辨力相当于 X 线图像的 10～20 倍。CT 平扫图像能清楚显示由软组织构成的器官,如脑、纵隔、肝脏、胰腺、肾等。增强扫描(通过静脉注入高密度对比剂以后再扫描)图像能更好地显示血管和小器官的解剖细节。同时 CT 图像能够进行密度量化分析。因此,CT 图像能以不同的黑白灰阶来显示组织器官和病变的密度高低。

为精确表示组织密度高低,可采用 X 线吸收系数换算成的 CT 值,单位为 HU。CT 值范围一般定在 $-1000～+1000HU$。密度高的组织 CT 值高,密度低的组织 CT 值低。人体主要器官或组织 CT 值分布情况绪表 2。

绪表 2　正常人体组织 CT 值分布

正常组织	CT 值	正常组织	CT 值	正常组织	CT 值
软组织	20～60	钙化	>100	脂肪	$-120～-90$
骨	600～1000	水	$-10～+10$	气体	$-1000～-600$

由于人的肉眼只能分辨 32 个灰阶,也就是说,CT 值相差不到 63HU 的两种相邻的组织,肉眼是无法区分其灰度差异的,即不能分辨。为解决这一问题,在临床工作中,可通过窗技术将所要重点观察部位的 CT 值选定一定的范围,使灰阶充分在该范围内得到利用,以显示最佳图像。所选择的 CT 值范围称窗宽(window width, WW),其中心点的 CT 值称窗位(window level, WL)。观察不同的组织结构需要的不同窗宽及窗位。比如观察肺组织使用肺窗(WW:$-1000～+200$,WL:-600),这样,CT 值大于 200HU 的组织,均显为白色。每个灰阶所涵盖的 CT 值为 37.5,也即相邻两组织 CT 值差只要大于 37.5,肉眼就可分辨其灰度差异。同理,观察纵隔结构用纵隔窗(WW:$-180～+220$,WL:40),凡 CT 值小于 -180 的,均显示为黑色,大于 $+200$ 的均显示于白色。观察骨质组织用骨窗(WW:$+475～+725$,WL:600)。

(3)具有强大的后处理功能。CT 图像是一系列像素组成的数字化图像,可以运用计算机软件进行各种后处理,包括二维重建和三维重建及其他分析、显示技术等。二维重建技术主要进行冠状位、矢状位及任意方位的切面重建,有利于显示上下左右前后六面的解剖关系,和将血管、肠管等弯曲的解剖结构拉直重建,有利于观察管腔壁及管腔大小等改变。其中 CT 三维血管成像,称 CTA(CT angiography)。三维重建技术主要是容积重建,它具有空间立体感强,解剖关系清晰的特点。

(4)其他新技术。CT 灌注成像和能谱 CT 成像。CT 灌注成像是在快速注入对比剂后,在局部靶组织连续多次扫描,用以观察局部的血容量、血流量、平均通过时间和峰值时间等信息。能谱 CT 成像是同时进行两种千伏值的 X 线扫描,通过特殊软件,获取组织的某些化学成分,如尿路结石的成分,尿酸盐结晶的成分等信息。

（二）MR 成像

磁共振成像(magnetic resonance imaging,MRI)是 20 世纪 80 年代开发出来的最新成像技术。其原理是将人体置于特定磁场中,使人体内原子核(以氢质子为主)发生相应的矢量变化,在外界脉冲信号的作用下,产生共振现象。如不同组织和病灶共振后产生的弛豫时间不一致,弛豫时间就可以很好地反映组织解剖结构和部分功能信息,采集这些原子核共振释放出来的信息,经计算机处理,生成数字影像(绪图 d、绪图 e)。

磁共振图像与 CT 图像的成像原理是不同的。MR 图像不是反映组织的密度,而是代表组织的 MR 信号强度。这种信号强度是由多个参数共同决定的。这些参数主要有 T_1 弛豫时间、T_2 弛豫时间以及质子密度,不同组织有自身固有的参数值。

MR 成像特点：

(1) 多参数成像。通常将主要反映某一参数的图像叫作这个参数的加权图像,如 T_1 加权像(T_1 weighted imaging, T_1WI)、T_2 加权像(T_2 weighted imaging, T_2WI)以及质子密度加权像(proton density weighted imaging, PdWI)。同一组织在不同的参数加权像中的灰度是有差异的。正常人体组织的主要信号特征见绪表 3。

绪表 3　人体主要正常组织的 MR 信号强度

正常组织	T_1WI	T_2WI	正常组织	T_1WI	T_2WI
骨皮质	低	低	腮腺	高	稍高
牙齿	低	低	肾上腺	中等稍高	中等稍低
透明软骨	中等	稍低	肝脏	中等稍高	中等稍低
肌肉	中等	中等	胰腺	中等稍高	中等稍低
脂肪	高	高	脾脏	中等稍低	中等稍高
脑灰质	中低	中高	肾脏皮质	稍高	稍高
脑白质	中高	中低	肾脏髓质	稍低	稍高
脑脊液	低	高	子宫平滑肌	低	低到中等

注:高信号,在影像上呈白色,低信号呈黑色,中等、稍高和稍低信号介于其间。

(2) 多方位成像。无须计算机重建,即可得到任何角度的断层图像。常用的有轴位、冠状位和矢状位成像,也可以根据解剖结构走行特点进行任意切面成像。成为显示器官和组织毗邻关系的最好工具。

(3) 多种特殊成像技术。最常用的有血管成像和水成像等。血管成像(magnetic resonance angiography,MRA)是不用对比剂就可显示人体的 3、4 级分支血管,特别是脑血管。既是无创检查,又有可靠的成像质量,现在已经成为检查脑血管疾病的有效工具。磁共振水成像(MR hydrography)可以突出显示游离水的信号,而其余组织器官则显示为低信号。如胆汁、尿液、脑脊液和关节液显示为清晰地高信号,这样就可以进行磁共振胰胆管成像(magnetic resonance cholangiopancreatography,MRCP)和磁共振尿路成像(magnetic resonance urography,MRU)等。除此之外,MR 还有 MR DWI(MR 弥散加权成像)、MRS(MR 频谱成像)、fMR(MR 功能成像)、MR 灌注等多种功能成像,可以检测组织的某些功能、分子成分和灌注信息的变化和功能区,如脑的运动中枢、听觉中枢的定位等。还有水脂分离技术,可以检测到组织的水含量和脂肪含量等信息。MR 静息态技术,对了解神经网络信息提供了强大的技术保证。

30 年来,MR 设备的硬件性能不断进步,磁共振图像的成像速度越来越快、图像质量越来越高;软件功能更是越来越强大,不但能显示组织的解剖结构,还能反映组织的代谢、功能与分子特性,临床应用越来越广,也很好地推动了应用解剖学的发展。

(三) 超声成像

超声波是指振动频率在 20000 赫兹(Hz)以上的机械波,它以纵波和表面波的形式在弹性介质内传播。超声成像原理是利用超声波在人体不同组织中传播的物理特性,通过介质中声学参数的差异,反映人体组织特性,获得静态和动态超声图像(绪图 f)。

按显示回声的方式,超声成像分为:①超声示波诊断法(A 型);②超声显像诊断法(B型);③超声光点扫描法(M 型);④超声频移诊断法:多普勒频移法(D 型)CW 和 PW,彩色血流图(CFM);⑤其他如 P 型、BP 型、C 型、F 型、三维、全息超声、超声 CT。

B 型超声图像的特点:

(1) 局部扇形切面并可实时成像。超声探头放在体表的某一个部位,然后呈扇形声束探查某个器官,同时可以显示该器官的搏动等动态图像。所以,其切面都是扇形的、局部的,理解起来会比 CT 和 MR 的标准切面难一些。

(2) 重点显示的软组织和管腔结构。液体一般无声波反射,所以呈暗区,如心腔和血管、胆囊等;软组织实性组织,部分声波反射,呈灰色,如心肌、肝脏、子宫壁等;流动的血管用彩色超声,可有彩色声波;骨骼和气体全反射,呈白色图像。

(易西南　涂　蓉)

第一章 头 部

第一节 基 础 解 剖

一、境界与分区

头(面)部以下颌骨下缘、下颌角、乳突尖端、上项线和枕外隆凸的连线为界与颈部区分;又以眶上缘、颧弓上缘、外耳门上缘至乳突的连线为界,分为后上方的**颅部**和前下方的**面部**。颅的内腔为颅腔,容纳脑及其被膜;面部有视器、位听器、口、鼻等器官。面部可划分为眶区、鼻区、口区和面侧区,后者又分为颊区、腮腺咬肌区和面侧深区等几个区域。

二、重要体表标志

1. 眉弓 superciliary arch 为位于眶上缘上方,额结节下方的弓状隆起,眉弓适对大脑额叶的下缘,其内侧份的深面有额窦(图 1-1-1)。

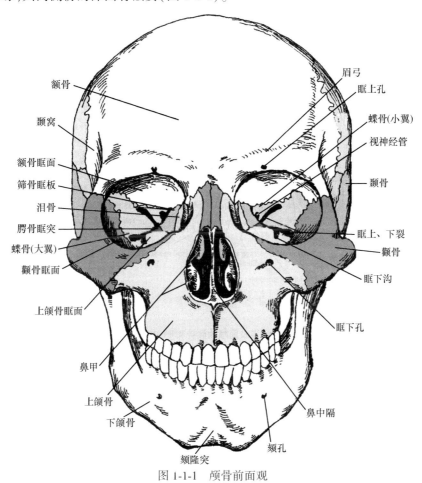

图 1-1-1 颅骨前面观

2. 眶上切迹 supra-orbital notch 有时成孔,即眶上孔,位于眶上缘的内、中 1/3 交界处,眶上血管和神经由此通过。

3. 眶下孔 infra-orbital foramen 位于眶下缘中点的下方约 8mm 处,眶下血管及神经由此穿过(图 1-1-2)。

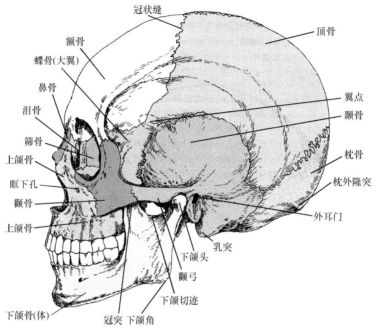

图 1-1-2　颅骨侧面观

4. 颏孔 mental foramen 位于下颌第二前磨牙根下方,下颌体上、下缘连线的中点或其稍上方(图 1-1-1)。

5. 翼点 pterion 为额、顶、颞、蝶四骨汇合之处,位于颧弓中点上方约二横指(约 3.8cm)处,是颅骨的薄弱部分,其内面有脑膜中动脉前支通过(图 1-1-2)。

6. 颧弓 zygomatic arch 由颞骨的颧突和颧骨的颞突共同组成,全长均可触及(图 1-1-2)。

7. 下颌角 angle of mandible 为下颌体下缘与下颌支后缘相交处(图 1-1-2)。

8. 乳突 mastoid process 位于耳垂后方,其基底部的前内方有茎乳孔,面神经由此孔出颅(图 1-1-2)。

三、颅底及脑神经进出颅腔的部位

颅底有许多重要的孔道,是神经、血管出入颅的部位(图 1-1-3)。**颅前窝**anterior cranial fossa 容纳大脑半球额叶,正中部凹陷,由筛骨筛板构成鼻腔顶,前外侧部形成额窦和眶的顶部。嗅神经通过筛板的筛孔进入颅腔。

颅中窝middle cranial fossa 呈蝶形,可区分为较小的中央部(鞍区)和两个较大而凹陷的外侧部。中央部(鞍区)位于蝶骨体上面,为蝶鞍及其周围区域。垂体位于蝶鞍中央的垂体窝内,借漏斗和垂体柄穿过鞍隔与第三脑室底的灰结节相连。垂体窝的顶为硬脑膜形成的鞍隔,鞍隔的前上方有视交叉和视神经。垂体窝的底,仅隔一薄层骨壁与蝶窦相邻。

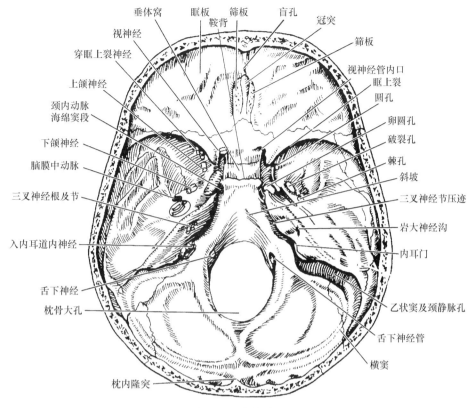

图 1-1-3　颅底内面

颅中窝外侧部容纳大脑半球的颞叶。眶上裂内有动眼神经、滑车神经、展神经、眼神经及眼上静脉穿行。在颈动脉沟外侧,由前内向后外有圆孔、卵圆孔和棘孔,分别有上颌神经、下颌神经及脑膜中动脉通过。在弓状隆起的外侧有鼓室盖,由薄层骨板构成,分隔鼓室与颞叶及脑膜。在颞骨岩部尖端处有三叉神经压迹,三叉神经节在此处位于硬脑膜形成的间隙内。

颅后窝posterior cranial fossa 由颞骨岩部后面和枕骨内面组成,容纳小脑、脑桥和延髓。窝底的中央有枕骨大孔,为颅腔与椎管相接处,枕骨大孔的前方为斜坡。在枕骨大孔的前外侧缘有舌下神经管,为舌下神经出颅的部位。枕骨外侧部与颞骨岩部间有颈静脉孔,舌咽、迷走、副神经和颈内静脉在此通过。

四、颞　骨

颞骨左右各一。位于颅骨两侧,并延至颅底,可分为**颞鳞**、**鼓部**和**岩部**三部分(图 1-1-4),周围与顶骨、枕骨及蝶骨相接。颞鳞呈鳞片状,内面有脑膜中动脉沟,外面光滑。前部下方有颧突,颧突水平伸向前,与颧骨的颞突相接形成颧弓。颧突后端下方有椭圆形的浅窝叫下颌窝,窝的前缘隆起,叫关节结节。鼓部是围绕外耳道前面、下面及部分后面的骨板。岩部又名**颞骨锥体**,锥体有三个面,尖端朝向前内侧,岩部的前上面位于颅中窝,中部有一弓状隆起,其外侧为鼓室盖。靠近锥体尖处,有稍凹的指状压痕叫**三叉神经压迹**。岩部的后上面位于颅后窝,近中央部分有**内耳门**,内接**内耳道**。后上面和前上面相接处为岩部上缘。岩部的下面朝向颅底外面,外形粗糙,近中央部有颈动脉管外口,颈动脉管通过岩部内侧半,在锥体尖处形成颈动脉管内口,外口的后方为**颈静脉窝**,它与后方枕骨上的颈静脉切迹围成颈静脉孔。窝的外侧有细而长的茎突,其根部外侧可见茎乳孔,位于茎突和乳突之间。乳突近似圆锥状,尖朝下,内含蜂房状的空腔叫乳突小房,靠上方的较大,叫鼓(乳突)窦,与中耳相通。

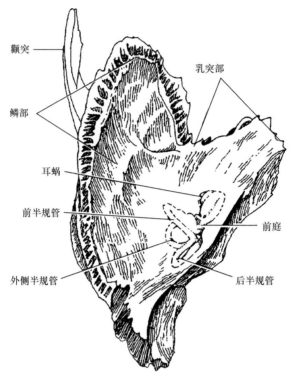

图 1-1-4 颞骨

在内耳道入口处,面神经运动根贴在前庭蜗神经前上方的凹槽内,中间神经夹于蜗神经和面神经运动根之间;在内耳道中部,中间神经和面神经运动根合成一干,越过前庭蜗神经的前面。至内耳道外侧部,前庭蜗神经分为前庭神经和蜗神经,面神经干位于它们的上方。在内耳道底,面神经、蜗神经和前庭神经的分支分别通过相应的孔区进入内耳。

五、脑

脑encephalon 位于颅腔内。脑可分为端脑、间脑、中脑、后脑(包括脑桥和小脑)以及延髓五个部分(图 1-1-5)。通常把延髓、脑桥和中脑合称为脑干。

(一) 脑干

脑干brain stem 位于颅后窝,趴伏在枕骨斜坡上,自下而上由延髓、脑桥和中脑三部分组成(图 1-1-6,图 1-1-7)。在延髓的橄榄后沟内,自上而下依次有舌咽神经、迷走神经和副神经的根丝。

脑桥的基底部与小脑中脚移行处有三叉神经根。在延髓脑桥沟内,自内向外依次有展

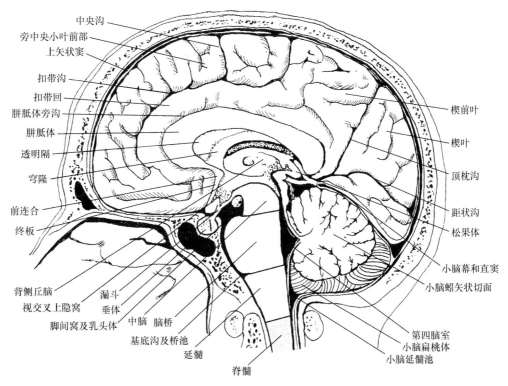

图 1-1-5 脑的正中矢状切面观

神经根、面神经根和前庭蜗神经根出入。延髓、脑桥和小脑的交角处,临床上称为**脑桥小脑三角**,前庭蜗神经和面神经根恰好位于此处。中脑脚间窝有动眼神经根穿出。

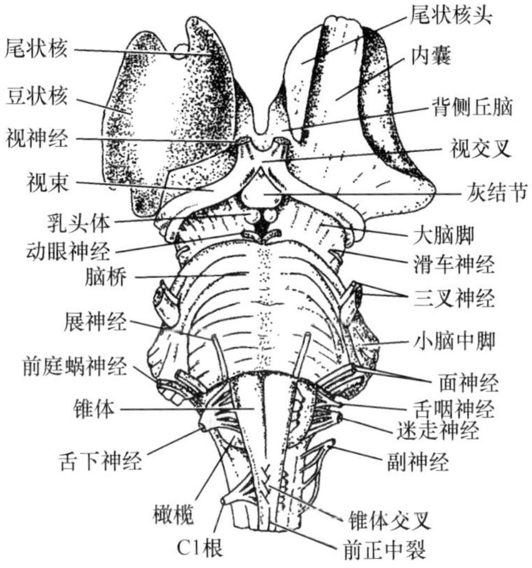

（二）小脑

小脑 cerebellum 位于颅后窝。腹侧面以三对小脑脚与脑干相连,背侧隔小脑幕与端脑的枕叶下面相邻。小脑上面平坦,上面前部有一深沟,称原裂。下面中间凹陷,容纳延髓。小脑的中间部缩细称为**小脑蚓** cerebellar vermis。两侧的膨大部分称**小脑半球**（图 1-1-8）。半球下面近枕骨人孔处的膨出部分称**小脑扁桃体**。

根据小脑的外形、发生、功能和纤维联系,一般将小脑分为古小脑、旧小脑、新小脑三部分。

（三）间脑

间脑 diencephalon 位于脑干与端脑之间,连接大脑半球和中脑,大部分为大脑半球所覆盖。间脑的外侧与大脑半球融合,上面和内侧面游离,卜面邻颅中窝的蝶鞍和交叉沟等结

图 1-1-6 脑干腹面观

构。间脑内腔为第三脑室。间脑可分为五部分:**背侧丘脑**、**上丘脑**、**下丘脑**、**后丘脑**和**底丘脑**(图 1-1-7,图 1-1-8)。

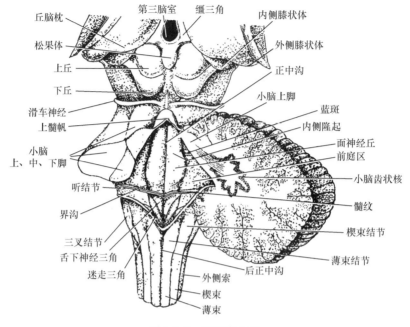

图 1-1-7　脑干背面观

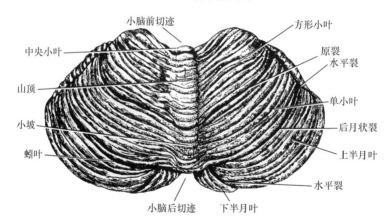

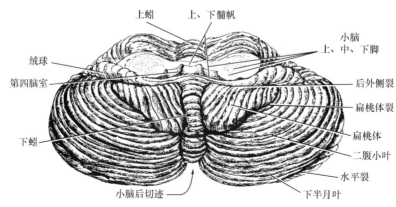

图 1-1-8　小脑的形态

（四）端脑

端脑telencephalon，被**大脑纵裂**分为两个大脑半球。纵裂的底是**胼胝体**corpus callosum，为连接两个半球的巨大纤维束。大脑半球和小脑之间有**大脑横裂**。端脑同样是由灰质和白质组成。半球表面的灰质层，称**大脑皮质**，深部的白质又称髓质，深埋在髓质内的灰质团块称为**基底核**。

1. 端脑的外形和分叶 每个大脑半球都有三个面，即**内侧面、上外侧面**和**下面**。上外侧面与内侧面以**上缘**为界，上外侧面与下面以**下缘**为界。每个半球都有三条比较恒定的沟：**外侧沟**lateral sulcus 最深，最明显，起于半球下面，转到上外侧面，行向后上方；**中央沟**central sulcus 起于半球上缘中点的稍后方，沿上外侧面斜向前下方，几达外侧沟；**顶枕沟**parietooccipital sulcus 位于半球内侧面后部，从前下斜向后上并转向上外侧面。每个半球都以此三条沟分为五个叶：**额叶**frontal lobe 为外侧沟上方和中央沟之前的部分。顶叶 parietal lobe 为外侧沟上方和中央沟之后的部分。颞叶 temporal lobe 为外侧沟以下的部分。**枕叶**occipital sulcus 位于半球的后部，其前界于内侧面为顶枕沟。**岛叶**insula 藏于外侧沟的深部（图 1-1-9，图 1-1-10）。

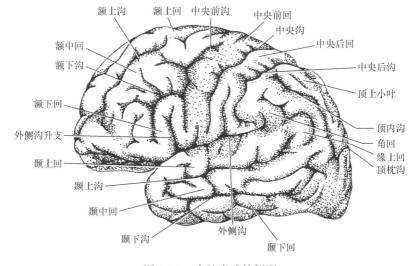

图 1-1-9 大脑半球外侧面

顶、枕、颞叶在上外侧面的分界是假设的，通常是以自顶枕沟上端至枕叶后端以前约4cm处的枕前切迹的连线作为枕叶的前界；自此线的中点到外侧沟后端的连线，是顶、颞二叶的分界。

半球的下面由额、枕、颞三叶组成（图 1-1-11）。包括在眶沟周围的**眶回**；位于嗅沟内的嗅球、嗅束，嗅束向后扩大为**嗅三角**。位于枕颞沟与半球下缘之间的枕颞外侧回；位于枕颞沟与侧副沟之间的**枕颞内侧回**；位于侧副沟与海马沟之间的**海马旁回**，其前端弯成沟状，称**钩**；在海马沟的上方呈锯齿状的窄条皮质为**齿状回**。在齿状回的外侧、侧脑室下角底上的弓状隆起为**海马**hippocampus（图 1-1-12）。

2. 大脑半球的白质和基底神经核 大脑白质又称大脑髓质，由大量的神经纤维构成，这些纤维的长、短和方向不一，可分为三类：**连合纤维**commissural fibers 是连接左右大脑半

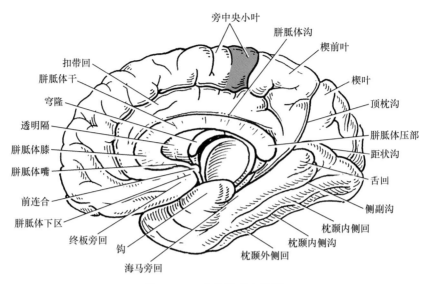

图 1-1-10　大脑半球内侧面

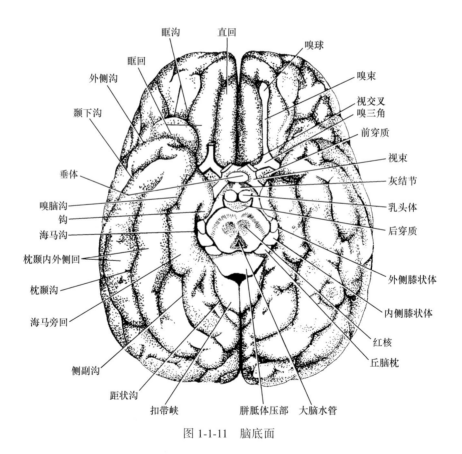

图 1-1-11　脑底面

球皮质的横行纤维,其最主要者为胼胝体。**联络纤维**association fibers 为同侧半球皮质各部间相互联系的纤维。**投射纤维**projection fibers 是大脑皮质与皮质下结构的上、下行纤维,大都经过内囊(图 1-1-13)。

内囊位于尾状核、豆状核和背侧丘脑之间(图 1-1-14)。在大脑半球的水平切面上呈">＜"形。尾状核与豆状核之间称**内囊前脚**(前肢),主要有额桥束通过;前、后脚相交处称**内囊膝**,膝内通过有皮质脑干(核)束;豆状核与背侧丘脑之间称**内囊后脚**(后肢),后肢内从前向后主要有皮质脊髓束、丘脑顶叶束(丘脑皮质束)、视辐射和听辐射。

(五)脑室

侧脑室lateral ventricle 是端脑的室腔,位于两侧的大脑半球内,左右各一,内含脑脊液(图 1-1-15,图 1-1-18)。侧脑室可分为四部:**前角**伸入额叶;**后角**伸入后叶;**下角**伸入颞叶,最长,海马则位于侧脑室下角的底部;中央部位于顶叶内,其顶为胼胝体,底为背侧丘脑和尾状核。两侧的侧脑室借室间孔与第三脑室相通。

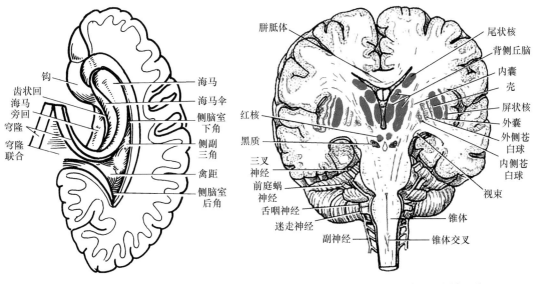

图 1-1-12 海马   图 1-1-13 大脑半球白质和基底神经核

第三脑室third ventricle 是位于两侧背侧丘脑和下丘脑之间的矢状位的狭窄间隙。其前方借左、右室间孔与侧脑室相通,后方经中脑水管通第四脑室。其顶为第三脑室脉络组织,底为视交叉、灰结节和乳头体。

第四脑室fourth ventricle 是延髓、脑桥和小脑之间的室腔。第四脑室的顶朝向小脑,底即**菱形窝**。并与中脑水管和脊髓中央管交通。

第四脑室的顶,形似帐篷,前部由小脑上脚和上髓帆构成;后部由下髓帆和第四脑室脉络组织构成(图 1-1-5,图 1-1-7)。它与上髓帆都伸入小脑,以锐角相会合。附于下髓帆和菱形窝下角之间的部分,从脑室面向外由以下几部分组成:上皮样室管膜、软脑膜和血管;它们共同组成**第四脑室脉络组织**。脉络组织上的部分血管反复分支成丛,夹带着软脑膜和室管膜上皮突入室腔,构成**第四脑室脉络丛**,产生脑脊液。第四脑室借脉络组织上的三个孔通蛛网膜下腔,一个**第四脑室正中孔**和两个**第四脑室外侧孔**。

(六)脑膜及相关结构

被覆在脑表面的三层膜由浅入深分别为硬脑膜、脑蛛网膜和软脑膜。

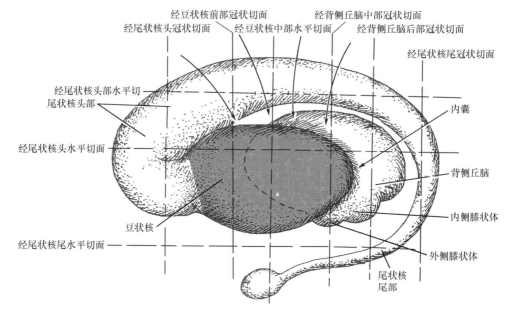

图 1-1-14　基底神经核模式图

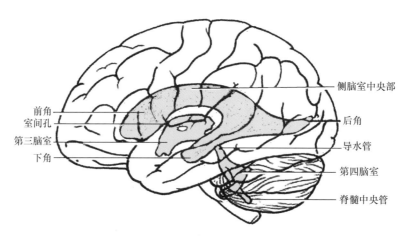

图 1-1-15　侧脑室示意图

1. 硬脑膜　**硬脑膜**cerebral dura mater 坚韧而有光泽(图 1-1-16),兼具颅骨内骨膜和保护脑的作用,由内、外两层构成,外层紧贴颅骨内表面称骨膜层,有丰富的血管和神经分布;内层邻近脑表面称脑膜层,较外层厚韧、在枕骨大孔处与硬脊膜相延续。硬脑膜与颅盖骨结合疏松、易于分离,当颅顶部外伤时,因硬脑膜上的血管破裂可在硬脑膜与颅骨之间形成硬膜外血肿。硬脑膜的两层在脑神经出颅部位移行为包裹脑神经的神经外膜,但在视神经却依然是三层脑膜结构包裹视神经形成**视神经鞘**,一直延续到眼球后极,硬膜下隙和蛛网膜下隙经过视神经管通入眶腔。在颅底部,硬脑膜与颅骨紧密相贴。颅底骨折,会伴有硬脑膜及蛛网膜的撕裂,造成脑脊液外漏。

　　硬脑膜在一些特定部位形成一些特殊结构。硬脑膜的内层不仅包被在脑表面,而且在某些部位折叠形成双层板状的硬脑膜隔,硬脑膜隔伸入脑裂之内限制脑的移位、起到稳定和保护脑的作用。由硬脑膜形成的特殊结构分述如下(图 1-1-16)。

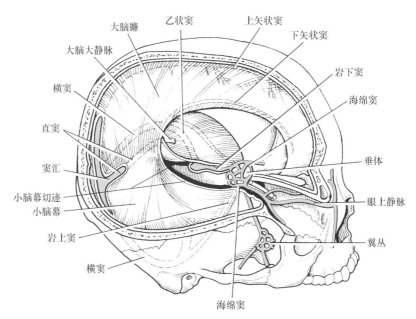

图 1-1-16 硬脑膜及硬脑膜窦

（1）**大脑镰**cerebral falx：呈镰刀样，垂直伸入两大脑半球之间的大脑纵裂内，前端附着于鸡冠，后端续于小脑幕上面的中线部位，下缘游离于胼胝体的上方。

（2）**小脑幕**tentorium of cerebellum：形似幕帐构成颅后窝的顶，水平伸入大脑半球与小脑之间的大脑横裂内，向后附着于枕骨横窦沟，向前外附着于颞骨岩部上缘，并延续到蝶骨后床突和前床突，前内侧缘游离形成"V"字形的**小脑幕切迹**，切迹与鞍背之间形成一环形孔称**小脑幕裂孔**，内有中脑通过。

小脑幕将颅腔分隔为幕上区和幕下区。端脑和间脑位于幕上区，小脑和脑干位于幕下区。

（3）**小脑镰**cerebellum falx：在小脑幕下方正中矢状位有伸入两小脑半球之间的双层硬脑膜结构，称小脑镰，为一短小的膜性襞。

（4）**鞍膈**diaphragma sellae：位于蝶鞍上面，张于鞍结节、前床突和鞍背上缘、后床突之间的双层硬脑膜结构，构成垂体窝的顶。鞍膈中央有孔，孔内有垂体柄通过。

（5）**硬脑膜窦**：硬脑膜窦有回流静脉血、引流脑脊液的作用，它是颅内、外静脉吻合的主要通路，发挥调节颅内压的作用。硬脑膜窦借导静脉与颅外静脉相交通；故当头皮出现感染时，可蔓延至颅内，形成颅内感染。硬脑膜窦主要有上矢状窦、下矢状窦、直窦、横窦、乙状窦和海绵窦以及岩上窦和岩下窦等（图 1-1-16）。

海绵窦cavernous sinus 位于蝶鞍两侧的两层硬脑膜之间，是一对不规则的窦性腔隙，因窦腔内有许多结缔组织小梁，形似海绵而得名（图 1-1-17）。两侧海绵窦借海绵间窦相通。颈内动脉和展神经在窦腔内穿行，而动眼神经、滑车神经、三叉神经的分支（眼神经和上颌神经）在海绵窦中部外侧壁内自上而下顺序排列通过。

岩上窦位于颞骨岩部上缘的小脑幕前缘附着处；而岩下窦位于颞骨岩部后缘的岩枕裂内，岩下窦比岩上窦稍短略粗。它们分别将海绵窦内的血液导入横窦、乙状窦或颈内静脉。

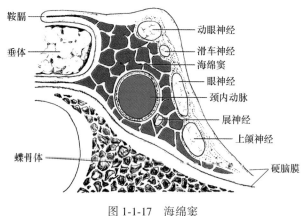

图 1-1-17 海绵窦

2. 脑蛛网膜 脑蛛网膜 cerebral arachnoid mater 为薄而有光泽的半透明膜,缺乏血管和神经,与硬脑膜之间有硬膜下隙,与软脑膜之间有蛛网膜下隙。脑蛛网膜下隙向下与脊髓蛛网膜下隙相通。脑蛛网膜跨越脑表面的沟裂而不伸入其内,但除外大脑纵裂和大脑横裂,所以蛛网膜下隙的宽窄不一,其中那些局部膨大的部位称**脑池** cistens。比如在小脑与延髓外侧隐窝之间有

小脑延髓池 cerebellomedullary cistern。此外,在视交叉前方有交叉池;两侧大脑脚之间有脚间池;胼胝体压部下方、小脑前上方和中脑背面之间有四叠体上池,内有松果体和大脑大静脉(图 1-1-18)。

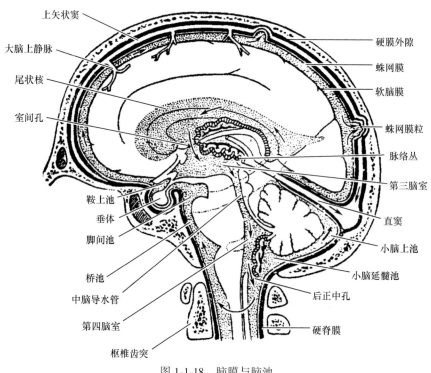

图 1-1-18 脑膜与脑池

脑蛛网膜在上矢状窦两侧形成许多突入上矢状窦内的绒毛状突起,称**蛛网膜颗粒** arachnoid granulations。蛛网膜下隙内的脑脊液主要经这些蛛网膜颗粒滤入硬脑膜窦内,最终通过静脉回流入心。

3. 软脑膜 软脑膜 cerebral pia mater 薄而有弹性,富有血管和神经,覆盖于脑的表面并深入脑的沟裂内。软脑膜陷入脑室,在脑室的特定部位软脑膜及分布于该部位的血管丛由室管膜上皮包裹,共同形成侧脑室、第三脑室和第四脑室的脉络组织呈菜花样突入脑室形成脉络丛。后者是产生脑脊液的主要结构。

六、面　侧　区

面侧区为位于颧弓、鼻唇沟、下颌骨下缘与胸锁乳突肌上份前缘之间的区域,包括颊区、腮腺咬肌区和面侧深区。

1. 腮腺咬肌区　此区主要结构为腮腺、咬肌以及有关的血管、神经等。

腮腺parotid gland 位于面侧区。上缘邻接颧弓、外耳道和颞下颌关节;下平**下颌角**;前邻咬肌、下颌支和翼内肌的后缘,浅部向前延伸,覆盖于咬肌后份的浅面;后缘邻接乳突前缘和**胸锁乳突肌**前缘的上份;深部位于下颌后窝内及下颌支的深面。腮腺的深面与茎突诸肌及深部血管神经相邻。这些肌肉、血管神经包括颈内动、静脉、舌咽神经、迷走神经、副神经及舌下神经共同形成"**腮腺床**",紧贴腮腺的深面,并借茎突与位于其浅面的颈外动脉分开。

颈外动脉、颞浅动、静脉、下颌后静脉及耳颞神经纵行穿经腮腺;上颌动、静脉,面横动、静脉和面神经分支横行穿过腮腺。上述血管神经的位置关系,由浅入深,依次为:面神经及其分支,下颌后静脉,颈外动脉及耳颞神经。

颞下颌关节temporomandibular joint 又称下颌关节,是由下颌骨的下颌头与颞骨的下颌窝及关节结节构成的联合关节。关节囊上方附于下颌窝及关节结节周缘,故关节结节完全在关节囊内;下方附于下颌颈。关节囊外侧有韧带加强。关节内有纤维软骨构成的关节盘,盘周缘附于关节囊,将关节腔分隔为上、下两部分。关节囊的前份较薄弱,下颌关节易向前脱位。

2. 面侧深区　面侧深区位于颅底下方,口腔及咽的外侧,其上部为颞窝,顶为蝶骨大翼的颞下面,底平下颌骨下缘,前壁为上颌骨体的后面,后壁为腮腺深部,外侧壁为下颌支,内侧壁为翼突外侧板和咽侧壁。

面侧深区有**翼内肌**、**翼外肌**及出入颅底的血管、神经通过。翼丛与上颌动脉位于颞下窝浅部,翼内肌、翼外肌、下颌神经及其分支位于深部。

七、唾　液　腺

口腔大唾液腺包括**腮腺**、**下颌下腺**和**舌下腺**三对(图 1-1-19),它们是位于口腔周围的独立的器官,但其导管开口于口腔黏膜。

下颌下腺submandibular gland:略呈卵圆形,位于下颌下三角内,下颌骨体和舌骨舌肌之间。由腺的内面发出下颌下腺管,沿口底黏膜深面前行,开口于舌下肉阜。

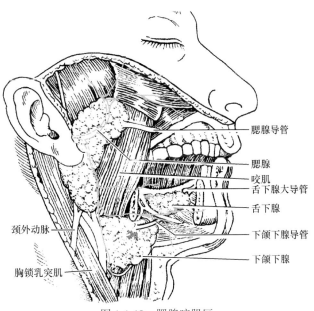

腮腺导管
腮腺
咬肌
舌下腺大导管
舌下腺
下颌下腺导管
下颌下腺
颈外动脉
胸锁乳突肌

图 1-1-19　腮腺咬肌区

舌下腺sublingual gland：最小，细长而略扁。位于口底黏膜深面。其排泄管有大小两种小管有 5~15 条，直接开口于口底黏膜；大管另一端常与下颌下腺管汇合或单独开口于舌下肉阜。

（夏玉军　李　芳）

第二节　颅骨 X 线解剖

一、颅外形和大小

颅骨共 23 块，分为脑颅和面颅两部分。脑颅位于颅的后上部，略呈卵圆形，围成容纳脑的颅腔。面颅为颅的前下部，形成颜面的基本轮廓，并参与构成口腔、鼻腔和眶。

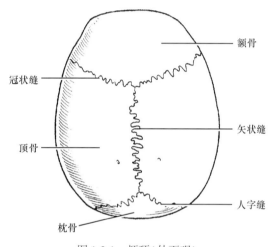

图 1-2-1　颅顶（外面观）

颅顶外侧面光滑隆凸，前窄后宽。在额骨和顶骨之间有横位的**冠状缝**coronal suture。左右顶骨之间有**矢状缝**sagittal suture，顶骨与枕骨之间有**人字缝**lambdoid suture（图 1-2-1）。内侧面凹陷，有许多与脑沟回对应的压迹。两侧有脑膜中动脉及其分支的压迹，呈树枝状。正中线上有一条浅沟为**上矢状窦沟**，沟两侧有许多蛛网膜颗粒的压迹。

颅底内面凹凸不平，承托脑。由前向后呈阶梯状排列着颅前窝、颅中窝和颅后窝（图 1-1-3）。各窝内有许多孔、裂和管，它们大多通于颅外。颅底的孔、裂和管都有血管或神经通过，颅底骨折时往往沿这些孔道断裂，引起严重的血管、神经损伤。颅底外面高低不平，孔裂较多（图 1-2-2）。

颅侧面由额骨、蝶骨、顶骨、颞骨及枕骨构成（图 1-1-2）。侧面中部在乳突的前方有外耳门，外耳门前方，有一弓状的骨梁，称颧弓，可在体表摸到。颧弓将颅侧面分为上方的颞窝和下方的颞下窝。

颅前面由面颅的大部分和部分脑颅构成（图 1-1-1）。位于面部中央的大孔为梨状孔，后通鼻腔。孔的外上方为眶，下方为骨性口腔，由上、下颌骨围成。**眶**orbit 为一对锥形腔，容纳眼球及其附属结构。眶的上壁薄而光滑，是颅前窝的底，前外侧份有泪腺窝，容纳泪腺；眶的下壁是上颌窦的顶，表面有一沟，称眶下沟，向前移行为眶下管，通眶下孔；眶的内侧壁很薄，邻接筛窦，该壁近前缘处有泪囊窝，它向下经**鼻泪管**nasolacrimal canal 通鼻腔；下壁与外侧壁交界处的后份有眶下裂，向后通入颞下窝和翼腭窝；外侧壁与上壁交界处的后份有眶上裂，向后通颅中窝。

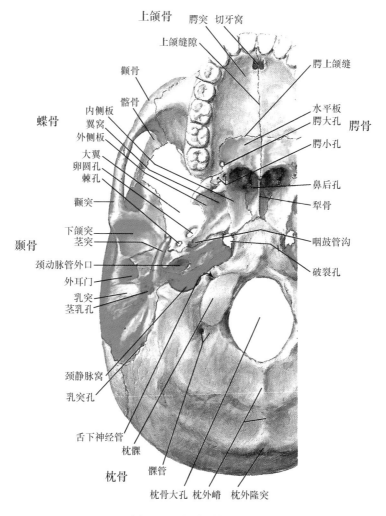

图 1-2-2 颅底(外面观)

骨性鼻腔位于面颅的中央,上方以筛板与颅腔相隔,有筛孔通颅前窝。下方以硬腭骨板与口腔分界,前端有切牙管通口腔。两侧邻接筛窦、眶和上颌窦。骨性鼻中隔由筛骨垂直板和犁骨组成。鼻腔外侧壁有三个向下卷曲的骨片,分别称为上鼻甲、中鼻甲和下鼻甲(图 1-2-3)。**鼻旁窦**paranasal sinuses:是位于鼻腔周围各骨内的空腔,分别称额窦、上颌窦、筛窦和蝶窦,皆与鼻腔相通。它们有发音共鸣和减轻颅骨重量的作用。

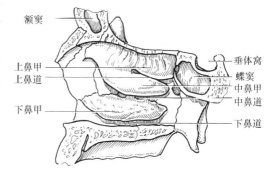

图 1-2-3 鼻腔外侧壁

二、新生儿颅的特点

胚胎时期,由于脑和感觉器官发育迅速,因而新生儿脑颅远较面颅为大,其比例约为 8:1(成人约为 4:1),两眶宽阔,上、下颌骨不发达,鼻旁窦未发育,故口、鼻显得较小。额结节、顶结节和枕鳞都是骨化中心部位,发育明显,从颅顶观察,呈五角形。额骨正中缝尚未愈合,额窦尚未发育,眉弓及眉间不明显。

新生儿颅没有发育完全,其颅顶各骨之间留有间隙,由结缔组织膜所封闭,称为**颅囟** cranial fontanelles(图 1-2-4)。最大的囟在矢状缝与冠状缝相交处,呈菱形,称为**前囟** anterior fontanelle,在一岁半左右前囟逐渐骨化闭合。在矢状缝和人字缝相交处,有三角形的**后囟** posterior fontanelle,在生后 3 个月左右即闭合。前囟在临床上常作为婴儿发育和颅内压变化的检查部位之一。

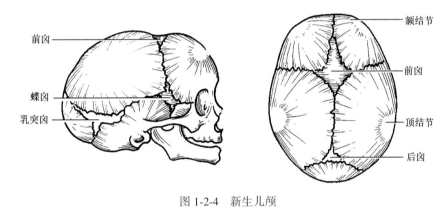

图 1-2-4　新生儿颅

（夏玉军　潘爱华）

三、颅底 X 线解剖

在侧位片上,颅腔底部高低不平,由前至后分为颅前、中、后三个窝,颅前窝位置最高,颅后窝最低,整个颅底呈阶梯形结构(图 1-2-5)。

颅前窝的范围前自额鳞下端,后至蝶骨小翼和蝶平面后缘。在侧位片上,它由两侧眶板和居中的**蝶平面**、**筛板**及**鸡冠影**组成,其中额骨眶板显影致密明显,左右眶板有时重叠,有时出现双影。眶板上面因有脑回压迹而不平坦,在其后部有一向上的尖形突起为蝶骨嵴。它是由眶板后缘与蝶骨大翼之间构成的骨嵴上延所显影,以此可作为眶板的后界。眶板后延为蝶骨小翼,其向后的突起为前床突。在前床突下方另有一条较短的横行致密线向前下方伸入眶区,它是蝶平面影。鸡冠常不显影,如显影则呈三角形,多与眶板前部相重叠。

颅中窝前界为**蝶骨小翼**和**蝶平面**之后缘,后界在中部为**鞍背**,两侧为颞骨岩上嵴。颅中窝中央为蝶鞍,两侧部为容纳大脑颞叶的侧凹。侧位片上,蝶鞍正好显影于侧凹之中,互不重叠,故显影清晰。蝶鞍上面有明显的凹窝,为**垂体窝**。垂体窝底为一层弧形密质线构成,其前端在前床突下方向前转折,转折处稍为隆起,为**鞍结节**,继续向前即为蝶平面。垂体

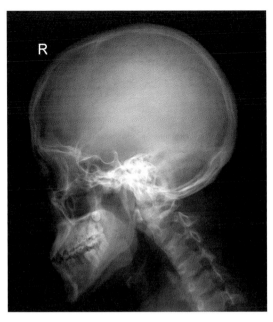

图 1-2-5 颅底侧位 X 线像

窝后壁向上翘起即鞍背。鞍背上端两侧的突起为后床突,但常因重叠而不明显,习惯上以鞍背上端当作后床突应用。在垂体窝与鞍结节下方有一较大的半月形透明区为**蝶窦**。在侧位片上侧凹的范围也很明显,其后界为致密的颞骨岩锥,下界(即侧凹底)与蝶窦常有重叠,前界为一前突的弧形致密线,左右常分别显示为双影,这对弧形致密线前部已突入眶部,其上端穿过眶板与蝶骨嵴会合。此弧形致密线是构成侧凹底和前壁的蝶骨大翼在侧位投照时的显影。

在 X 线解剖学中,蝶鞍应包括垂体窝及其周围的结构,而在 X 线诊断学中测量蝶鞍大小主要是指测量垂体窝的各径。蝶鞍的前后径是测量垂体窝前、后壁之间的最大距离。垂体窝的大小间接反映垂体之大小,特别能提示垂体肿瘤的发生。

在解剖标本上,颅后窝前界在中部是鞍背后面的**斜坡**,两侧是**颞骨岩锥**的后面,后界为**枕内隆突**以下的枕骨内面。在侧位片上颞骨岩锥显影非常浓密,锥尖向前,锥底居后,其中部有圆形透明影是外耳门和内耳道重叠,岩锥后缘有蜂房样的透明区为颞骨乳突部,沿其后方有带状透明影即**乙状沟**。乙状沟上端向后转折为**横沟**,下端向前通**颈静脉孔**,此孔多因重叠而难显影。斜坡的致密线向后下延伸,当其穿经岩锥时常不明显,延至岩锥下方此致密线重新显现,而且不久便向前反折成为枕骨基底部的下面,反折处即为枕骨大孔的前缘。颅后窝的后壁由枕骨构成,其内、外板并行伸向前下,并逐渐融合成为锐利的下端,即枕骨大孔的后缘。在枕骨大孔范围内有大孔的侧缘、枕骨髁和乳突等阴影重叠,因此并不清晰。在大孔区前半有一致密的团块为枕骨髁影,它与寰椎侧块有重叠。在大孔区后半有向下突出的三角形乳突影,乳突内松质显影较淡,其前部与枕骨髁影有重叠,其下端已伸至寰椎后弓上缘。此外,在枕骨髁与下颌骨关节突之间有一细长的致密骨影为茎突。

四、眶的 X 线解剖

眶呈四边锥形,眶尖朝后偏内,因此两眶并不平行,但形态结构基本对称。一般眶后前位片观察最佳,但视神经孔和眶下裂不显示,必须采用专门的投照方位。

(一) 眶后前位像

眶后前位投照采用俯卧位,头的矢状面与台面垂直,中心 X 线束向足侧倾斜12°~15°。此体位所显示的眶呈钝方形,眶缘显影致密。由于眶内结构较多,眶内的透明度低于鼻腔和上颌窦的透明度。有时因眼睑闭合不全,在眶影内出现一横行透明裂隙,不要误为病变。

婴儿眶缘近圆形,结构不如成人清晰。儿童期眶生长较快,至青春期眶的形态才定形。

后前位片上,眶口分四缘,眶腔分四壁,而眶尖不显影。在划分眶腔四壁时,眶上裂之透明影是一重要标志。眶上裂透明影居眶内侧半,呈斜位长三角形,其尖朝向外上,其底居内下。眶上裂透明影的形态变异很大,裂隙大小不一,其外上端可钝可尖,边缘可出现突起(图 1-2-6)。

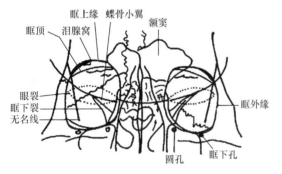
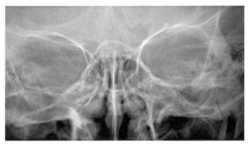

图 1-2-6　眶后前位像

上缘和**上壁**　眶上缘骨质锐利,显影清晰。其中、内1/3交界处有一小缺损区为**眶上切迹**。眶上缘外半的新月形增白影为**泪腺窝影**,其上缘致密线为泪腺窝底的切线投影,下缘才是眶上缘影。眶上裂透明影上方较致密的三角形骨影为蝶骨小翼影,其尖端指向外上,并延为致密线,此线伸出眶外续蝶骨嵴影。以眶上裂和外延的致密线为后界,其上方与眶上缘之间的范围为眶上壁,蝶骨小翼只构成眶上壁后方的一小部分。蝶骨小翼上缘与眶上缘之间的较大区域为额骨眶板。

外缘和**外壁**　眶外缘主要由颧骨额突构成,显影不及眶上缘清晰。在眶外缘之中上部有时可见颧骨与额骨相接的骨缝。眶上裂及其外延致密线与眶外缘之间的区域为眶外壁,外半属颧骨,内半属蝶骨大翼。外壁上有一由上向下的致密线称为无名线或眶斜线,此线上端也伸出眶外,并与蝶骨嵴交接。无名线是蝶骨大翼颞侧面的切线投影。

内缘和**内壁**　眶内缘因骨质钝圆而不显示,所出现的好似内缘的致密线实为眶内壁影。在后前位片上,眶内壁影常显两条上下纵行的致密线,其中外侧的一条致密线为筛骨纸样板影,而内侧的一条致密线为泪骨嵴影,两者之间的透明区是筛窦的范围。

下缘和**下壁**　眶后前位片上眶下缘与眶下壁影几乎重叠,一般各显一边缘,眶下缘影整齐,略高于眶下壁影,但不及眶下壁影清晰。由于眶下壁接近切线位,壁上的结构都不能显示。作为眶下壁与眶外壁分界的眶下裂也同样不能看出。此外,在眶下壁影中段下方可见眶下管,此管显一扁圆形的透明影。

（二）视神经孔后前位像

由于眶尖偏向后内,居眶尖部的视神经孔在眶后前位片上不能显示,必须在专门的视神经孔位片上观察。在视神经孔位投照时,X线与视神经孔在同一方向,因此视神经孔显示清晰,但两侧视神经孔需要分别摄片,观察时常要互作对比。在视神经孔位片上,眶之上、外、下三缘呈致密线,显影清晰。唯有内缘因与X线垂直,故显影不清,如果只照一侧视神经孔位片,不易区分侧别,可用清晰的外缘作区分左右的依据,即外缘在左侧则为左眶影,外缘在右侧则为右眶影(图1-2-7)。

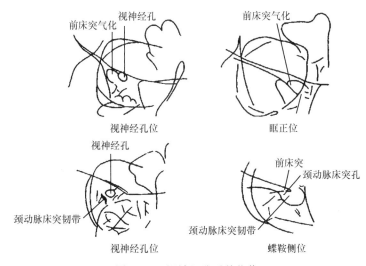

图1-2-7 视神经孔后前位像

在此体位之眶影内最突出的结构是有一个三边形致密影,其中有一个圆形透明孔即为视神经孔。由于投照是斜位,视神经孔多显于眶影外侧半。视神经孔的形状有个体差异,多数呈圆形,也有呈卵圆形,但婴儿近似梨形。围绕视神经孔的三边形致密影为蝶骨小翼,外致密缘是蝶骨小翼的外缘影,上致密缘为蝶骨小翼前缘,内下缘为参与构成视神经孔的蝶骨体影。其中上缘和外缘两致密缘外端合并,并继续伸出眶外,即蝶骨嵴。上缘与内下缘致密线的内端合并,并向内横行延为蝶平面。在上缘致密线、蝶平面影与眶上缘之间的区域为眶上壁,外侧致密线与眶外缘之间为眶外壁,内下缘致密线、蝶平面影与眶下缘之间的区域主要是眶内壁。此区影疏密不均,其外侧小部属蝶窦,内侧大部属筛房。

（三）泪道的X线解剖

泪道 lacrimal duct 包括泪点、泪小管、泪囊和鼻泪管。泪点在睑缘内侧,上下泪小管分别位于上下眼睑内,泪囊位于眶内壁的泪囊窝内,鼻泪管是泪囊向下的延续,开口于下鼻道。这些结构在平片上都不显影,必须用造影观察(图1-2-8)。

泪点 分别在上、下睑缘内端,肉眼可见,是注射造影剂的部位。

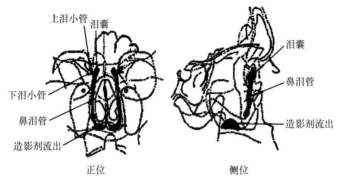
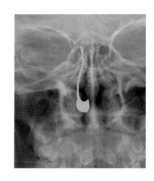

图 1-2-8 泪道造影像

泪小管 显影后的泪小管呈线状,宽 0.5mm,长 7~10mm。其近泪点段为垂直部,近泪囊段为水平部。上下泪小管常汇合后入泪囊,但也可分别进入泪囊。

泪囊 正位片上,泪囊与眶内壁重叠,呈长柱状影,长 10~12mm,宽 2~4mm。一般上部较宽,下部较窄。侧位片上泪囊向前膨隆,因此其前后径比宽径大。

鼻泪管 正位片上与鼻腔外侧壁重叠,呈长条状影。其上端接泪囊,但分界常不明显或略显狭窄。下端与下鼻道相通,长 18~30mm,宽 2~3mm。一般上部较窄,向下逐渐增宽。侧位片上鼻泪管的前后径比在正位片上的宽径大得多。有时可见鼻泪管影很不规则,这是由管腔内的黏膜皱襞(瓣)所造成。

五、鼻腔和鼻窦 X 线解剖

骨性鼻腔居两侧眶及上颌窦之间,口腔的上方,为一较大的长方形透明区(图 1-2-9)。鼻腔的顶为蝶平面或它与筛板的重叠,鼻腔的底为硬腭,两侧为鼻腔之侧壁。侧壁下半与上颌窦相邻,上半与筛窦难分。鼻腔正中线上有致密的鼻中隔,其上半属筛骨垂直板,下半属犁骨。鼻中隔中部向两侧突出的三角形致密影为犁骨翼,鼻中隔把鼻腔分为左右两半。在鼻腔下段,由两侧壁各向腔内突出一团块状致密影为下鼻甲。在下鼻甲上方(相当犁骨翼的稍下平面)有时可见两侧壁另有向腔内突出的小团块影为中鼻甲,中鼻甲常与犁骨翼有重叠而不能认出。下鼻甲上下各有透明间隙,分别为中、下鼻道。鼻腔上段因重叠结构较多,很难看出上鼻甲的轮廓。

鼻腔周围有四对鼻窦,在颅后前位片上只见**额窦**、**筛窦**和**上颌窦**(图 1-2-9)。蝶窦因与其他结构重叠不能显影,须在侧位片上观察。

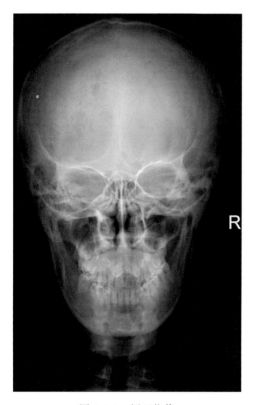

图 1-2-9 颅正位像

上颌窦在眶下壁与硬腭之间所显示的方形透明区为两侧上颌窦与鼻腔下部的重叠。上颌窦容积大,含气多,透明度特高,四周有致密的骨影为界:上界为眶下壁,下界为硬腭,前界为上颌骨体之前壁,后界为上颌骨体后壁。在透明的上颌窦影内重叠着一些结构,其中在上颌窦前半经常显出一对椭圆形或三角形的致密圈影,它们是左右两侧颧骨与上颌骨相接处的断面影,由它们的下端有时还可看出颧骨的下缘影伸向后上并延为颧弓。在上颌窦下部,有时可见一灰暗的横位团块是下鼻甲影。在上颌窦后下角内常显圆形致密影,它是下颌骨喙突尖的重叠,不应误为病变。此外在沿着上颌窦后壁重叠有长方形的蝶骨翼突影,尤以其前缘致密明显。在上颌窦后壁与蝶骨翼突影之间有时可被一透明裂隙分隔,此裂隙为翼腭窝。

六、颞骨和耳的 X 线解剖

耳ear 的结构大部分在颞骨岩锥内,分为外耳、中耳和内耳。外耳除耳廓以外便是外耳道,外耳道底有鼓膜与中耳鼓室相隔。中耳的主要结构为鼓室,鼓室为竖立的扁方形空腔,其上部膨大为**鼓室上隐窝**,内有三个听小骨。鼓室向前内通**咽鼓管**,向后上经鼓窦口入鼓窦及鼓窦周围的乳突气房。乳突气房的范围较广,主要在**颞骨岩锥**后部和颞骨乳突部。**鼓室**内壁上有圆孔(有第 2 鼓膜封闭)和卵圆孔(有镫骨底封闭)与内耳相连。内耳主要是**迷路**,迷路居鼓室后内方,其中部空腔较大的部分为前庭,后上偏外的部分为三条半规管。前下偏内的部分为耳蜗。在迷路内后方还有内耳道通颅腔。此外,在岩锥内除属耳的结构外,还有通行于鼓室后上方和后方的面神经管以及在耳蜗下方的**颈内动脉管**和**颈静脉窝**等。所有这些结构不可能在同一照片上一一显示,必须采用不同投照方位分别显示。通常平片采用的投照方位有颞骨侧位(劳氏位和许氏位)、颞骨轴位(梅氏位)和颞骨后前斜位(斯氏位)。

劳氏位是被照者俯卧,头部被照侧靠近胶片,头矢状面与胶片平行,并使 X 线向足侧和面侧各倾斜 15°角的投照(图 1-2-10)。在劳氏位片上,颞骨岩锥影显示于颞下颌关节后方,出现颇似鱼头形的影像。其中鱼头的口端为岩尖,鱼眼呈圆形透明区,为内外耳道和鼓室的重叠影。鱼头上缘致密线为岩上缘或鼓室盖,其中段稍显隆起为弓状隆起。鱼头后缘致密线为乙状窦前壁。上、下两缘致密线上端会合形成的夹角称为窦硬膜角,两缘之间的三角区称为窦硬膜三角。鱼头下界与枕骨基底部相邻,界以岩枕缝,但一般不显影。在内、外

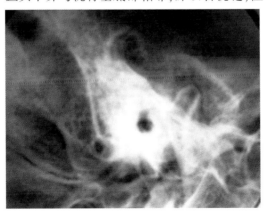

图 1-2-10 颞骨岩锥双 15°侧位(劳氏位)像

耳门透明影后方，骨质致密，显影浓白，是骨迷路的部位。鱼头后半即窦硬膜三角内呈蜂窝状透明区为乳突气房影，乳突气房中相当在弓状隆起深部有一较大的透明影为鼓窦。沿乙状窦前壁致密线后方有一透明带状影为乙状窦，乙状窦下方的骨影向下突起并有致密的边缘，显示出乳突的外形。乳突内也充满气房，有时还见有细管状的导静脉透明影。

虽然在上述各投照位的岩锥片上也能显示**内耳道**internal acoustic meatus 影，但常不全面或不清晰。为了较好地显示内耳道，以内耳道后前位（经眶位）为最佳投照方位。

在内耳（听）道后前位（经眶位）投照片上，致密的颞骨岩锥影占据眶中下部（图 1-2-11）。岩锥影上缘致密为岩上嵴，此嵴内端终于岩尖上方，外端横出眶并延为颞鳞内板。在致密的岩锥影内常见较透明的内耳道和颈内动脉管影（有时因体位不同，只出现一条管影）。

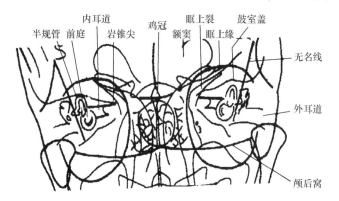
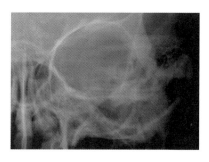

图 1-2-11　内耳（听）道后前位（经眶位）像

七、下颌骨和下颌关节 X 线解剖

颞下颌关节temporomandibular joint 是颅唯一的可动关节，由颞下颌关节窝和下颌小头共同组成。关节腔由关节盘分隔成为上、下两部，并使关节运动更加灵活。在 X 线平片上，关节盘不显影，关节间隙明显加宽。

颞下颌关节位于外耳门前方，并与枕骨基底部和岩锥重叠，因此在颞下颌关节侧位像上，有人容易看出，有人显影不清（图 1-2-12）。一般沿下颌支后缘向上可追寻出下颌小头的圆形轮廓。另外由岩锥尖向前，可见条状的颧弓影，在其下缘与下颌小头相对应的部分

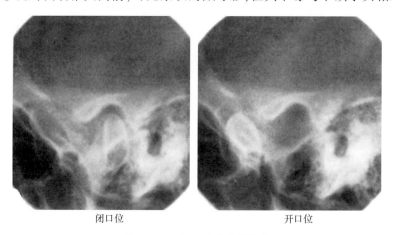

闭口位　　　　　　　　　　开口位

图 1-2-12　颞下颌关节侧位像

明显上凹构成下颌窝,窝前有向下的突起为关节结节。有时下颌窝表现为断面影,它是下颌窝顶部的轴位影,断面影的上下缘为致密的皮质,中层为松质。下颌小头与下颌关节窝之间组成颞下颌关节,显有透明之关节间隙,间隙的厚度约 2mm。

颞下颌关节闭口位像这种投照位置基本属侧位,但球管前移 25°~30°。由于 X 线斜射,岩锥影像下移,因而颞下颌关节显影清晰,下颌窝和关节结节常呈断面影。下颌小头与关节窝对应成关节,关节间隙表面光滑,间隙宽度在各方面基本一致,而且左右两侧也应相同。

正常颞下颌关节开口位片上,下颌小头已前移至关节结节下方,下颌体下转,下颌角稍后移。对比观察闭口位影像可以看出正常颞下颌关节在开口时下颌小头前移至关节结节下方,闭口时下颌小头退回下颌窝内。这种运动情况在 X 线电视录像上更能清楚看到。

(夏玉军 宋炎峰)

第三节 脑血管解剖及影像

一、脑血液供给的特点

脑的血液供给有以下特点:①脑的动脉来自颈内动脉和椎动脉且在脑底部吻合成 Willis 环;②脑动脉壁很薄,类似颅外其他部位同等大小的静脉;③脑浅层的动脉有丰富的吻合;④脑的血供与颅骨和硬脑膜的血供彼此无关,后者来自颈外动脉;⑤大脑半球的动脉可分为皮质支(营养皮质及皮质下髓质)和中央支(营养基底核、内囊与间脑),均自成体系,互不吻合;⑥皮质血供比髓质丰富,视皮质最为丰富;⑦进入颅内的动脉行程均极弯曲,一般认为是脑动脉无搏动的主要原因;⑧脑动脉和脑静脉多不伴行;⑨脑的静脉和硬脑膜静脉窦无完整的静脉瓣,但在某些部位(如上矢状窦的静脉入口处),却有能起导流作用瓣状结构存在;⑩毛细血管的内皮为紧密连接,无窗孔,周围被胶质细胞的足板所包绕,构成了血脑屏障,但某些区域缺乏血脑屏障,包括:松果体、下丘脑、正中隆起、垂体后叶、延髓最后区、后连合、终板和脉络丛等。

二、脑 的 动 脉

脑的动脉有两个系统,即**颈内动脉系**和**椎-基底动脉系**。以小脑幕为界,幕上结构接受颈内动脉系和大脑后动脉的血液供应,幕下结构则接受椎-基底动脉系血供。

(一) 颈内动脉系

1. 颈内动脉的行程与分支 通常颈内动脉在颈部平甲状软骨上缘,正对下颌缘处从颈总动脉发出。整个行程可分为颅外段(颈段)和颅内段。正常颈内动脉造影一般将颅内段分为五段(图 1-3-1a),数字减影血管造影(digital subtraction angiography,DSA)可清晰显示颈内动脉及其分支(图 1-3-1b)。

C5 段,也叫岩骨段(颈动脉管段、神经节段),是颈内动脉经颈动脉管进入颅内三叉神经节下面的一段。

C4 段,又叫海绵窦段,是颈内动脉在海绵窦内沿颈内动脉沟向前行的一段。

C3 段,又叫前膝段,发出眼动脉。

C2 段,又叫视交叉池段(床突上段),这一段向后略呈水平,恰好在视交叉池内。

C1 段,又叫后膝段,颈内动脉 C2 段再向上前弯,形成凸向后的膝状弯曲。从这段发出后交通动脉和脉络丛前动脉。

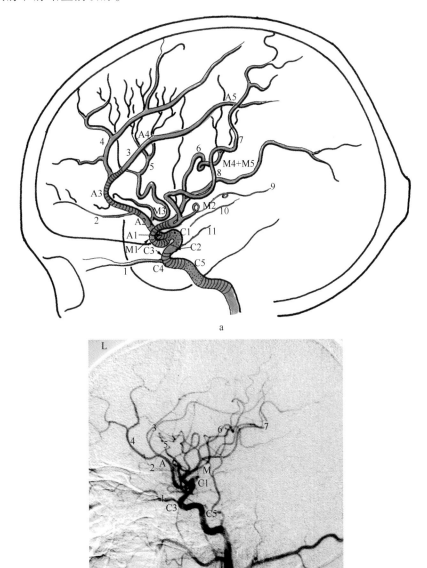

图 1-3-1　正常颈内动脉造影图和 DSA 图像(侧位)

a.造影图;b.DSA 图像;1.眼动脉;2.额极动脉;3.胼周动脉;4.胼胝体缘动脉;5.额顶升动脉;6.顶下动脉;
7.角回动脉;8.颞后动脉;9.颞前动脉;10.脉络丛前动脉;11.后交通动脉

C1 段再稍向前便分为大脑前动脉(A1 段)和大脑中动脉(M1 段)。因此,C1+A1+M1 称颈内动脉分叉部。在颈内动脉造影的前后位片(图 1-3-3,图 1-3-4)上,C1、A1 和 M1 三部呈"T"字形,当"T"字形形态改变时,有临床意义。在侧位片上,C2、C3 和 C4 三段共同组成"C"字形,即**虹吸部**。虹吸部内的流体力学时相经常发生变化,动脉管壁的压强亦随之发生变化,因此,是动脉硬化的好发部位之一。

2. 后交通动脉 发自颈内动脉 C1 段,在蝶鞍和动眼神经上面,水平向后稍向内行,与**大脑后动脉**吻合。因此,当发生后交通动脉瘤时,可压迫动眼神经,引起眼球运动障碍和瞳孔开大。后交通动脉管径变异大,可直接延续为大脑后动脉。

3. 脉络丛前动脉 发自颈内动脉 C1 段,发出后一般向后越过视束前部,至大脑脚前缘又斜向后外,再越过视束,于海马旁回钩附近,经脉络膜裂入脑室下角,形成脉络丛。其皮质支主要营养海马和钩,中央支营养内囊后肢的下部和苍白球等。脉络丛前动脉的特点是行程长、管径细、易发生栓塞,所以临床上苍白球和海马发病较多。

4. 大脑前动脉

(1)行程:在动脉造影时一般将之会为五段(图 1-3-1,图 1-3-2)。

A1 段,又称水平段,为分出后至前交通动脉的一段。

A2 段,又称上行段(胼胝体下段),为前交通动脉以后至胼胝体膝以下的一段,略向前行。

A3 段,又称膝段,与胼胝体膝的弯曲一致。

A4 段,又称胼周段,位于胼胝体沟内,也叫胼周动脉。

A5 段,又称终段,为楔前动脉。

(2)分支与分布:大脑前动脉的分支有三组:第 1 组为**内侧豆纹动脉**,包括返支(Heubner 动脉)和基底支,前者供应壳、尾状核前部和内囊下部,后者供应视交叉的背面及下丘脑(图 1-3-3);第 2 组为**胼胝体旁支**,通常 7~20 支细小的胼胝体动脉,分布于胼胝体及透明隔;第 3 组为**皮质支**(半球支),营养顶枕沟以前的大脑半球内侧面及额叶底面的一部分,

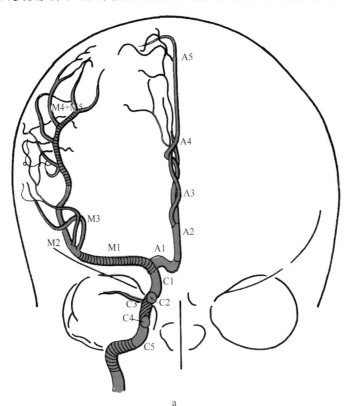

a

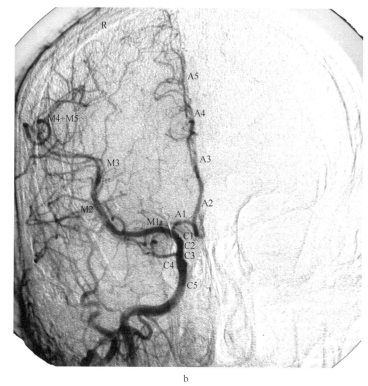

b

图 1-3-2　正常颈内动脉造影图和 DSA 图像(前后位)
a.造影图(前后位);b.DSA 图像(前后位)

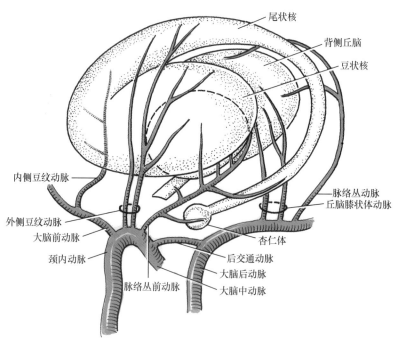

图 1-3-3　纹状体丘脑动脉分布示意图

额、顶二叶上外面的上部,主要的动脉支有:①额底内侧动脉;②额前内侧动脉;③额中间内侧动脉;④额后内侧动脉;⑤胼周动脉;⑥中央旁动脉;⑦楔前动脉(图 1-3-4)。

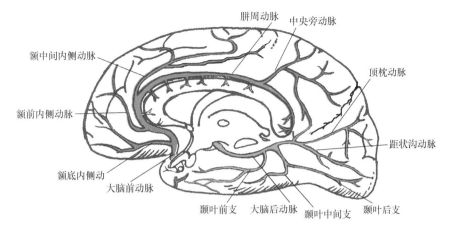

图 1-3-4 大脑半球内侧面的动脉分布

（3）供应范围断面图解（图 1-3-5,图 1-3-6）图中所绘为相应血管的最大范围,由于侧支循环的存在,故血管梗死所致损伤范围要小于图中所绘范围。

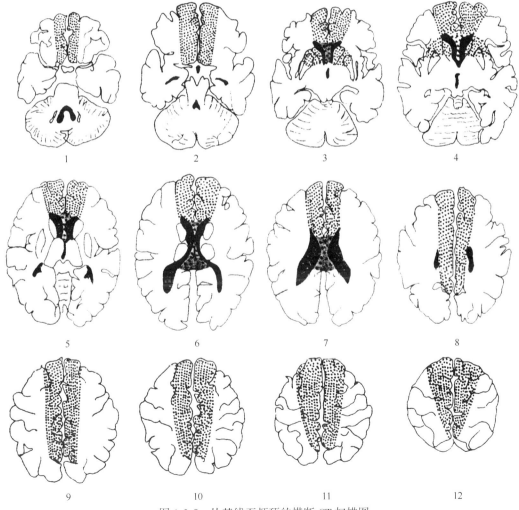

图 1-3-5 从基线至颅顶的横断 CT 扫描图
(示大脑前动脉的供应范围,粗点示内侧豆纹动脉区,黑斑示胼胝体旁支区,细点示半球支区)

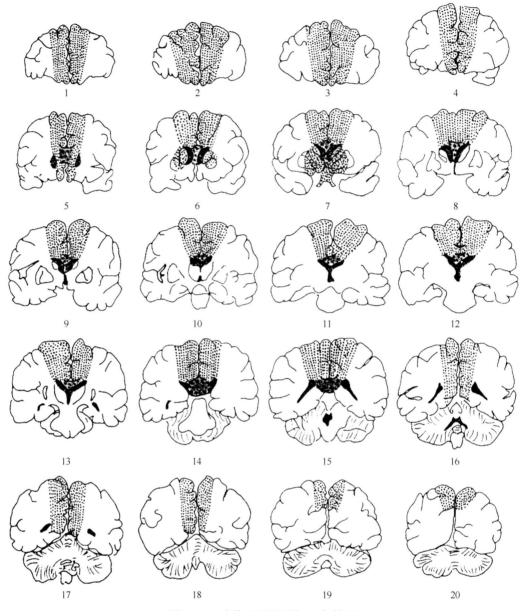

图 1-3-6 从前至后的冠状 CT 扫描图

(示大脑前动脉的供应范围,粗点示内侧豆纹动脉区,黑斑示胼胝体旁支区,细点示半球支区)

5. 大脑中动脉

(1) 行程:大脑中动脉造影时,通常将其分为五段(图 1-3-1,图 1-3-2)。

M1 段,又叫眶后段(水平段),从颈内动脉分出后,水平向外行,长约 3cm。

M2 段,又叫岛叶段(回旋段),呈"U"形,在岛叶表面向后上方走行。该段发出颞前动脉。

M3 段,为 M2 基部发出动脉向中央沟上升的升动脉,升动脉分为小的眶额动脉和大的额顶升动脉。后者再分为中央沟动脉、中央前沟动脉和中央后沟动脉,如同蜡烛台样,称为蜡台动脉。

M4 段,即分叉段,为大脑中动脉分出角回动脉与顶后动脉、颞后动脉处。

M5 段,为大脑中动脉的终末支——角回动脉。

M2、M4、M5 合称大脑外侧窝动脉组。

(2)分支与分布:大脑中动脉为颈内动脉的直接延续,进入大脑外侧窝,其分支主要有两组。第 1 组**外侧豆纹动脉**,供应前联合外侧部、壳的大部、苍白球的外侧段、内囊的上半及附近辐射冠、尾状核的头和体(图 1-3-3)。第 2 组为**皮质支**(半球支),营养大脑半球上外侧面的大部分与岛叶,主要的动脉支有:①额底外侧动脉;②中央前沟动脉;③中央沟动脉;④中央后沟动脉;⑤顶后动脉;⑥颞极动脉;⑦颞前动脉;⑧颞中间动脉;⑨颞后动脉;⑩角回动脉(图 1-3-7)。

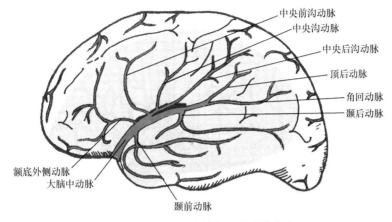

图 1-3-7　大脑半球外侧面的动脉分布

(3)供应范围断面图解(图 1-3-8,图 1-3-9)。

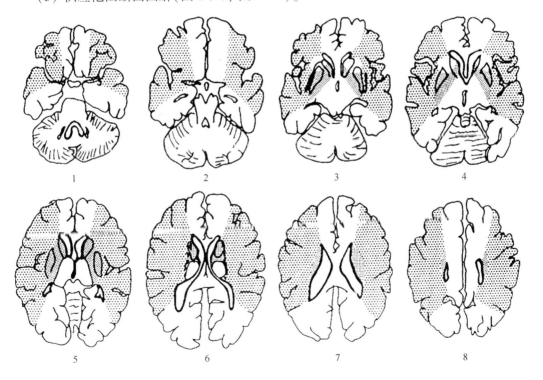

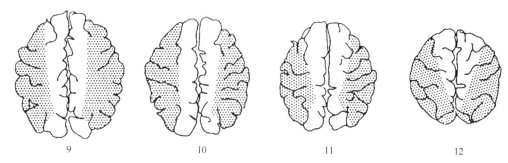

图 1-3-8　从基线至颅顶的横断 CT 扫描图
（示大脑中动脉的供应范围,细点示外侧豆纹动脉区,粗点示半球支区）

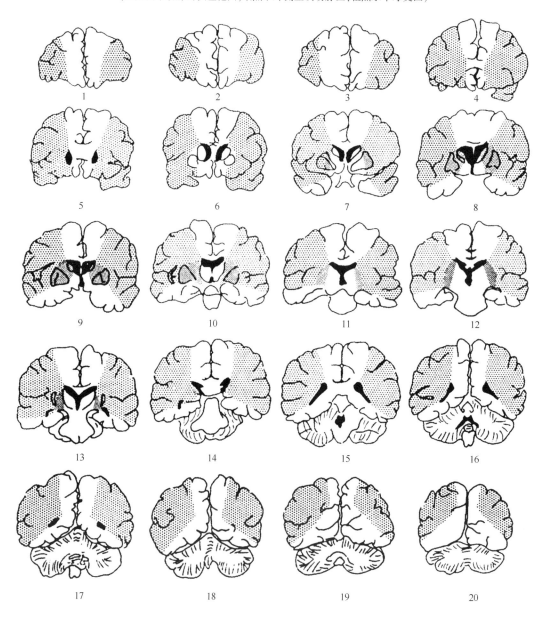

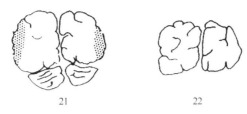

图 1-3-9 从前至后的冠状 CT 扫描图

(示大脑中动脉的供应范围,细点示外侧豆纹动脉区,粗点示半球支区)

（二）椎-基底动脉系

1. 椎动脉的行程及分支 左、右椎动脉均在颈根部从左、右锁骨下动脉发出,沿斜角肌内侧缘向后上方行短距离,入第 7 颈椎横突孔(偶有经第 4、5 或 7 颈椎横突孔的),上行于第 6~1 颈椎横窦孔构成的骨性隧道内,达寰椎横突孔上面弯向后内,绕过寰椎后弓,穿寰枕后膜及硬脊膜经枕骨大孔入颅内,在蛛网膜下腔内沿延髓腹侧面斜向上内,达延髓脑桥沟平面,汇合成基底动脉。

椎动脉造影通常分椎动脉为五段(图 1-3-10,图 1-3-11),在前后位片上最为清楚。

V1 段,又叫横突孔段,是在第 6~2 颈椎横窦孔内上升的一段。

V2 段,又叫横段,从枢椎横突孔开始,出孔后横行向外的一段。

V3 段,又叫寰椎段,从 V2 外段弯曲向上,在垂直上行至寰椎横突孔为止的一段。

V4 段,又叫枕骨大孔段,从 V3 上端急弯,水平向内行一小段,再弯向上垂直上行入枕骨大孔的一段。

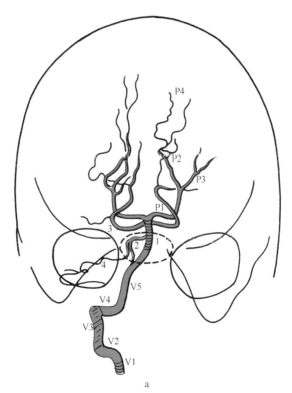

a

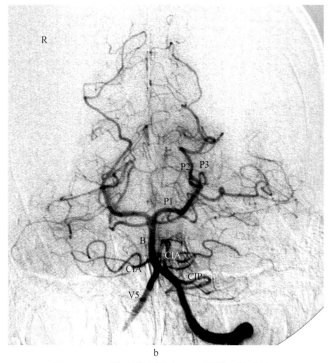

图 1-3-10　椎动脉造影和 DSA 图像（前后位）

a.造影（1.基底动脉；2.小脑下前动脉；3.小脑上动脉；4.小脑下后动脉）；b.DSA 图像（V.椎动脉；
B.基底动脉；P.大脑后动脉；CIA.小脑下前动脉；CIP.小脑下后动脉）

V5 段,又称颅内段,入枕骨大孔后,斜向内至中线与对侧汇合成基底动脉的一段。

　　椎动脉颅内段的分支主要有:①脑膜支:有 1~2 支平枕骨大孔处分出,分支供应颅骨及小脑镰;②脊髓前、后动脉:营养脊髓;③延髓动脉:一般有 1~3,营养延髓;④小脑下后动脉:其特点是形成弯曲,易发生血栓,营养小脑下面后部。

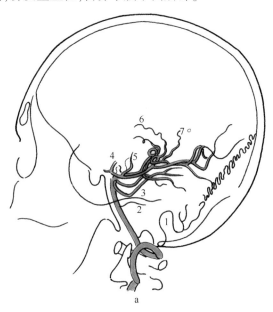

a

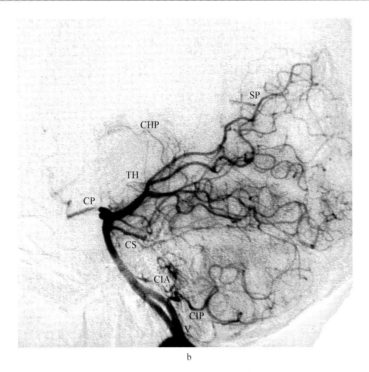

图 1-3-11 椎动脉造影和 DSA 图像(侧位)

a.造影(1.小脑下后动脉;2.小脑下前动脉和迷路动脉;3.小脑上动脉;4.后交通动脉;5.丘脑穿动脉;6.脉络丛后动脉;
7.胼胝体压部分支);b.DSA 图像(V.椎动脉;CIA.小脑下前动脉;CIP.小脑下后动脉;CS.小脑上动脉;CP.大脑后动脉;
TH.丘脑后动脉;CHP.脉络丛后动脉;SP.胼胝体压部分支)

2. 基底动脉 由左、右椎动脉合成后,经脑桥基底动脉沟上行至脑桥上缘在分为左右大脑后动脉,主要分支有:①小脑下前动脉:自基底动脉始段发出,供应小脑下部的前部;②迷路动脉:很细,伴随第 7、8 对脑神经进入内耳门,供应迷路动脉;③脑桥动脉:一般左右侧各有 3~7 支,以 4~5 支的为最多,供应脑桥基底部;④小脑上动脉:近基底动脉的末端分出,绕大脑脚向后,供应小脑上部(图 1-3-12)。

3. 大脑后动脉

(1) 行程:大脑后动脉在脑桥上缘由基底动脉分出后,伴动眼神经和小脑上动脉的上方,绕大脑脚向后跨至小脑幕上方,横过海马旁回后端深入距状沟,再向后分为距状沟动脉和顶枕沟动脉(图 1-3-4)。大脑后动脉造影,一般将其分为四段(图 1-3-10,图 1-3-12)。

P1 段,又称水平段。

P2 段,又称纵行段,是围绕中脑上行的一段。

P3 段,为 P2 段向外发出的颞支。

P4 段,为从 P2 段发出的顶枕沟动脉和距状沟动脉。

(2) 分支与分布:其分支有三组。第 1 组为穿动脉,供应脑干、背侧丘脑、下丘脑和外侧膝状体;第 2 组为胼胝体压支,供应胼胝体后半上面;第 3 组为皮质支(半球支),营养颞叶的底面和内侧面以及枕叶。主要的动脉支有:①颞前下动脉;②颞下中间动脉;③颞下后动脉;④距状沟动脉;⑤顶枕沟动脉(图 1-3-4)。

(3) 供应范围断面图解(图 1-3-13,图 1-3-14)。

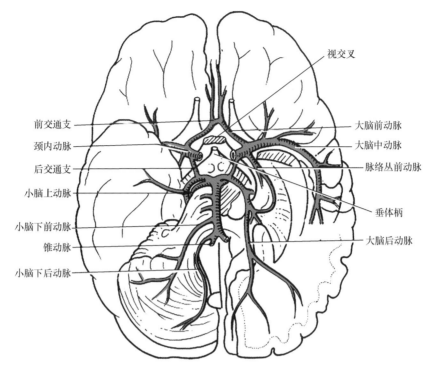

图 1-3-12 大脑动脉环

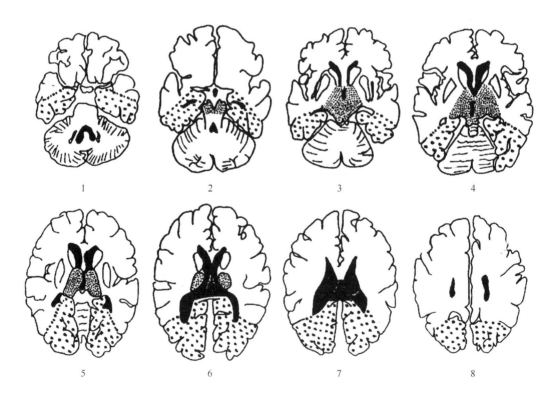

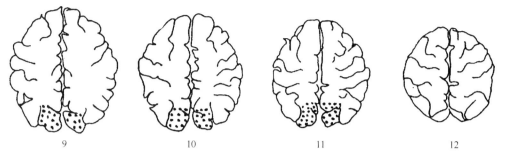

图 1-3-13　从基线至颅顶的横断 CT 扫描图
(示大脑后动脉的供应范围,细点示穿动脉区,黑斑示胼胝体压支,粗点示半球支区)

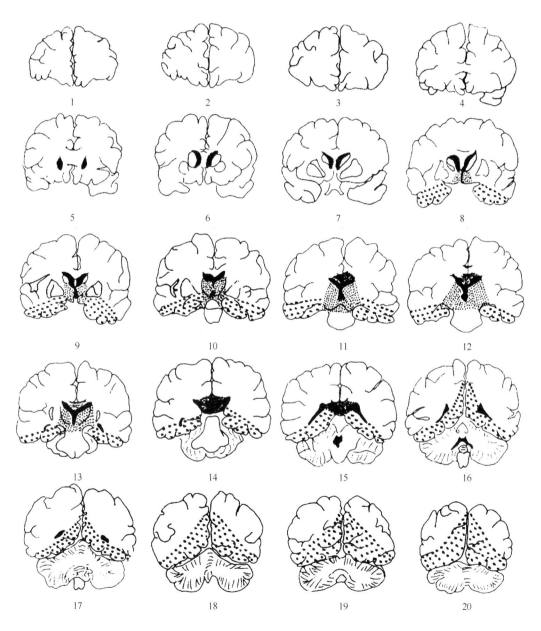

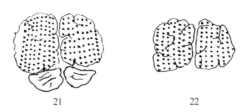

图 1-3-14 从前至后的冠状 CT 扫描图

(示大脑后动脉的供应范围,细点示穿动脉区,黑斑示胼胝体压支,粗点示半球支区)

(三) 大脑动脉环

大脑动脉环位于大脑底部,环绕视交叉、乳头体等,有成对的颈内动脉末端、大脑前动脉、后交通动脉和大脑后动脉,以及不成对的前交通动脉构成(图 1-3-12),对脑血液供应的调节和代偿起重要作用。以种系发生为基础,可将大脑动脉环分成 5 型(图 1-3-15),中国人以近代型为最多,占 64.68%。临床观察表明,动脉环有变异者,其动脉瘤发生率比正常者高。CT 轴位扫描,取与听眦线呈 3°~5°角,基线上方 25~35mm 层面可较完全显示大脑环。磁共振血管造影(MRI)可充分显示大脑动脉环(图 1-3-16),并可做任意角度旋转观察。

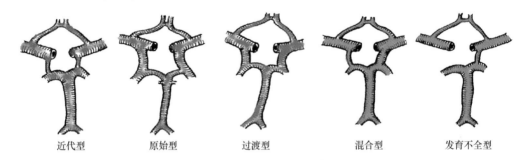

| 近代型 | 原始型 | 过渡型 | 混合型 | 发育不全型 |

图 1-3-15 大脑动脉环的类型

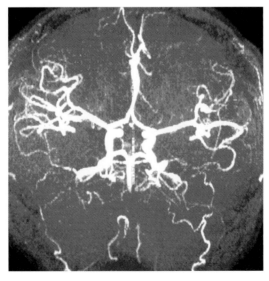

图 1-3-16 大脑动脉环 MRA

三、大脑的静脉

大脑的静脉分为浅、深两组。

（一）大脑浅静脉

大脑浅静脉汇集大脑皮质及其邻近髓质的静脉血。从皮质穿出的小静脉吻合成软膜静脉网，再汇集成大的静脉，在软膜走行一段距离后，穿出蛛网膜下隙注入硬脑膜静脉窦。

（二）大脑深静脉

大脑深静脉汇集基底核区、深部髓质及脑室旁的静脉血，其特点是从周围流向中央，最后集中于 Galen 静脉，注入直窦。

（三）脑底静脉环

脑底静脉环前方由前交通静脉连接左、右大脑前静脉，后方由后交通静脉连接左、右大脑脚静脉，两侧有左、右基底静脉等共同围成。比 Willis 环偏后，较深且范围大。脑底静脉环和大脑动脉环均是动静脉瘤好发部位。

（黄　飞　孔凡镇　龚　霞）

第四节　断层解剖

一、轴位断层解剖

头部轴位断层重点是基底节区、鞍区、颅底、大脑、小脑、脑室与脑池。

（一）经中央旁小叶和中央沟的横断层

此断面主要为顶骨和大脑半球上部，枕叶未出现，**额叶**与**顶叶**之间的分界标志为**中央沟**，故在断面上准确识别中央沟对确认脑叶、脑沟和脑回具有重要意义。在横断层上根据以下5点可准确识别中央沟：①大部分的中央沟（87%）为一连续不中断的沟；②中央沟较深，自脑断面外缘中份处向后内延伸，弯曲走行，在其前方和后方可见**中央前沟**、**中央后沟**与之伴行；③中央前回厚于中央后回；④先通过位于大脑半球内侧面的**扣带沟缘支**辨认出**中央旁小叶**，再进一步辨认中央沟；⑤大脑白质的髓型有助于辨认中央沟（图1-4-1a，b）。

（二）经半卵圆中心的横断层

此断面经胼胝体上方，可见大脑半球的髓质形成半卵圆中心。此处的髓质成自三种纤维：①**投射纤维**，连接大脑皮质和皮质下诸结构，该层面呈扇形放射至各个脑叶，称辐射冠，辐射冠可分为额部、顶部、枕部和颞部；②**联络纤维**，连接本侧半球各皮质，人脑的联络纤维极为发达，与投射纤维和连合纤维相比，其数量最大；③**连合纤维**，连接左、右大脑半球的相应皮质区。半卵圆中心的纤维主要为有髓纤维，髓鞘含有较多的脂质，故在 MRIT$_1$ 加权像上呈高信号，在 CT 图像上为低密度。脑内的脱髓鞘病变如多发性硬化、肾上腺脑白质营养不

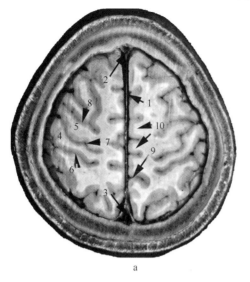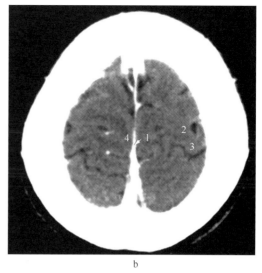

a   b

图 1-4-1   经中央旁小叶和中央沟的横断层

a. 标本(1. 大脑镰;2. 上矢状窦前份;3. 上矢状窦后份;4. 中央后回;5. 中央前回;6. 中央后沟;7. 中央沟;8. 中央前沟;9. 扣带沟的边缘支;10. 中央旁小叶前部);b. CT 图像(1. 大脑镰;2. 中央前回;3. 中央后回;4. 中央旁小叶)

良及脑结节硬化症等,常于该区出现单发或多发病灶。

    该层面大脑白质的髓型易于辨认,脑叶、脑沟、脑回的情况大致如下:大脑半球内侧面由前向后为**额内侧回**、**中央旁沟**、**中央旁小叶**、**扣带沟缘支**、**楔前叶**、**顶枕沟**和**楔叶**。大脑半球外侧面由前向后依次为**额上回**、**额中回**、**中央前回**、**中央后回**、**缘上回**、**角回**和**枕叶**(图 1-4-2)。

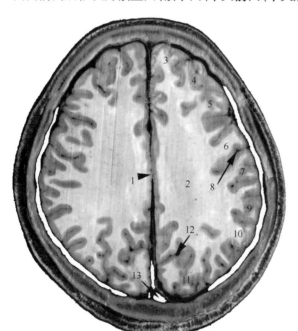

图 1-4-2   经半卵圆中心的横断层标本

1. 扣带回;2. 半卵圆中心;3. 额上回; 4. 额中回;
5. 额下回;6. 中央前回;7. 中央后回;8. 中央沟;
9. 缘上回;10. 角回;11. 枕叶;12. 顶枕沟;13. 上
矢状窦后份

(三) 经胼胝体干的横断层

    侧脑室位于断面中部,在中线的两侧呈")("字形,分为前角、中央部和侧脑室三角区,可见其内侧的**胼胝体**和外侧的**尾状核**。尾状核紧贴侧脑室外侧壁,主要为尾状核体。胼胝体位居中线,在侧脑室之间,呈"工"字形,"工"字的两横伸入半球髓质内形成额钳和枕钳,侧脑室前角之间的部分为**胼胝体膝**,**侧脑室三角区**之间的部分为胼胝体压部。

　　大脑半球内侧面被胼胝体分成前、后两部,前部由前向后为额内侧回和扣带回;后部由前至后为扣带回、楔前叶、舌回和楔叶。端脑上外侧面的脑回由前至后依次为:额上回、额中回、额下回、中央前回、中央后回、缘上回、角回和枕叶外侧面(图1-4-3a,b,c)。

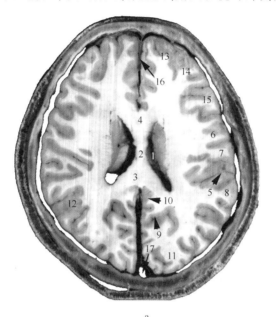

a

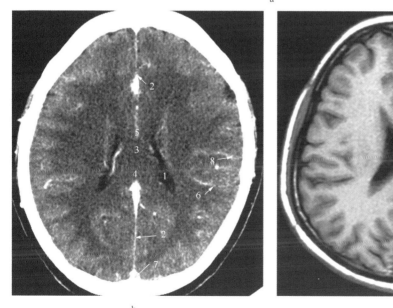

b

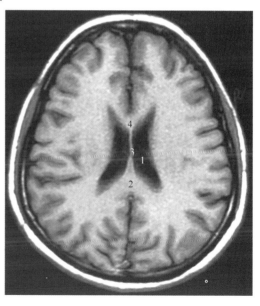

c

图1-4-3　经胼胝体干的横断层

a. 标本(1. 侧脑室;2. 胼胝体干;3. 胼胝体压部;4. 胼胝体膝;5. 外侧裂;6. 中央前回;7. 中央后回;8. 额上回;9. 顶枕沟;10. 扣带回;11. 枕叶;12. 颞中回;13. 额上回;14. 额中回;15. 额下回;16. 大脑镰;17. 上矢状窦后份);b. CT图像(1. 侧脑室的三角区;2. 大脑镰前、后份;3. 胼胝体干;4. 胼胝体压部;5. 胼胝体膝;6. 外侧裂;7. 上矢状窦后份;8. 中央沟);c. MRI T$_1$WI(1. 侧脑室;2. 胼胝体压部;3. 透明隔;4. 胼胝体膝)

（四）经胼胝体压部和侧脑室的横断层

此层面侧脑室位于断面中部、中线的两侧呈"八"字形，分为前角、中央部和后角。侧脑室前角的外侧壁为**尾状核头**，两侧前角之间为**胼胝体膝**，膝的后方为**胼胝体干**的下份，向后延续为**胼胝体压部**。**背侧丘脑**呈团块状，位于侧脑室中央部的内下方。尾状核和背侧丘脑的外侧是"><"形的**内囊**，内囊外侧为**豆状核壳**，壳的外侧为**屏状核**和**岛叶**，岛叶外侧的深沟为**外侧沟（裂）**，其内有**大脑中动脉**的分支。后部的**小脑幕**呈"V"字形，小脑幕与后方的**大脑镰**连接呈"高脚杯"状，杯内结构是**小脑蚓**。

大脑半球内侧面前部可见额内侧回和扣带回，大脑半球内侧面后部可见**扣带回峡**、楔叶和舌回。大脑半球外侧面的脑回由前向后依次为额上回、额中回、额下回、中央前回、中央后回、**颞上回**、**颞中回**和枕叶外侧面。**距状沟**和**视辐射**的出现是此断层的重要特点（图1-4-4a,b）。

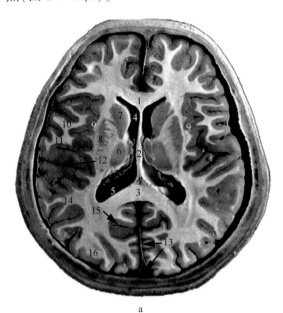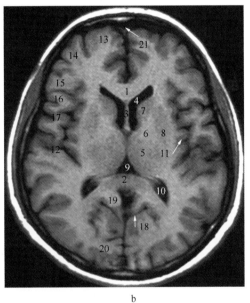

a   b

图1-4-4　经胼胝体压部和侧脑室的横断层

a. 标本（1. 胼胝体膝；2. 透明隔；3. 胼胝体压部；4. 侧脑室中央部；5. 侧脑室三角区；6. 背侧丘脑；7. 尾状核头；8. 豆状核；9. 岛叶皮质；10. 中央前回；11. 中央后回；12. 外侧裂后升支；13. 大脑镰和上矢状窦下份；14. 角回；15. 距状沟前份；16. 枕叶）；b. MRI T₁WI（1. 胼胝体膝；2. 胼胝体压部；3. 透明隔；4. 侧脑室前角；5. 背侧丘脑；6. 内囊膝部；7. 尾状核头；8. 豆状核；9. 帆间池；10. 侧脑室三角区；11. 岛叶皮质；12. 外侧裂；13. 额上回；14. 额中回；15. 额下回；16. 中央前回；17. 中央后回；18. 距状沟前份；19. 扣带回峡；20. 楔叶；21. 上矢状窦前份）

（五）经第三脑室上份和基底核的横断层

第三脑室居两侧背侧丘脑之间，其后方为缰三角、缰连合、**松果体**和**大脑大静脉池**。尾状核、背侧丘脑与豆状核之间为内囊，可见**内囊前肢**，位于尾状核头与豆状核之间，**内囊后肢**位于背侧丘脑和豆状核之间，**内囊膝**位于内囊前、后肢之间。尾状核头位于**侧脑室前角**的外侧，近似倒"八"字形，背侧丘脑为较大的灰质核团，居第三脑室两侧，其前外侧有豆状核，呈三角形，外侧大部称**壳**，内侧两部合称**苍白球**，壳的外侧可见条纹状前后走行的薄层灰质为**屏状核**，壳和屏状核之间的白质是**外囊**；屏状核外侧的灰质为**岛叶皮**

质,屏状核和岛叶皮质之间的薄层白质为**最外囊**。岛叶的外侧为外侧裂,外侧裂的外侧为**岛盖**(图 1-4-5a,b)。

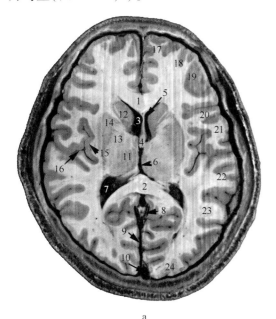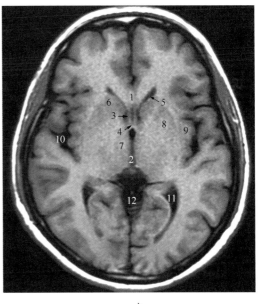

图 1-4-5 经第三脑室和基底核的横断层

a. 标本(1. 胼胝体膝;2. 胼胝体压部;3. 透明隔;4. 穹窿;5. 侧脑室前角;6. 第三脑室;7. 侧脑室三角区;8. 小脑幕;9. 大脑镰;10. 上矢状窦后份;11. 背侧丘脑;12. 尾状核头;13. 内囊后肢;14. 豆状核;15. 岛叶皮质;16. 外侧裂;17. 额上回;18. 额中回;19. 额下回;20. 中央前回;21. 中央后回;22. 颞上回;23. 颞中回;24. 枕叶);b. MRI T₁WI(1. 胼胝体膝;2. 第三脑室;3. 透明隔;4. 穹窿;5. 侧脑室前角;6. 尾状核头;7. 背侧丘脑;8. 豆状核;9. 岛叶;10. 外侧裂;11. 侧脑室三角区;12. 小脑)

(六)经中脑的横断层

中脑位居断面中央,其后部左、右稍隆起者为**上丘**,**中脑水管**形似针孔样位于顶盖的前方,**黑质**颜色较深位于前外,**红核**位于黑质的后内侧,黑质的前外侧为**中脑大脑脚**的脚底纤维。大脑断面前移,大脑外侧沟分隔前方的额叶及后方的颞叶,前方的额叶位于大脑纵裂的两侧,颞叶位于断层左、右两侧,**小脑**的断面位于颞叶的后内侧。**前连合**位于大脑纵裂和第三脑室之间,前连合左右对称,中部纤维聚集成束,两端分别向前、后放散,整体上呈"H"字形。侧脑室前角外侧可见尾状核,尾状核头和壳部分相连,其外侧可见屏状核和岛叶。**侧脑室下角**位于颞叶内,略成弧形裂隙,前壁可见尾状核尾,后内侧壁为**海马**。小脑断面增大形似扇形,中间为**小脑蚓**,两侧为**小脑半球**,小脑幕呈"八"字形位于颞叶和小脑之间,前方邻近**海马旁回**、枕颞内侧回和枕颞外侧回(图 1-4-6a,b)。

(七)经鞍上池的横断层

鞍上池为 CT 和 MRI 等影像学用语,位于蝶鞍上方,是**交叉池**、**外侧沟池**、**脚间池**或**桥池**在轴位扫描时的共同显影。因扫描层面的不同和年龄及个体差异的影响,鞍上池可呈现为六角形、五角形和四角形等不同形态。此断层中部可见鞍上池为五角星状,由前方的**大脑纵裂池**、前外侧的**外侧裂池**、后外侧的**环池**、中央的交叉池和后方的桥池组成。池内由前向

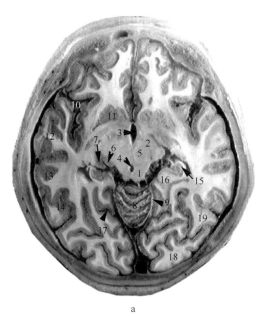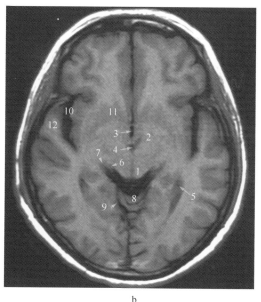

图 1-4-6　经中脑的横断层

a. 标本(1. 中脑上丘;2. 黑质;3. 第三脑室下份;4. 中脑水管;5. 红核;6. 内侧膝状体;7. 外侧膝状体;8. 小脑蚓;9. 小脑幕;10. 外侧裂;11. 豆状核;12. 颞上回;13. 颞中回;14. 颞下回;15. 海马;16. 海马旁回;17. 距状沟;18. 枕叶;19. 颞下回);b. MRI T_1WI(1. 中脑;2. 黑质;3. 第三脑室下份;4. 脚间池;5. 侧脑室的三角区;6. 内侧膝状体;7. 外侧膝状体;8. 小脑蚓;9. 小脑幕;10. 外侧裂;11. 尾状核头;12. 颞上回)

后可见视交叉、漏斗和基底动脉,外侧裂池的内侧份可见颈内动脉的末端和进入外侧裂池的**大脑中动脉**以及向后内侧走行的**后交通动脉**,基底动脉末端发出走向环池的**大脑后动脉**和该动脉后下方的**动眼神经**。视交叉前方额叶的断面进一步缩小,可见内侧的直回和外侧的眶回;鞍上池两侧可见颞叶的断面,与额叶之间共同隔以蝶骨小翼和外侧沟;鞍上池后方为脑桥,脑桥后方为小脑,二者之间为第四脑室,小脑与颞叶之间隔以**小脑幕**。**杏仁体**在**钩**的深面,居侧脑室下角的前方(图 1-4-7a,b)。

（八）经垂体的横断层

垂体位于断面中央,其前方可见视神经的末端和视交叉,紧贴视神经两侧的圆形断面为**颈内动脉**。视神经前方可见额叶断面,**嗅束沟**内侧的为**直回**,外侧为**眶回**。垂体两侧可见**海绵窦**的断面,其外侧为颞叶,仍可见侧脑室下角位于颞叶内,其前壁可见一灰质核团即杏仁体位于钩的深面。垂体前方为垂体柄,垂体后方为**鞍背**,脑桥位于鞍背后方,可见**基底动脉**行于基底动脉沟内,其两侧为颞骨岩部。小脑位于脑桥背侧,其内可见齿状核,第四脑室位于脑桥和小脑之间。**三叉神经根**附于脑桥基底部和小脑中脚之间,行向前外。小脑与颞叶之间隔以颞骨岩部和前方的小脑幕(图 1-4-8a,b)。

（九）经海绵窦和桥小脑角池的横断层

蝶鞍两侧为**海绵窦**,海绵窦的外侧为颞叶,二者之间隔以海绵窦外侧壁,颈内动脉穿行于海绵窦内,**眼神经**于海绵窦的外侧壁由后向前穿行。断面前部可见额叶的小断面,额叶前方可见横行的骨性腔隙即**额窦**,中间有骨板分隔。二者外侧为尖朝向后内的锥形眶腔,

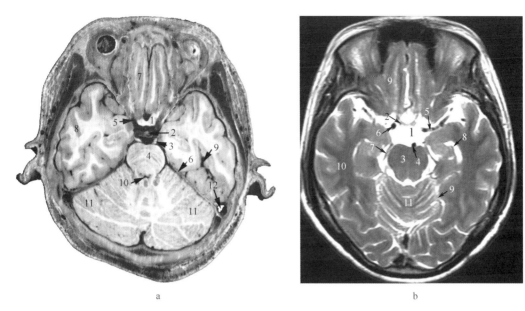

图 1-4-7 经鞍上池的横断层

a. 标本(1. 视神经和视交叉;2. 漏斗;3. 动眼神经;4. 脑桥;5. 颈内动脉末端;6. 小脑幕;7. 嗅束沟;8. 颞叶;9. 侧脑室下角;10. 第四脑室;11. 小脑半球;12. 乙状窦);b. MRI T$_1$WI(1. 鞍上池;2. 视交叉;3. 脑桥;4. 脑桥核;5. 大脑中动脉;6. 颈内动脉末端;7. 大脑后动脉;8. 侧脑室下角;9. 舌回和视辐射;10. 听辐射;11. 小脑蚓)

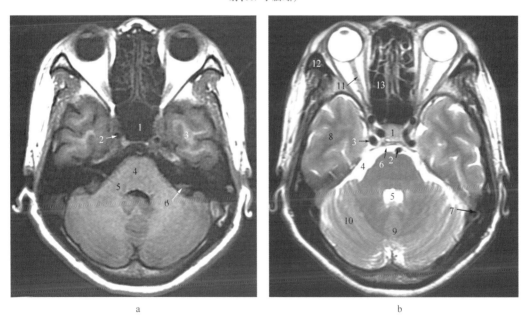

图 1-4-8 经垂体的横断层

a. MRI T$_1$WI(1. 垂体;2. 颈内静脉;3. 颞叶;4. 脑桥;5. 小脑中脚;6. 绒球);b. MRI T$_2$WI(1. 垂体;2. 基底动脉;3. 颈内动脉;4. 桥池;5. 第四脑室;6. 小脑上动脉;7. 乙状窦;8. 颞叶;9. 小脑蚓;10. 小脑半球;11. 视神经;12. 颧骨;13. 筛骨迷路)

眶尖处连**视神经管**,可见视神经的断面。脑桥位于鞍背后方,可见基底动脉行于基底动脉沟内,其两侧为颞骨岩部。脑桥、小脑和颞骨岩部之间为**桥小脑角池**,其内可见**面神经和前**

庭蜗神经进入内耳门。小脑位于脑桥背侧近似哑铃形,中线两侧的结构为**小脑扁桃体**。小脑与颞骨岩部之间可见**乙状窦**(图 1-4-9)。

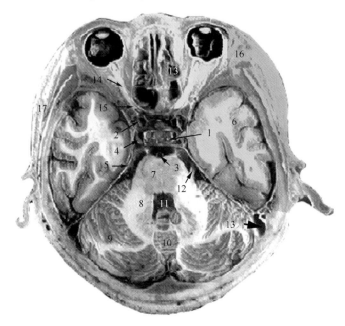

图 1-4-9　经海绵窦和桥小脑角池的横断层标本

1. 鞍背;2. 颈内动脉;3. 基底动脉;4. 眼神经;5. 小脑幕;6. 颞叶;7. 脑桥;8. 小脑中脚;9. 小脑半球;10. 小脑蚓;11. 第四脑室;12. 三叉神经根;13. 乙状窦;14. 视神经;15. 视神经管;16. 颧骨;17. 颞筋膜和颞肌

(十)经颈动脉管和下颌头的横断层

蝶骨体占据断面的中心部位,内部可见蝶窦的断面,中间有矢状位的骨板分隔。前部正中为前后走行的鼻中隔,鼻中隔两侧为大小不等、形态各异呈蜂窝状的筛窦。鼻腔两侧可见左、右对称的圆形眼球断面位于锥形眶腔内,眼球后部正中的条索状断面为视神经,向眶尖走行,眶内侧壁为菲薄的筛骨迷路的眶板。眶外侧壁由颧骨和蝶骨大翼构成,眶尖处为**视神经管**,紧贴眶的内、外侧壁可见呈"V"字形的内、外直肌断面,眶腔内可见眶脂体。蝶窦两侧依次可见颞叶、颞骨鳞部和颞肌的断面。蝶窦后壁为枕骨基底部,两侧与颞骨岩部相连,岩部内可见由前内至后外的**颈动脉管**和管内的颈内动脉,颈动脉管的后外侧为中耳鼓室,隔鼓膜和外耳道相邻。鼓室和外耳道的前方为**下颌头**以及下颌窝和关节结节共同构成的**颞下颌关节**。岩部后外侧的乳突部骨内可见**乳突小房**。颅后窝内有近似圆形的延髓断面及其前方的**椎动脉**,延髓的后外侧为小脑的断面,两侧小脑的外侧可见乙状窦的断面,其前端与**颈静脉窝**相连(图 1-4-10a,b)。

(十一)经颞下颌关节的横断层

此断层前部正中可见条纹状的鼻中隔,两侧为大小不等、形态各异的筛窦。筛窦两侧为眶腔的断面,前方为圆形的眼球,眼球内侧可见内直肌的断面。筛窦后方可见蝶窦和蝶骨大翼的断面,蝶骨大翼上可见卵圆孔和棘孔,分别有下颌神经和脑膜中动脉通过,外侧可见咀嚼肌的断面。蝶窦后方为枕骨基底部和枕骨大孔,孔内可见圆形的延髓和后外侧的小脑扁桃体。枕

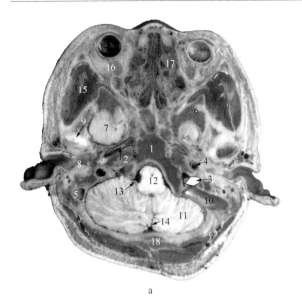
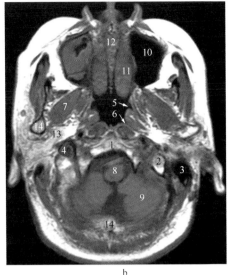

a   b

图 1-4-10 经颈动脉管的横断层

a. 标本(1. 枕骨基底部;2. 颈动脉管和颈内动脉;3. 颈静脉孔;4. 颈动脉管外口;5. 乙状窦;6. 蝶骨大翼;7. 颞叶;8. 外耳道;9. 下颌头 10. 乙状窦沟;11. 小脑半球;12. 延髓;13. 舌咽神经;14. 小脑溪;15. 颞肌;16. 眶尖和眼球外肌;17. 筛骨迷路;18. 枕内嵴);b. MRI T$_1$WI(1. 枕骨基底部;2. 颈静脉孔;3. 乳突小房;4. 颈内静脉;5. 咽鼓管咽口;6. 咽隐窝;7. 翼外肌;8. 延髓;9. 小脑半球;10. 上颌窦;11. 下鼻甲;12. 鼻中隔;13. 颈动脉管和颈内动脉;14. 枕内嵴)

骨基底部两侧可见位于后方的颈静脉孔内的颈内静脉和该静脉前方颈动脉管外口内的颈内动脉。颈内动脉和颈内静脉的前外侧可见颞下颌关节的断面(图 1-4-11a,b)。

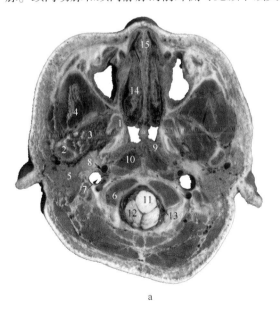
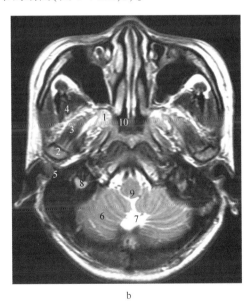

a   b

图 1-4-11 经下颌头的横断层

a. 标本(1. 翼突外侧板;2. 下颌头;3. 翼外肌;4. 颞肌;5. 腮腺;6. 枕骨枕髁;7. 颈静脉孔;8. 颈内动脉;9. 咽隐窝;10. 头长肌和颈长肌;11. 延髓;12. 小脑扁桃体;13. 椎动脉;14. 下鼻甲;15. 鼻中隔);b. MRI T$_2$WI(1. 翼突外侧板;2. 下颌头;3. 翼外肌;4. 颞肌;5. 外耳道;6. 小脑半球;7. 小脑延髓池;8. 颈静脉孔;9. 延髓;10. 咽隐窝)

二、矢状断层解剖

颅脑从正中,到旁正中,到经海马和眼球矢状位,共4个层面。

(一) 颅脑的正中矢状断层

胼胝体居间脑的上方,其上方的**胼胝体沟**内有**大脑前动脉**的主干走行。胼胝体的嘴、膝、干与穹隆之间为**透明隔**,胼胝体压部的后方,左、右侧**大脑内静脉**合成**大脑大静脉**,大脑大静脉向后注入**直窦**。胼胝体嘴的后下方为**前连合**和**终板**,它们构成第三脑室前壁;缰连合、松果体和后连合组成第三脑室的后壁;上壁被脉络丛和丘脑髓纹所覆盖;下壁自前向后为视交叉、漏斗、灰结节和乳头体;丘脑间粘合连结于两侧壁间。下丘脑沟将第三脑室分为上、下两部分,沟的前端借室间孔通侧脑室,后端经**中脑水管**通第四脑室。脑干的腹侧自上而下可见交叉池、脚间池、桥池、延池。原裂清晰地将小脑分隔成前叶和后叶,小脑扁桃体的下方为**小脑延髓池**。小脑幕分隔了上方的端脑枕叶和下方的小脑和脑干。**大脑镰**的前端附着于鸡冠,向后逐渐增宽连于小脑幕的中央部,其上、下缘的空腔分别为**上矢状窦**和**下矢状窦**,上矢状窦直通窦汇,下矢状窦汇入直窦。**斜坡**下缘为枕骨大孔前缘,是颅腔和椎管的分界。与胼胝体沟平行的是**扣带沟**,它起自胼胝体嘴的下方,大部分人不连贯,由前向后走行发出**中央旁沟**和**缘支**。扣带沟与胼胝体沟之间为**扣带回**。中央沟恰位于扣带沟缘支的前方,由此确定中央旁小叶的前、后部和额、顶叶的分界。**距状沟**几乎与小脑幕平行走向,分隔了**楔叶**和**舌回**。在室间孔的前方,穹隆柱向后上延续成穹隆体(图 1-4-12a,b)。

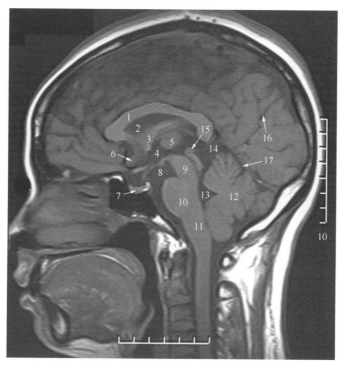

a

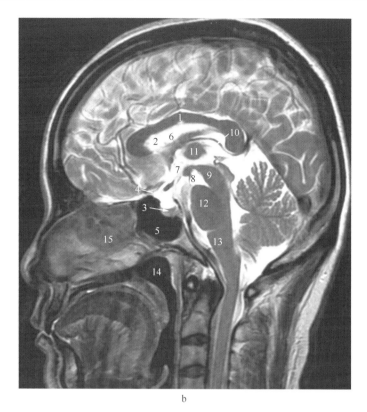

b

图 1-4-12 颅脑正中矢状断层

a. MRI T₁WI(1. 胼胝体;2. 透明隔;3. 穹隆;4. 第三脑室;5. 背侧丘脑;6. 终板;7. 垂体;8. 脚间池;9. 中脑;10. 脑桥;11. 延髓;12. 小脑;13. 第四脑室;14. 大脑大静脉池;15. 松果体;16. 顶枕沟;17. 小脑幕);b. MRI T₂WI(1. 胼胝体;2. 透明隔;3. 垂体;4. 视交叉;5. 蝶窦;6. 穹隆;7. 灰结节;8. 乳头体;9. 中脑;10. 大脑内静脉;11. 背侧丘脑;12. 脑桥;13. 延髓;14. 软腭;15. 鼻中隔)

（二）颅脑的旁正中矢状断层

扣带沟仍清晰可见,**扣带沟缘支**的前方为中央旁小叶。顶枕沟和距状沟亦可辨认,两沟之间为楔叶,顶枕沟的前方为**楔前叶**,距状沟的下方为舌回。胼胝体的下方侧脑室的大部分已经出现,其弯曲和胼胝体一致。

尾状核、苍白球与背侧丘脑之间的白质是**内囊膝**,向前突入尾状核头和苍白球之间的白质为**内囊前肢**,背侧丘脑外侧的纤维为**内囊后肢**。内囊纤维向下集中形成**大脑脚底**,位于黑质腹侧,经脑桥基底部续于延髓的锥体。小脑幕前缘为**小脑幕切迹**,后缘续于横窦。小脑幕的上方邻大脑枕叶。小脑幕下方,右侧的小脑中脚连于脑桥和小脑之间,小脑白质内埋藏着齿状核。大脑脚外侧隔环池与钩相邻,小脑幕切迹疝时,钩即由此处疝入颅后窝。迂曲走行的颈内动脉(海绵窦段)穿行于海绵窦内,位于钩的前下方。右侧额窦和筛窦的前、中群呈漏斗状开口于中鼻道。3个鼻甲的残缘和其下方的3个鼻道仍清晰可辨(图 1-4-13)。

（三）经侧脑室下角和海马的矢状断层

侧脑室下角位于颞叶内,由前下斜上后上。**海马**位于侧脑室下角的底壁。大脑半球内

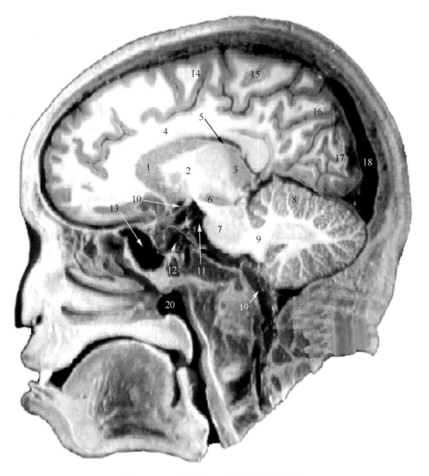

图 1-4-13　颅脑旁正中矢状断层标本

1. 尾状核；2. 内囊膝；3. 背侧丘脑；4. 胼胝体干；5. 穹隆；6. 黑质；7. 脑桥；8. 小脑半球；9. 小脑中脚；10. 视神经；
11. 大脑后动脉；12. 颈内动脉；13. 蝶窦；14. 中央前回；15. 中央后回；16. 楔前叶；17. 楔叶；18. 上矢状窦；19. 椎动脉；20. 鼻咽部

出现大片髓质，皮质相对较少，大脑沟与大脑回主要位于半球周缘。中央沟位于半球上缘中份稍偏后，沟内可见壁间回，有与之伴行的中央前、后沟。顶枕沟仍存在是顶叶和枕叶的分界标志。壳后方的白质是内囊后肢，有**听辐射**经过。侧脑室下角下方的横沟为侧副沟，沟的下方是枕颞内侧回。大脑外侧裂分开额叶和颞叶，裂内有大脑中动脉的分支。颞极深面的白质内有一圆形灰质团块即**杏仁体**，它向后连尾状核尾。小脑上方隔小脑幕与枕叶相邻，后上方为**横窦**，前下方为**乙状窦**（图 1-4-14）。

（四）经外侧裂和中央沟的矢状断层

此断面可见**外侧裂**正对蝶骨小翼斜向后上方，外侧裂后上方的脑回为**缘上回**，缘上回前上方依次可见中央后沟、中央后回、中央沟、中央前回、中央前沟、额中回和额下回。中央沟内可见壁间回，有中央前、后沟与之伴行并且中央前回的髓突粗大，这有助于识别中央沟。颞叶出现颞上、下沟及**颞横回**，颞上、中、下回。围绕于颞上沟后方的为**角回**（图1-4-15a,b）。

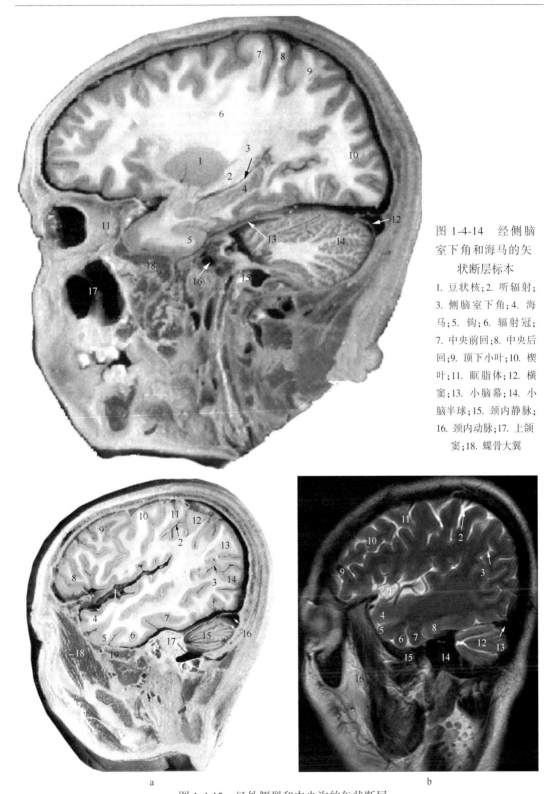

图 1-4-14 经侧脑室下角和海马的矢状断层标本

1. 豆状核；2. 听辐射；3. 侧脑室下角；4. 海马；5. 钩；6. 辐射冠；7. 中央前回；8. 中央后回；9. 顶下小叶；10. 楔叶；11. 眶脂体；12. 横窦；13. 小脑幕；14. 小脑半球；15. 颈内静脉；16. 颈内动脉；17. 上颌窦；18. 蝶骨大翼

a

b

图 1-4-15 经外侧裂和中央沟的矢状断层

a. 标本（1. 外侧裂；2. 中央后沟；3. 颞上沟；4. 颞上回；5. 颞中回；6. 颞下回；7. 枕颞内侧回；8. 额下回；9. 额中回；10. 中央前回；11. 中央后回；12. 缘上回；13. 角回；14. 枕叶；15. 小脑半球；16. 横窦；17. 乙状窦 18. 颞肌；19. 蝶骨大翼）；b. MRI T₁WI（1. 外侧裂；2. 中央沟；3. 缘上回；4. 颞上回；5. 颞中回；6. 颞下回；7. 枕颞外侧回；8. 枕颞内侧回；9. 额下沟；10. 额中回；11. 额中回后部；12. 小脑半球；13. 横窦；14. 颞骨岩部；15. 蝶骨大翼；16. 颞肌）

三、冠状断层解剖

选取 5 个主要断层,含窦口鼻道复合体、口腔腺、垂体。

(一)经额叶前极、眶腔、鼻腔和口腔的冠状断层

此断面上的颅腔由额骨围成,**大脑镰**上份包含**上矢状窦**,下端附着于筛板上的**鸡冠**。端脑额叶被切及,其内侧面为**额内侧回**,上外侧面由上而下排列着额上、中、下回,下面嗅束沟尚看不到,只可见眶回。额窦位于鸡冠的外侧,左、右大小对称。额窦的外下为眶腔和位于眶腔内的眼球和眼副器,眶内出现眼球后份,由巩膜、脉络膜、视网膜和玻璃体组成,眼球周围可见眼球外肌的断面,**眼上静脉**和**泪腺**则分别居眼球的内上方和外上方。眼球周围有眶脂体的充填(图 1-4-16a,b)。

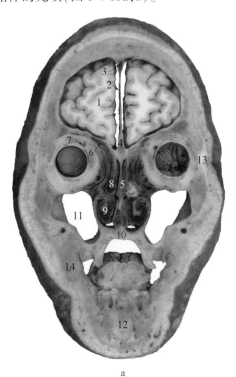
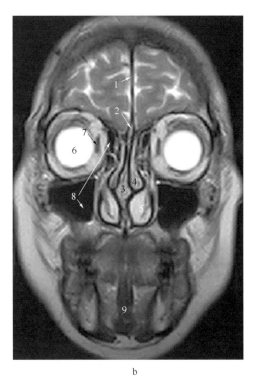

a   b

图 1-4-16 经额叶前极、眶腔、鼻腔和口腔的冠状断层

a. 标本(1. 额叶前极;2. 大脑镰;3. 上矢状窦;4. 鸡冠;5. 鼻中隔;6. 上斜肌;7. 眼上静脉;8. 中鼻甲;9. 下鼻甲;10. 硬腭;11. 上颌窦;12. 下颌骨下颌体;13. 颧骨;14. 颊肌);b. MRI T_2WI[1. 大脑镰;2. 鸡冠;3. 鼻中隔;4. 中鼻甲;5. 下鼻甲;6. 眼球(玻璃体);7. 内直肌;8. 筛骨迷路筛小房和上颌窦;9. 下颌体]

(二)经胼胝体膝、侧脑室前角、视神经管的冠状断层

胼胝体膝和**尾状核头**出现,两者之间为**侧脑室前角**。胼胝体膝上方为扣带回和额内侧回;下方为直回和眶回,两者借**嗅束沟**分开,嗅束沟下方为三角形的**嗅束**断面。端脑白质为半卵圆中心的前份,它向外上方发出 3 个髓突,分别进入额上回、额中回和额下回。外侧沟

分开上方的额叶和下方的颞叶,外侧沟内上为岛叶。

前床突被切及,其内侧为视神经管及其内的视神经,外下方为眶上裂,内可见**动眼神经**、**滑车神经**、**展神经**和**眼神经**的断面。

鼻咽部出现于断层中央,其上方可见蝶骨体和蝶窦的前份,鼻咽部的两侧可见**翼突**及翼突外下的**颞下窝**,窝内可见**翼内肌**、**翼外肌**,翼静脉丛,上颌动脉及其分支,下颌神经及其分支。颞肌位于颞窝内,咬肌则位于下颌角的外侧。口腔内的主要器官为舌,其外下方为位于**下颌下三角**内的**下颌下腺**及下颌下腺周围的面动、静脉和**下颌下淋巴结**等(图 1-4-17a,b)。

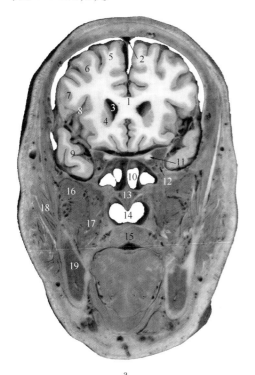
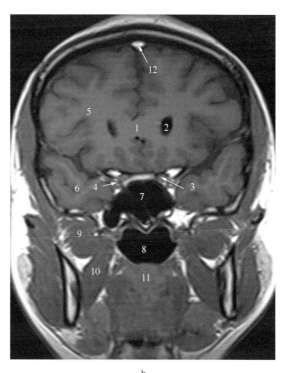

a   b

图 1-4-17 经胼胝体膝、侧脑室前角、视神经的冠状断层

a. 标本(1. 胼胝体膝;2. 上矢状窦;3. 侧脑室前角;4. 尾状核头;5. 额上回;6. 额中回;7. 额下回;8. 外侧裂和岛叶;9. 颞叶前极;10. 蝶窦;11. 视神经;12. 蝶骨大翼;13. 蝶骨体;14. 鼻咽部;15. 软腭;16. 翼外肌;17. 翼内肌;18. 颞肌;19. 下颌支);b. MRI T₁WI(1. 胼胝体膝;2. 侧脑室前角;3. 视神经;4. 眶尖和眼球外肌;5. 额下回;6. 颞叶前极;7. 蝶窦;8. 鼻咽部;9. 翼外肌;10. 翼内肌;11. 软腭;12. 上矢状窦)

(三)经视交叉和垂体的冠状断层

蝶鞍区在两侧颞叶之间,额叶的下方,垂体居其中心,视交叉在垂体上方,漏斗自视交叉后方伸出,向下续于垂体柄,后者穿过**鞍膈**的膈孔连于垂体。在 MRI 图像上,**视交叉**、**垂体柄**与**垂体**三者的影像相互连结而成"工"字形外观。垂体的两侧为海绵窦中段,颈内动脉的海绵窦段穿行其中,其外侧壁由上而下依次排列着动眼神经、滑车神经、眼神经和上颌神经,展神经则居颈内动脉和眼神经之间。左侧下颌神经从三叉神经节下方发出,正在穿经卵圆孔,进入颞下窝。

大脑半球外侧面借**外侧沟**分为上方的额叶和下方的颞叶。额叶自上而下表现为额上回、额中回和额下回,额中回已接近后部,为书写中枢;额下回为**岛盖部**,与额下回的**三角部**合称**Broca区**,为说话中枢。颞叶表现为颞上、中、下回和位于蝶鞍两侧的钩,钩周围的皮质又称内嗅区,为嗅觉皮质。胼胝体干出现,构成侧脑室的顶。透明隔连于胼胝体嘴、膝与干之间,胼胝体嘴的下方为**胼胝体下区**。胼胝体下回和终板旁回合称**隔区**。尾状核构成侧脑室的外下壁,其与壳之间为**内囊**前肢。**伏隔核**位于尾状核头的内下方,并与其相连,它是腹侧纹状体的一部分,与某些药物的成瘾有关(图1-4-18a,b)。

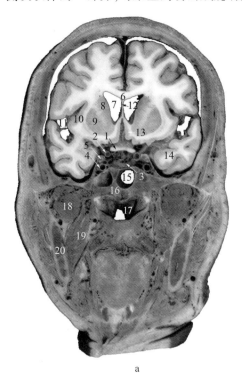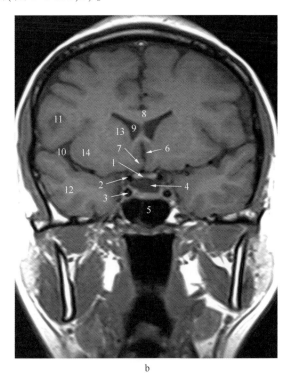

a   b

图 1-4-18 经视交叉和垂体的冠状断层

a. 标本(1. 视交叉;2. 颈内动脉交叉池段;3. 垂体;4. 颈内动脉海绵窦段;5. 动眼神经;6. 胼胝体干;7. 侧脑室前角;8. 尾状核头;9. 豆状核;10. 岛叶皮质和最外囊;11. 外侧裂;12. 透明隔;13. 胼胝体下区;14. 海马旁回;15. 蝶窦;16. 蝶骨体;17. 鼻咽部;18. 翼外肌;19. 翼内肌;20. 下颌支);b. MRI T₁WI(1. 视交叉;2. 颈内动脉交叉池段;3. 颈内动脉海绵窦段;4. 鞍上池;5. 蝶窦;6. 第三脑室;7. 嗅三角;8. 胼胝体干;9. 侧脑室前角;10. 外侧裂;11. 额下回;12. 颞中回;13. 尾状核头;14. 岛叶皮质)

(四)经锥体束的冠状断层

锥体束为从中央前回、中央旁小叶前部发出经内囊后肢和内囊膝部并经中脑的大脑脚和脑桥基底部下行的纤维束。大脑半球上外侧面借外侧裂分为上方的顶叶、下方的颞叶和内侧的岛叶。外侧裂的上方的脑实质内三个大的髓突分别突入**额上回**、**中央前回**和**中央后回**。该层面是识别**中央沟**的典型层面,亦是识别脑叶、脑沟、脑回的关键层面。颞叶的外侧面上有颞上回、颞中回和颞下回,颞上回的外侧沟面可见**颞横回**,为听觉中枢。颞叶的底面由外向内依次可见枕颞外侧回、枕颞沟、枕颞内侧回和**海马旁回**。侧脑室中央部居胼胝体干下方,借室间孔通连第三脑室,其外下壁可见尾状核体。侧脑室下角位于颞叶内,其上方可见听辐射投射至颞横回,其内下壁上的隆起为**海马**。豆状核由壳和苍白球组成,其外侧薄层的灰质为屏状核,它将豆状核与岛叶之间的白质分为外囊和最外囊。**红核**位于上丘平面居底丘脑核和黑质的内侧。小脑幕下外缘附着于颞骨岩部,上内侧缘游离,为**小脑幕切迹**,恰在中脑大脑脚两侧,其上方为海马旁回,小脑幕下方为颅后窝,内有脑桥(图 1-4-19a,b)。

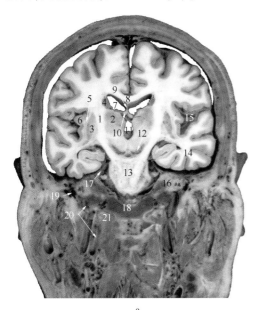 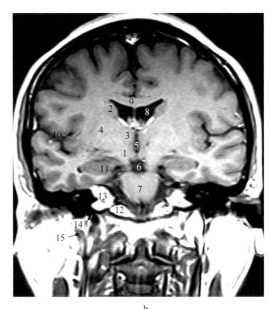

a b

图 1-4-19 经锥体束的冠状断层

a. 标本(1. 锥体束;2. 背侧丘脑;3. 豆状核;4. 尾状核体;5. 屏状核;6. 岛叶皮质;7. 侧脑室中央部;8. 胼胝体干;9. 透明隔;10. 穹窿;11. 第三脑室;12. 黑质;13. 脑桥基底部;14. 颞下回;15. 外侧裂;16. 颞骨岩部;17. 小脑幕;18. 枕骨基底部;19. 中耳鼓室;20. 颈内动脉;21. 寰椎侧块);b. MRI T₁WI(1. 锥体束;2. 尾状核体;3. 背侧丘脑;4. 豆状核;5. 第三脑室;6. 脚间窝和脚间池;7. 脑桥基底部;8. 侧脑室中央部;9. 胼胝体干;10. 外侧裂;11. 海马;12. 枕骨基底部;13. 颞骨岩部;14. 颈内动脉;15. 颈内静脉)

(五)经胼胝体压部的冠状断层

　　胼胝体压部大致位居断面中央,于胼胝体压部两侧可见大致呈三角形的**侧脑室三角区**,**视辐射**出现于侧脑室三角区外侧,它将胼胝体压部的纤维分为上、下两部分,上部的纤维掠过视辐射外上方,联系枕颞两叶的上外侧部;下部的纤维在侧脑室三角区外侧壁和视辐射之间形成白质薄板,称为毯。外侧沟已续为后支,其与中央沟之间为顶叶,表现为中央后回、一部分顶下小叶和缘上回。中央沟与大脑纵裂之间为中央前回上部,其内侧面为**中央旁小叶**前部。外侧沟下方为颞叶,颞上、中、下回,自上而下依次排列。距状沟前部出现,其与胼胝体沟之间可见扣带回峡。在颞叶底面由内侧至外侧依次可见海马旁回、侧副沟、枕颞内侧回、枕颞沟和枕颞外侧回。小脑幕下方为颅后窝,被小脑所占据(图 1-4-20a,b)。

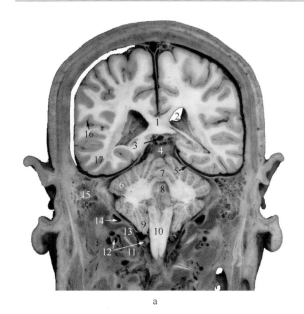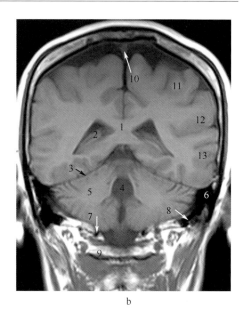

a   b

图 1-4-20 经胼胝体压部的冠状断层

a. 标本(1. 胼胝体压部;2. 侧脑室三角区;3. 大脑大静脉;4. 四叠体;5. 小脑幕;6. 小脑半球;7. 小脑蚓;8. 第四脑室;9. 小脑扁桃体;10. 延髓;11. 寰椎侧块;12. 椎动脉;13. 枕骨基底部;14. 乙状窦;15. 乳突小房;16. 外侧裂;17. 颞中回);b. MRI T₁WI(1. 胼胝体压部;2. 侧脑室三角区;3. 小脑幕;4. 第四脑室;5. 小脑半球;6. 乳突小房;7. 椎动脉;8. 乙状窦;9. 寰椎侧块;10. 大脑镰;11. 中央后回;12. 顶下小叶;13. 颞中回)

(赵振美 孙善全)

思 考 题

一、名词解释

1. 脑池   2. 小脑脑桥三角   3. 鞍上池   4. 外侧豆纹动脉   5. 大脑大静脉   6. 颞下窝   7. 劳氏位

8. Willis 环   9. 颈内动脉分叉部

二、问答题

1. 基底动脉环和鞍上池的关系?

2. 垂体的毗邻? 垂体瘤可能压迫或侵犯的结构及相关临床表现?

3. 椎动脉的主要分支? 各支供血的主要范围?

4. 在哪些层面上可观察到间脑的结构?

5. 颅底骨折,为何不需要做 X 线及 CT 检查?

6. 在轴位断层上观察 12 对脑神经,分别在什么层面的什么位置观察?

第二章 颈 部

第一节 基 础 解 剖

一、境界与分区

颈部位于头、胸部与上肢之间。前面正中有呼吸道和消化管的颈段;两侧有纵行排列的大血管和神经等;颈根部有胸膜顶、肺尖及连接上肢的血管神经束。

颈部上方以下颌骨下缘、下颌角、乳突尖、上项线和枕外隆凸的连线与头部分界;下方以胸骨颈静脉切迹、胸锁关节、锁骨上缘和肩峰至第7颈椎棘突的连线与胸部和上肢为界。颈部分为固有颈部和项部。两侧斜方肌前缘之间和脊柱颈部前方的部分为固有颈部,即通常所指的颈部;两侧斜方肌前缘与脊柱后方之间的部分为项部。固有颈部又以胸锁乳突肌前、后缘为界,分为颈前区、胸锁乳突肌区和颈外侧区。

颈部后方的支持性结构为脊柱颈段,其前方有纵行的呼吸道颈段、消化道颈段,两侧有纵行的大血管和神经。颈根部有胸膜顶、肺尖及斜行于颈部和上肢之间的大血管和神经。颈部各结构之间填充有结缔组织,形成若干颈筋膜和筋膜间隙。

二、重要体表标志

1. 舌骨 hyoid bone 位于颏隆凸的下后方,适对第3、4颈椎椎间盘平面。

2. 甲状软骨 thyroid cartilage 上缘约平对第4颈椎,颈总动脉在此处分为颈内动脉和颈外动脉。

3. 环状软骨 cricoid cartilage 环状软骨弓两侧平对第6颈椎横突,是喉与气管、咽与食管的分界标志;也可作为计数气管环和甲状腺触诊的标志。

4. 胸锁乳突肌 sternocleidomastoid 位置表浅,是颈部分区的重要标志。

5. 胸骨上窝 suprasternal fossa 位于颈静脉切迹上方的凹陷处,是触诊气管的部位。

6. 锁骨上大窝 greater supraclavicular fossa 是锁骨中1/3上方的凹陷,窝底可扪到锁骨下动脉的搏动、臂丛和第1肋。

三、颈筋膜及筋膜间隙

颈筋膜分层形成筋膜鞘或囊包裹颈部诸结构,各结构之间有疏松结缔组织填充形成筋膜间隙。

(一)颈筋膜

颈部的筋膜可分为颈浅筋膜和颈深筋膜,**颈筋膜**cervical fascia 即颈深筋膜,位于浅筋膜和颈阔肌的深面,围绕颈、项部肌和器官,并在血管和神经周围形成筋膜鞘及筋膜间隙。颈筋膜可分为浅、中、深三层(图 2-1-1)。

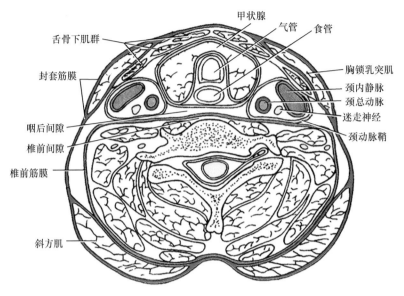

图 2-1-1 颈筋膜

1. 颈筋膜浅层 又名**封套筋膜**,围绕整个颈部,包绕斜方肌和胸锁乳突肌并形成两肌的鞘;向上附于颈部上界骨面;向下附于颈、胸交界处骨面;向后附于项韧带及第 7 颈椎棘突。颈筋膜浅层在下颌下三角和腮腺区分别包绕下颌下腺和腮腺,形成腮腺的筋膜鞘;在颈静脉切迹和锁骨上方形成胸骨上间隙和锁骨上间隙。

2. 颈筋膜中层 即气管前层,又称**气管前筋膜**或**内脏筋膜**,位于舌骨下肌群深面,包裹着咽、食管、喉、气管颈部、甲状腺、颈总动脉、颈内动脉、颈内静脉、迷走神经等。上方附于舌骨,下方续于纤维心包。

3. 颈筋膜深层 即椎前层,又称**椎前筋膜**。此层位于颈深肌群前面,上起自颅底,下续前纵韧带及胸内筋膜,两侧覆盖颈交感干、膈神经、臂丛及锁骨下动脉、锁骨下静脉等结构,向下外方包绕锁骨下血管及臂丛形成**腋鞘**。

4. 颈动脉鞘 颈动脉鞘carotid sheath 是颈筋膜包绕颈部大血管和迷走神经周围形成的筋膜鞘。鞘内有颈总动脉、颈内动脉、颈内静脉和迷走神经等。

(二) 筋膜间隙

1. 气管前间隙 pretracheal space 位于气管前筋膜与气管颈部之间,内有淋巴结和淋巴管,下份有甲状腺下静脉、甲状腺奇静脉丛、甲状腺最下动脉、头臂干及左头臂静脉等。此间隙感染、出血或气肿时可蔓延至上纵隔。

2. 咽后间隙 retropharyngeal space 位于椎前筋膜与颊咽筋膜之间;其位于咽壁侧方的部分称为咽旁间隙,内有淋巴结及疏松结缔组织。

3. 椎前间隙 prevertebral space 位于脊柱颈部、颈深肌群与椎前筋膜之间。颈椎结核脓肿多积于此间隙,并可经腋鞘扩散至腋窝,溃破后经咽后间隙向下蔓延至后纵隔。

4. 颈动脉鞘间隙 carotid sheath space 颈深筋膜中层包绕颈总动脉(或颈内动脉)、颈内静脉和迷走神经形成的血管神经间隙,上起自颅底,下至前纵隔,此间隙积脓或积血可向下蔓延至前纵隔(图 2-1-2)。

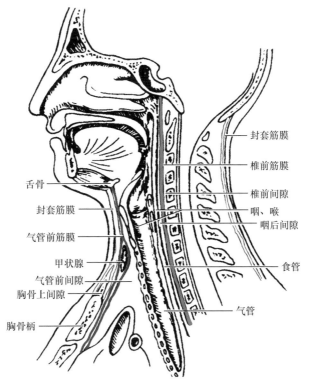

封套筋膜
椎前筋膜
椎前间隙
咽、喉
咽后间隙
食管
气管

舌骨
封套筋膜
气管前筋膜
甲状腺
气管前间隙
胸骨上间隙
胸骨柄

图 2-1-2　颈部间隙

四、咽及食管颈段

(一) 咽

咽pharynx 是上宽下窄、前后略扁的漏斗形肌性管道,长约 12cm,上方起自颅底,向下于第 6 颈椎下缘(平环状软骨下缘)平面与食管相续。咽有前壁、后壁和侧壁。前壁不完整,自上而下分别与鼻腔、口腔和喉腔相通。以腭帆游离缘和会厌上缘为界,可将咽腔分为鼻咽、口咽和喉咽三部分。

1. 鼻咽　鼻咽位于鼻腔后方,上达颅底,下至腭帆游离缘平面续口咽。在下鼻甲后方约 1cm 处,鼻咽部两侧壁上有**咽鼓管咽口**pharyngeal opening of auditory tube。围绕该口前、上、后方的弧形隆起称**咽鼓管圆枕**tubal torus,是寻找咽鼓管咽口的标志。咽鼓管圆枕后方与咽后壁之间的纵行深窝称**咽隐窝**pharyngeal recess,平对下鼻甲后端,为鼻咽癌的好发部位。

2. 口咽　口咽位于腭帆游离缘与会厌上缘平面之间,向前经咽峡与口腔相通,上通鼻咽,下通喉咽。口咽的前壁主要由舌根后部构成,舌根后份正中与会厌之间有一呈矢状位的黏膜皱襞称舌会厌正中襞。该襞两侧的深窝称会厌谷 epiglottic vallecula,异物容易停留此处。口咽侧壁在腭舌弓与腭咽弓之间有扁桃体窝,其内容纳腭扁桃体。

3. 喉咽　喉咽是咽的最下部,为喉腔较狭窄部分。上起自会厌上缘平面,下至第 6 颈椎体下缘平面与食管相续。喉咽部的前壁上份经喉口与喉腔相通。在喉口的两侧各有一深窝称**梨状隐窝**piriform recess,为异物容易滞留之处。

(二) 食管颈部

食管颈部长约5cm,上端前平环状软骨,后平第6颈椎椎体下缘平面与咽相接,下端平颈静脉切迹与第1胸椎体上缘平面移行为食管胸部。前方借结缔组织与气管后壁相贴,且稍偏向左侧,故食管颈部手术多选左侧入路。两侧邻甲状腺侧叶、颈动脉鞘及其内容物,后方有颈长肌和脊柱;后外侧隔椎前筋膜与颈交感干相邻。

五、喉及气管颈段

(一) 喉

喉larynx 以软骨为支架,凭借关节、韧带和弹性纤维膜连接在一起,并配布有喉肌。

喉位于颈前中正部,借喉口与喉咽后部相通,上界为会厌上缘,下界达环状软骨下缘(平第6颈椎下缘)与气管相接。成年人的喉位于第3~6颈椎之间。女性的喉略高于男性,小儿的喉高于成人。喉的前方为皮肤、颈筋膜、舌骨下肌群,后与咽相邻,两侧有颈部血管、神经和甲状腺侧叶等结构。喉上方借韧带连于舌骨,下方借肌肉与胸骨相连,故当吞咽或发声时,喉可上下移动,也可随头转动向两侧移动。

喉腔laryngeal cavity 是由喉壁(喉软骨、韧带及纤维膜、喉肌、喉黏膜等构成)围成的管腔。上起自喉口,与喉咽相通;下平环状软骨下缘与气管相续。

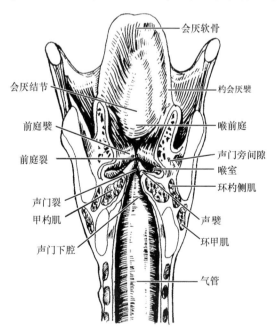

图 2-1-3　喉腔冠状断面

1. 喉口 aditus larynges　即喉腔的上口,由会厌上缘、杓会厌襞和杓间切迹围成。杓会厌襞外侧的凹陷为梨状隐窝。喉腔的侧壁上、下各有一对突入腔内的黏膜皱襞,即上方的**前庭襞**vestibular fold 和下方的**声襞**vocal fold。前庭襞是连于甲状软骨前角与杓状软骨声带突上部的黏膜皱襞。两侧前庭襞之间的裂隙称**前庭裂**rima vestibuli。声襞张于甲状软骨前角后面与杓状软骨声带突之间,较前庭襞更突向喉腔。两侧声襞及杓状软骨基底部之间的裂隙称**声门裂**fissure of glottis,为喉腔最狭窄处(图 2-1-3)。

2. 喉前庭 laryngeal vestibule　位于喉口与前庭襞之间,上宽下窄呈漏斗状。

3. 喉中间腔 intermedial cavity of larynx　位于声襞与前庭襞之间,两侧经前庭襞和声襞之间向外延伸至**喉室**ventricle of larynx。喉室顶部前端向外上形成一小憩室,为喉室小囊,可分泌黏液,润滑声带。喉室小囊大小因人而异,向上可高达甲状软骨上缘,少数甚至突出到甲状舌骨膜附近。若喉内压力增高或囊口发生阻塞则可形成喉囊肿。

4. 声门下腔 infraglottic cavity 为声襞至环状软骨下缘之间的部分。此区黏膜下组织疏松,炎症时易发生喉水肿,尤以婴幼儿更易发生急性喉水肿而致喉梗塞。

（二）气管颈部

气管颈部包括6~8个气管软骨。上方平第6颈椎下缘接环状软骨,下方前面平胸骨颈静脉切迹,后面平第7颈椎下缘移行为气管胸部。成人气管颈部长约6.5cm,横径1.5~2.5cm。当仰头或低头时,气管可上、下移动1.5cm。气管颈部的上份位置较浅,下份位置较深。头转向一侧时,气管亦转向同侧,而食管却移向对侧。常规施行气管切开术时,头应严格保持正中位,并尽量后仰,使气管接近体表,以利于手术进行。

气管颈部的毗邻:前方由浅入深依次为皮肤、浅筋膜、颈筋膜浅层、胸骨上间隙及颈静脉弓、舌骨下肌群及气管前筋膜,第2~4气管软骨前方有甲状腺峡,峡的下方有甲状腺下静脉、甲状腺奇静脉丛和可能存在的甲状腺最下动脉。气管后方为食管,两侧为甲状腺侧叶,二者之间的气管食管旁沟内有喉返神经,其后外侧为颈动脉鞘和颈交感干等。气管切开时应熟悉上述结构。在体表,上为环状软骨,两侧为胸锁乳突肌前缘,尖朝向颈静脉切迹的三角,为气管切开的安全三角。幼儿因其胸腺和头臂静脉位于气管颈部下端前面,故在幼儿进行气管切开时应注意这一特点。

气管颈部由甲状腺下动脉的分支分布;静脉入甲状腺下静脉;神经为喉返神经的分支分布;淋巴汇入气管旁淋巴结。

六、甲状腺及甲状旁腺

1. 甲状腺 thyroid gland 腺体呈"H"形,分为左、右侧叶和峡部。

两侧叶位于喉下部和气管上部的前外侧,上极平甲状软骨中点、下极至第6气管软骨环。峡部位于第2~4气管软骨前方。

甲状腺前面由浅入深依次为皮肤、浅筋膜、颈筋膜浅层、舌骨下肌群和气管前筋膜。侧叶的后内侧与喉和气管、咽和食管以及喉返神经等相邻;侧叶的后外侧与颈动脉鞘及鞘内的颈总动脉、颈内静脉和迷走神经,以及位于椎前筋膜深面的颈交感干相邻。

甲状腺有真假被膜。甲状腺自身的外膜称真被膜,即纤维囊。气管前筋膜包绕甲状腺形成腺鞘,又称假被膜。腺鞘与纤维囊之间为囊鞘间隙,内有疏松结缔组织、血管、神经及甲状旁腺。假被膜在甲状腺侧叶内侧和峡部后面增厚并与甲状软骨、环状软骨及气管软骨环的软骨膜愈着,形成甲状腺悬韧带,将甲状腺固定于喉和气管上。因此吞咽时甲状腺可随喉上、下移动,为判断是否甲状腺肿大的依据之一。

甲状腺的血供极为丰富。分布于甲状腺的动脉主要有成对的甲状腺上、下动脉和不成对的甲状腺最下动脉。甲状腺上动脉伴喉上神经外支行向前下方,在距侧叶上极约1cm处,动脉与外支分开。其分支喉上动脉与喉上神经内支伴行,穿甲状舌骨膜分布于喉内。喉返神经多在甲状腺侧叶下极的后方与甲状腺下动脉有复杂的交叉关系。甲状腺最下动脉沿气管前方上升,达甲状腺峡,其出现率约为10%。

甲状腺的静脉变异较大,起自甲状腺浅面和气管前面的静脉丛,汇合成甲状腺上、中、下3对静脉。甲状腺上静脉与同名动脉伴行,汇入颈内静脉。甲状腺中静脉汇入颈内静脉,该静脉管径较粗,管壁较薄,多为 1 支。甲状腺下静脉经气管前下行,汇入头臂静脉。两侧甲状腺下静脉在气管前与峡部的属支吻合成甲状腺奇静脉丛。

2. 甲状旁腺 parathyroid gland　为两对扁圆形小体,直径 0.6~0.8cm,呈棕黄或淡红色,表面光滑。甲状旁腺数目一般为四个,即上下各一对,位于甲状腺侧叶后面的真、假被膜之间,有的位于甲状腺实质内或假被膜之外的气管周围结缔组织中。上甲状旁腺多位于甲状腺侧叶上、中交界处的后方,下甲状旁腺多位于侧叶下 1/3 后方。

七、淋　巴　结

颈部淋巴结较多,主要沿浅静脉和深部血管、神经排列;癌肿转移时,常易受累。颈部淋巴结除收纳头、颈部的淋巴外,还收集胸部及上肢的部分淋巴。1991 年美国耳鼻咽喉头颈外科基金学院将颈部淋巴结分为六区(Ⅰ~Ⅵ),2002 年美国癌症联合委员会补充了Ⅶ区淋巴结(上纵隔淋巴结)。

（一）Ⅰ区淋巴结

颏下及颌下区淋巴结,分为颏下淋巴结(ⅠA 区)、颌下淋巴结(ⅠB 区)。颏下淋巴结位于两侧二腹肌前腹和舌骨体围成的颏下三角内;颌下淋巴结位于下颌体下缘、同侧二腹肌前后腹围成的下颌下三角内。

（二）Ⅱ区淋巴结

颈内静脉淋巴结上组,位于颅底至舌骨水平,前界为胸骨舌骨肌侧缘,后界为胸锁乳突肌后缘,为该肌所覆盖,上界为颅底,下界为舌骨水平或颈总动脉分叉水平。Ⅱ区内有副神经穿过,以副神经为界将Ⅱ区分为两个亚区——ⅡA 和ⅡB 区,副神经前下方为ⅡA 区,后上方为ⅡB 区。

（三）Ⅲ区淋巴结

颈内静脉淋巴结中组,位于舌骨水平至环甲膜水平。前后界与Ⅱ区同,上界为Ⅱ区的下界,下界为环甲膜水平或肩胛舌骨肌与颈内静脉交叉处。

（四）Ⅳ区淋巴结

颈内静脉淋巴结下组,位于从环甲膜水平到锁骨上水平。前后界与Ⅱ区同,上界为Ⅲ区的下界,下界为锁骨上水平。位于胸锁乳突肌胸骨头下方的淋巴结称为ⅣA 区,而胸锁乳突肌锁骨头下方的淋巴结称为ⅣB 区。

（五）Ⅴ区淋巴结

为副神经链淋巴结,包括锁骨上淋巴结,位于颈后三角内。前界为胸锁乳突肌后缘,后界为斜方肌前缘,下界为锁骨。一般将沿副神经走行的淋巴结称为ⅤA 区,沿颈横动脉走行的淋巴结称为ⅤB 区,而解剖上这两个亚区以肩胛舌骨肌下腹为界,后上方的为ⅤA 区,前下方的为ⅤB 区。

（六）Ⅵ区淋巴结

为内脏周围淋巴结，或称前区，包括环甲膜淋巴结、气管周围淋巴结、甲状腺周围淋巴结。两侧界为颈总动脉，上界为舌骨，下界为胸骨上窝。

（七）Ⅶ区淋巴结

称上纵隔淋巴结，两侧界为颈总动脉，上界为胸骨上窝，下界为主动脉弓水平。

（万　炜　陈　熙）

第二节　血管解剖及影像

一、动　　脉

（一）颈总动脉

颈总动脉 common carotid artery 是头颈部的主要动脉干。左侧发自主动脉弓，右侧起于头臂干。两侧颈总动脉均经胸锁关节后方，沿食管、气管和喉的外侧上行，位于颈内静脉内侧，至甲状软骨上缘高度分为颈内动脉和颈外动脉两大终支（图2-2-1）。

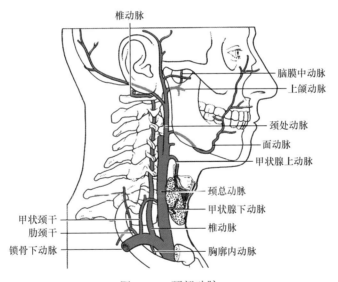

图 2-2-1　颈部动脉

颈、面部动脉血管造影，常用于颈、面部血管性疾病及颈面部各种肿瘤的诊断。可行主动脉弓造影直接显影，也可于肺动脉造影间接显影。颈总动脉是颈、面部血管显影必经的大血管。血管造影时将摄像头导管经股动脉分别插入左、右颈总动脉，注入对比剂可清晰显示主动脉弓、头臂干、颈内动脉及颈外动脉等解剖结构。

1. 颈外动脉 external carotid artery　平甲状软骨上缘自颈总动脉发出，起始处位于颈内动脉前内侧，后经其前方转至外侧，上行穿腮腺至下颌颈处分为颞浅动脉和上颌动脉两个终支。在颈动脉三角内,颈外动脉依次向前发出:甲状腺上动脉、舌动脉和面动脉,向后发出枕动脉,从颈外动脉起始处的内侧发出咽升动脉。头面部大出血或口腔颌面部大手术时,为了防止出血过多,常选择在甲状腺上动脉与舌动脉之间行颈外动脉结扎术。

2. 颈内动脉 internal carotid artery 自颈总动脉发出后,自颈外动脉的后外方行至其后方,经二腹肌后腹深面至下颌后窝,经颈动脉管入颅中窝。主要分布于视器和脑。颈内动脉在颈部无分支。

3. 锁骨下动脉 subclavian artery 左侧发自主动脉弓,右侧起于头臂干。两者绕过胸膜顶的前上方外行,经斜角肌间隙至第1肋外缘移行为腋动脉。前斜角肌将其分为3段:第一段位于前斜角肌内侧,胸膜顶前方,第二段在前斜角肌后方,第三段位于前斜角肌外侧至第1肋的外侧缘。锁骨下动脉的主要分支有:椎动脉、胸廓内动脉、甲状颈干、肋颈干。

（二）椎动脉

椎动脉vertebral artery 在前斜角肌内侧起于锁骨下动脉,向上穿第6~1颈椎横突孔,经枕骨大孔入颅腔,分支分布于脊髓上段、脑干、小脑和大脑枕叶及颞叶一部分。

二、静　脉

1. 颈外静脉 由下颌后静脉后支与耳后静脉和枕静脉在下颌角处汇合而成,沿胸锁乳突肌表面下行,在锁骨上缘中点上方穿深筋膜,注入锁骨下静脉或静脉角。颈外静脉末端虽有一对瓣膜,但不能防止血液逆流。正常人站位或坐位时,颈外静脉常不显露。当心脏疾病或上腔静脉血回心受阻时,可致颈外静脉怒张。颈外静脉穿深筋膜处,两者紧密愈着,当静脉壁受伤破裂时,管腔不易闭合,可致气栓。

2. 颈前静脉 起自颏下方的浅静脉,沿颈前正中线两侧下行,至胸锁乳突肌下份前缘处,穿入胸骨上间隙,然后弯向外走行,经胸锁乳突肌深面注入颈外静脉末端或锁骨下静脉。左、右颈前静脉在胸骨上间隙内常吻合成颈静脉弓,横行于颈静脉切迹上方。颈前静脉有时仅一条,位居中线,称颈前正中静脉。

3. 颈内静脉 于颈静脉孔处续于乙状窦,在颈动脉鞘内沿颈内动脉和颈总动脉外侧下行,至胸锁关节后方与锁骨下静脉汇合成头臂静脉。其属支由上至下依次为面静脉、舌静脉和甲状腺上、中静脉。颈内静脉壁附着于颈动脉鞘,并通过颈动脉鞘与颈深筋膜和肩胛舌骨肌中间腱相连,故管腔经常处于开放状态,有利于血液回流。但当颈内静脉外伤时,由于管腔不能闭锁和胸腔负压对血液的吸引,可导致空气栓塞。

（万　炜　谭建国）

第三节　断层解剖

颈部斜方肌、胸锁乳突肌和舌骨下肌群被共同包被于颈深筋膜浅层内。颈部脏器位置随颈部活动发生变化,当头后仰时,颈部气管与皮肤接近;当头向一侧旋转时,喉、气管、血管等结构转向同侧,而食管则移向对侧。

横断面上可将颈部分为前方的颈部脏器,后方的支持性结构和两侧的血管神经干。①颈部脏器:消化道、呼吸道的颈段及甲状腺被颈深筋膜中层包裹。喉和气管在前,咽和食管在后,甲状腺位于两部分的前外侧。②支持性结构:颈深肌群(椎前肌、斜角肌等),椎体以及臂丛根部和交感干等被覆深筋膜。③血管神经干:在支持性结构与颈部脏器之间的左右侧有颈动脉鞘,在鞘内颈总动脉位于内侧,颈内静脉位于外侧,迷走神经位于两者之间的后方。在颈根部横断面上,还可见到胸膜顶、肺尖以及向两侧延伸的锁骨下血管和臂丛等结构。

颈部断层解剖结构的特点:临床上行颈部影像检查时常应用轴位断层。在 CT 图像中,喉和气管的软骨呈高密度影像,肌肉、甲状腺、血管和淋巴结等呈中等密度影像。

一、轴 位 断 层

颈部轴位断层解剖主要观察颈部脏器、大血管神经干及颈椎在横断面上的位置、形态和毗邻关系。横断面上颈部主要结构被颈深筋膜所包裹,并以椎前筋膜为界,分为前、后两部分。颈部脏器位于前部中间,血管神经干位于两侧;后部为支持性结构所占据,即脊柱区。

(一) 经会厌和舌骨大角的轴位断层

重要结构:喉、颌下间隙、下颌下腺、颈总动脉。

此层面经第 4 颈椎体,达喉咽部,下颌骨几近消失。以舌骨为标志,前方为面部结构,后方为上颈部结构。舌骨舌肌、下颌舌骨肌与封套筋膜之间为颌下间隙,其内有下颌下腺和面动、静脉,封套筋膜包绕下颌下腺形成筋膜鞘。会厌呈新月状。咽侧壁腭咽肌的外侧可见舌骨大角。前方的颈部脏器、后方的支持性结构及两侧的血管神经干均由颈深筋膜中层包裹。舌骨与颈椎之间可见脏器,由前向后依次为舌扁桃体、会厌、喉咽、咽缩肌及咽后间隙。脏器外侧为血管神经干,位于断面两侧的中份,颈深筋膜中层包绕颈总动脉(或颈内动脉)、颈内静脉和迷走神经形成血管神经间隙(颈动脉鞘),上起自颅底,下达前纵隔,该间隙积脓或积血可向下蔓延至前纵隔。颈动脉鞘外侧有胸锁乳突肌,其表面有颈外静脉下行(图 2-3-1)。

在项部,封套筋膜包绕斜方肌,该肌厚度、宽度均增加,筋膜向前延续又分别包绕胸锁乳突肌和下颌下腺,形成各自的鞘。头半棘肌、颈半棘肌位居斜方肌深面。颈椎横突的两侧可见前、中斜角肌。

(二) 经舌骨体的轴位断层

重要结构:梨状隐窝、舌骨、会厌、颈动脉鞘。

狭窄的咽后间隙的前方为脏器,后方为支持性结构,两侧为血管神经干。颈深筋膜形成的颈动脉鞘内颈总动脉居内侧,颈内静脉在外侧,迷走神经位于两者之间的后方;被封套筋膜包裹的下颌下腺位于颌下间隙内。舌骨体呈弧形,位于喉和会厌的前方,它们之间有纤维结缔组织。会厌上部出现于舌骨后方,两者间连有舌会厌襞,会厌后方为喉咽。其两侧的深谷,即梨状隐窝,是异物常易滞留的部位;在此平面以下咽外侧间隙消失。颈动脉鞘内:左侧为颈总动脉,右侧为颈内、外动脉分叉处;颈内静脉越向下,管径越粗,迷走神经则越来越细;颈外静脉几乎垂直下行,胸锁乳突肌的位置不断前移,在本断层中,颈外静脉已位于该肌的后外侧(图 2-3-2)。

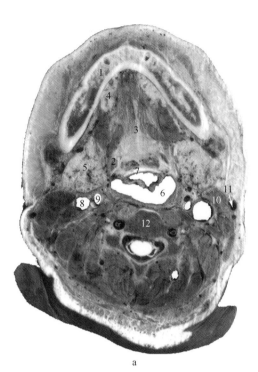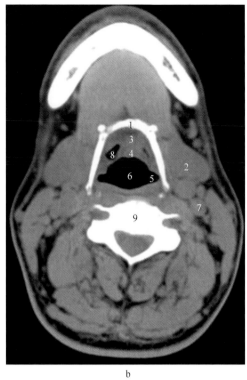

a b

图 2-3-1　经会厌和舌骨大角的横断面标本和 CT 图像

a.标本(1. 下颌骨;2. 舌骨大角;3. 舌骨体;4. 舌下腺;5. 下颌下腺;6. 喉咽;7. 会厌软骨;8. 颈内静脉;9. 颈内动脉;
10. 胸锁乳突肌;11. 颈外静脉;12. 第 4 颈椎) ;b.CT 图像(1. 舌骨;2. 下颌下腺;3. 舌会厌正中襞;4. 会厌;5. 梨状隐窝;
6. 喉咽;7. 颈内静脉;8. 会厌谷;9. 第 4 颈椎)

在项部,肌群厚度逐渐增加,宽大的斜方肌、胸锁乳突肌被封套筋膜包绕;头夹肌的前方出现了肩胛提肌;其深面为头半棘肌和颈半棘肌。

（三）经甲状软骨上份和喉前庭的轴位断层

此断面经甲状软骨上份和第 5 颈椎体。重要结构:喉前庭、甲状软骨和颈动脉鞘(图 2-3-3)。

该断面颈部的脏器、支持性结构及血管神经干均有完整的筋膜包裹。喉和咽位于前部,甲状软骨是断层影像诊断中指示喉腔位置的标志性结构,软骨呈"八"字形向后张开,其间可见喉前庭向后与喉咽相通。颈椎、椎前肌群、项部肌群由椎前筋膜覆盖形成支持性结构,占据断面后份的较大区域;血管神经干位于断面两侧的中份,胸锁乳突肌深面,由深筋膜中层形成颈动脉鞘,鞘内颈总动脉位于内侧,颈内静脉居外侧,两者之间的后方为迷走神经。此层面是呼吸道和消化道的交叉部,在喉口外侧常有异物滞留,咽后壁淋巴组织的脓肿和增生亦十分多见。

（四）经甲状软骨中份和喉中间腔的轴位断层

此断面经甲状软骨中份和第 6 颈椎体。重要结构:甲状软骨、甲状腺、喉中间腔、咽后间隙和颈部筋膜。

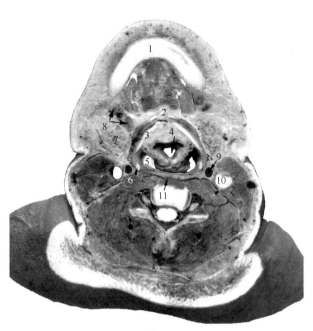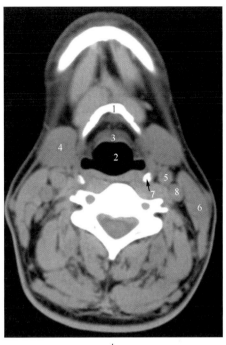

a

b

图 2-3-2　经舌骨体的横断面标本和 CT 图像

a.标本(1. 下颌骨；2. 舌骨体；3. 甲状软骨；4. 喉咽；5. 梨状隐窝；6. 甲状软骨上角；7. 下颌下腺；8. 下颌下淋巴结；
9. 颈内动脉；10. 颈内静脉；11. 咽后间隙)；b.CT 图像(1. 舌骨；2. 喉咽；3. 会厌；4. 下颌下腺；5. 颈内动脉；6. 胸锁
乳突肌；7. 甲状软骨上角；8. 颈内静脉)

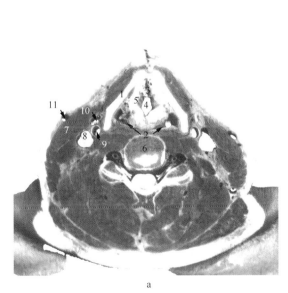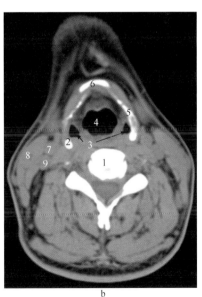

a

b

图 2-3-3　经甲状软骨上份和喉前庭的横断面标本和 CT 图像

a.标本(1. 甲状软骨；2. 梨状隐窝；3. 会厌软骨；4. 喉口；5. 杓状会厌襞；6. 第 5 颈椎；7. 胸锁乳突肌；8. 颈内静脉；
9. 颈内动脉；10. 颈外动脉；11. 颈外静脉)；b.CT 图像(1. 第 5 颈椎；2. 甲状软骨上角；3. 梨状隐窝；4. 喉口；5. 甲状
软骨；6. 舌骨；7. 颈总动脉；8. 胸锁乳突肌；9. 颈内静脉)

该断面皮肤与封套筋膜之间为浅筋膜,内有颈阔肌、颈浅静脉和皮神经等结构。颈深筋膜的三层结构清晰可见:①封套筋膜(浅层)在颈前部分浅、深二叶包绕舌骨下肌群,在颈侧部包绕胸锁乳突肌和斜方肌,形成两肌的鞘。②内脏筋膜(中层)包裹颈部深层结构,并将其分隔成若干区域:包绕甲状腺,形成其假被膜;在咽后壁形成颊咽筋膜,此膜上附颅底,向下随食管入后纵隔;在颈侧区形成颈动脉鞘,鞘内可见颈深淋巴结。③椎前筋膜(深层)在两侧覆盖前、中、后斜角肌,向后与颈后部筋膜相续,此筋膜的深面可见颈交感干。

该断面可见喉、前庭襞和前庭裂、杓状软骨,两侧出现甲状腺上极。甲状软骨板前端靠近,后端分开,略呈倒置的"V"字形,其前端为喉结。甲状软骨之间可见缩窄呈矢状位的喉中间腔,呈椭圆形,其后外侧为杓状软骨,后表面被杓横肌覆盖。喉咽腔位于喉的后方,呈弧形裂隙状。颈动脉鞘外侧为胸锁乳突肌,鞘的前方有时可见进入甲状腺的喉上神经、甲状腺上动脉、甲状腺上静脉(图2-3-4)。

在超声检查中,可根据甲状腺超声图像观察其形态、测量其大小,并可以观察其血流图像。在CT和MRI检查中,甲状腺表现为包绕于喉和气管、咽和食管前外侧的均质、对称的楔形结构。

(五)经声襞和环状软骨板的轴位断层

此断面经第6、7颈椎椎间盘及环状软骨。重要结构:环状软骨、声襞、甲状腺、颈动脉鞘。

该断面上可见喉、甲状腺,喉中间腔渐窄呈矢状位,其两侧的白色结构为声襞,左、右两侧声襞之间为声门裂,是喉腔中最狭窄的部位,成人男性长2~3cm,女性长1~7cm。声门裂处黏膜下组织较疏松,炎症时易水肿,也是喉癌的好发部位。小儿喉较小,常因水肿引起喉阻塞,导致呼吸困难。声门裂后端两侧有杓状会厌襞,分隔喉腔和咽腔。甲状软骨前端融合,可见喉结;半环形的环状软骨位于甲状软骨下角的内侧。甲状软骨周围有运动软骨的肌附着,其外侧为甲状腺侧叶,断面体积增大,由内脏筋膜包裹。咽腔较窄,向下与食管相续。两侧的胸锁乳突肌向前正中线靠拢,颈外静脉已位于其表面后外侧。项部斜方肌渐变宽厚,其深面依次是肩胛提肌、头夹肌、头半棘肌、颈棘肌。颈椎横突外侧,前、中斜角肌之间为斜角肌间隙,有臂丛经过(图2-3-5)。

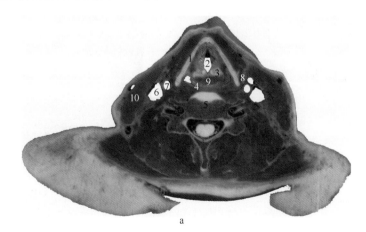

a

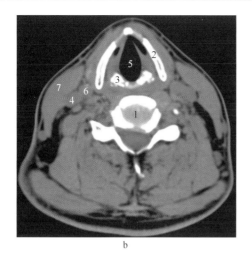

图 2-3-4 经甲状软骨中份和喉中间腔的横断面
标本和 CT 图像

a.标本（1. 甲状软骨；2. 喉中间腔；3. 杓状软骨；4. 喉咽；5. 第 6 颈椎；6. 颈内静脉；7. 颈总动脉；8. 甲状腺；9. 杓横肌；10. 胸锁乳突肌）；b.CT 图像（1. 第 6 颈椎；2. 甲状软骨；3. 杓状软骨；4. 颈内静脉；5. 喉中间腔；6. 颈总动脉；7. 胸锁乳突肌）

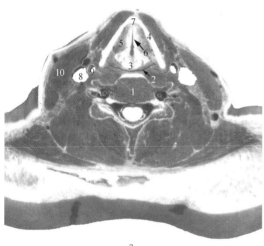
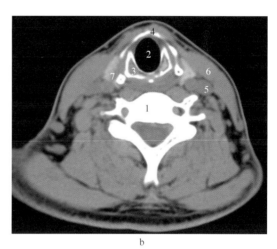

图 2-3-5 经声襞和环状软骨板的横断面标本和 CT 图像

a.标本（1. 第 6 颈椎；2. 喉咽；3. 环状软骨板；4. 甲状软骨；5. 环甲肌；6. 声襞；7. 喉结；8. 颈内静脉；9. 颈总动脉；10. 胸锁乳突肌）；b.CT 图像（1. 第 6 颈椎；2. 声门下腔；3. 杓状软骨；4. 甲状软骨（侧叶）；5. 颈内静脉；6. 胸锁乳突肌；7. 甲状腺）

（六）经环状软骨和声门下腔的轴位断层

此断层经第 7 颈椎及环状软骨。重要结构：环状软骨、声门下腔、甲状腺、颈动脉鞘。

颈前区由浅至深依次为皮肤、浅筋膜（颈阔肌）、封套筋膜包绕胸锁乳突肌、内脏筋膜包绕舌骨下肌群和甲状腺、椎前筋膜、椎前肌、颈椎。喉腔由狭窄的声门裂逐渐扩大变圆，移行为声门下腔，下通气管，且被环状软骨环绕。环状软骨外侧为甲状腺侧叶（下极），被内脏筋膜包裹，体积较大，断面形态为前内侧锐薄后外侧圆钝的楔形，一般呈对称分布。甲状腺前面有舌骨下肌群覆盖，侧叶前内侧贴近喉、咽，后内侧与喉返神经相邻，后外侧有颈总动脉、颈内静脉、迷走神经及颈交感干经过，甲状腺肿大时可压迫邻近结构。喉前方的层次由浅至深为皮肤、浅筋膜、封套筋膜、舌骨下肌群。急性喉阻塞时，切开上述层次，经甲状软骨下缘和环状软骨弓之间的环甲膜达声门下腔，以改善通气状况。咽腔在此断面已续为食管。椎前筋膜浅面、胸锁乳突肌与斜方肌之间为颈后三角，内有副神经、臂丛根部、血管和结缔组织,该三角是颈部 CT 和 MRI 影像中恒定看到的结构,为确定方位的标志性区域(图 2-3-6)。

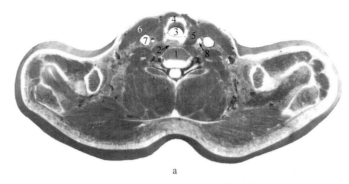

a

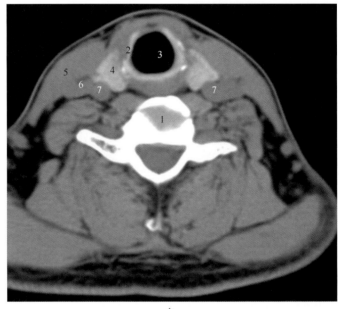

b

图 2-3-6 经环状软骨和声门下腔的横断面标本和 CT 图像

a.标本(1. 第 6 颈椎;2. 食管;3. 声门下腔;4. 环状软骨板;5. 甲状腺;6. 胸锁乳突肌;7. 颈内静脉;8. 颈总动脉);
b.CT 图像(1. 第 6 颈椎;2. 环状软骨;3. 声门下腔;4. 甲状腺;5. 胸锁乳突肌;6. 颈内静脉;7. 颈总动脉)

项部斜方肌深层依次是小菱形肌、肩胛提肌、头夹肌、头半棘肌、颈棘肌。颈椎体前方的颈长肌被椎前筋膜覆盖;颈椎横突两侧为前、中、后斜角肌,斜角肌间隙内有臂丛穿过。颈后三角、锁骨上淋巴结和锁骨下血管,是胃癌、食管癌易转移处。

二、冠 状 断 层

颈部的冠状断面主要观察咽、喉部的结构。喉是一个结构复杂、功能重要的器官,冠状断层可显示喉的全貌。

喉的冠状断面

断面中央矢状裂隙为喉腔,其向两侧凹陷的腔隙为喉室。喉腔侧壁上、下各有一对突入腔内的黏膜皱襞。喉室上部向内突出的皱襞为前庭襞,两侧前庭襞之间的裂隙称前庭裂;下部向内突出的皱襞为声襞,两侧声襞之间的裂隙称声门裂。声门裂是喉腔中最狭窄的部分,成年男性长约23mm,女性的长17mm。喉腔借前庭裂和声门裂分为三部分,上部为喉前庭、中间为喉中间腔,下部为声门下腔(图 2-3-7)。声门下腔的黏膜下组织比较疏松,炎症时易引起水肿。小儿喉腔较小,常因水肿而引起喉阻塞,导致呼吸困难。

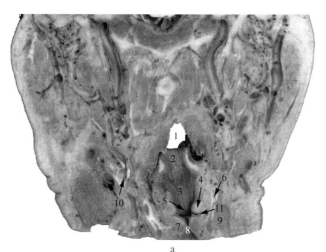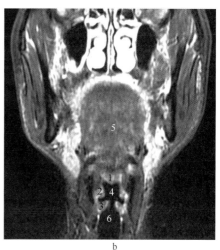

图 2-3-7　喉的冠状断面标本和 MR 图像(T_1WI)

a.前半后面观标本(1. 口咽;2. 会厌;3. 喉前庭;4. 前庭襞;5. 前庭裂;6. 甲状软骨;7. 声襞;8. 声门裂;9. 甲状腺;
10. 颈外动脉;11. 喉室);b.MR 图像(1. 会厌;2. 前庭襞;3. 声襞;4. 喉前庭;5. 舌;6. 声门下腔)

三、矢 状 断 层

颈部矢状断层脊柱位于中轴部位,其前方紧贴咽和食管颈段,喉和气管颈段位于最前方,甲状腺附于喉和气管颈段的前外侧,颈部大血管和神经干纵向排列于两侧。

颈部以正中矢状断面为标准断面。正中矢状断面在舌的后下方为会厌,会厌下方为喉与气管。在喉断面上份可见两个皱襞,上方横行皱襞为前庭襞,下方横行皱襞为声襞,两皱襞中间的向外侧的凹陷为喉室。两皱襞前端有甲状软骨前角的断面,两襞后端为杓横肌。声襞下方为声门下腔,前面有环状软骨弓的断面,后面有环状软骨板的断面。喉的断面下方为气管的纵剖面,前面有气管软骨的断面,第 1~2 气管软骨坏前方,可见甲状腺峡部的断面。在甲状腺峡部前方有胸骨舌骨肌和胸骨甲状肌。喉和气管剖面的后方,为喉咽与食管的剖面,呈纵行狭窄裂隙,贴于脊柱前方。脊柱可见椎体、椎管、棘突三部分剖面。椎体剖面呈方形,相邻两椎体之间有白色椎间盘相分隔。椎管内容脊髓,有被膜包裹。椎管后方为棘突的剖面,棘突之间有棘间韧带和横突棘肌相连(图 2-3-8)。

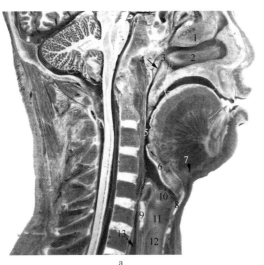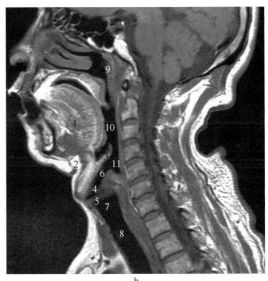

图 2-3-8 颈部正中矢状断面标本和 MR 图像

a.标本(1. 中鼻甲;2. 下鼻甲;3. 鼻咽;4. 咽鼓管咽口;5. 口咽;6. 会厌软骨;7. 舌骨;8. 甲状软骨;9. 环状软骨板;10. 喉前庭;11. 声门下腔;12. 气管;13. 食管);b.MR 图像(1. 舌;2. 舌骨;3. 会厌;4. 前庭襞;5. 声襞;6. 喉前庭;7. 声门下腔;8. 气管腔;9. 鼻咽;10. 口咽;11. 喉咽)

（万　炜　何　慧　张雁儒）

思　考　题

一、名词解释

1. 咽旁间隙　2. 颈动脉鞘

二、问答题

1. 颈部的筋膜层次及延续关系。

2. 简述在颈部冠状断层图像上,喉腔的分部。

3. 甲状腺在 MRI T_1WI 影像学表现。

第三章　胸　　部

第一节　基　础　解　剖

一、境界及分区

胸部thorax 位于颈部与腹部之间,其上部两侧借上肢带骨与上肢相连,上界以颈静脉切迹、锁骨上缘、肩峰至第7颈椎棘突的连线。下界为胸廓下口。底为膈肌封闭。胸部的表面界线与其胸腔的范围不一致,胸壁比胸腔长。胸壁不仅容纳和保护胸腔器官,同时也掩盖上腹部部分器官,如肝、胃、脾等。

胸部由胸壁和胸腔两部分组成。

胸壁thoracic wall 以胸廓为支架,表面覆以皮肤、筋膜和肌等软组织,内面衬胸内筋膜。胸壁为胸前外侧区和胸后区。

胸壁和膈围成**胸腔**thoracic cavity,胸腔两侧部容纳肺和胸膜囊,中部为纵隔。

二、重要体表标志

1. 颈静脉切迹 jugular notch　为胸骨柄上缘的切迹,平对第2、3胸椎之间。

2. 胸骨角 sternal angle　胸骨柄与胸骨体连接处微向前突的角。该角两侧平对第2肋软骨,是计数肋的标志。向后平对第4胸椎体下缘,纵隔内一些重要器官在此平面行程和形态改变,如主动脉弓与升、降主动脉的分界,气管分为左、右主支气管,胸导管由右转向左行,左主支气管与食管交叉等。

3. 剑突 xiphoid process　上接胸骨体处称剑胸结合,平第9胸椎。

4. 锁骨 clavicle 和锁骨下窝 infraclavicular fossa　锁骨从颈静脉切迹至肩峰全长均可触及,其中,外1/3交界处下方有一凹陷称锁骨下窝。窝深处有腋动、静脉和臂丛通过。

5. 肋弓 costal arch 和胸骨下角 infrasternal angle　剑突两侧向外下可触及肋弓,由第7、8、9、10肋软骨相连而成,是肝、脾的触诊标志。两侧肋弓与剑胸结合共同围成胸骨下角,角内有剑突。剑突与肋弓之间的角为剑肋角,左剑肋角是心包穿刺常用部位。肋弓的最低部位是第10肋,此处平对第2、3腰椎体之间。

6. 肩胛下角　两臂下垂时,下角平对第7肋。

三、纵　　隔

纵隔mediastinum是左、右纵隔胸膜之间全部器官、结构和结缔组织的总称。位于胸腔正中偏左,呈矢状位,分隔左、右胸腔。其前界为胸骨和肋软骨内侧部,后界为脊柱胸段,两侧界为纵隔胸膜,上为胸廓上口,下为膈。纵隔上宽下窄,明显偏向左侧,这是由于出生后心向左侧偏移所致。纵隔内器官借疏松结缔组织相连,正常吸气时膈下降,纵隔被拉长。

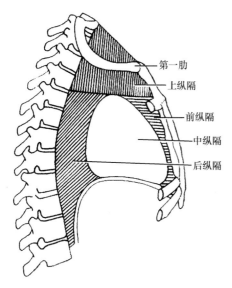

图 3-1-1 纵隔的分区(四分法)

在病理情况下,如两侧胸膜腔压力不等时,纵隔可以移位。纵隔分区方法较多,常用的有四分法、九分法等。

1. 四分法 解剖学较常用,以胸骨角至第 4 胸椎体下缘的平面为界,将纵隔分为上纵隔和下纵隔。下纵隔又以心包的前、后壁为界分为前、中、后纵隔。胸骨与心包前壁之间为前纵隔,心包、出入心的大血管和心所占据的区域为中纵隔,心包后壁与脊柱之间为后纵隔(图 3-1-1)。

2. 九分法 临床影像学较常用,从左侧面,以气管、升主动脉、心前缘为界,之前面部分为前纵隔,再以食管前缘为界,其后面的部分为后纵隔,两者之间的部分为中纵隔。自胸骨角至第 4 胸椎体下缘的连线为上水平线,自第 4 肋前端经肺门下缘至第 8 胸椎体下缘的连线为下水平线,此两水平线分别将前纵隔、中纵隔和后纵隔分为上、中、下三部分,即前上纵隔、前中纵隔、前下纵隔、中上纵隔、中中纵隔、中下纵隔、后上纵隔、后中纵隔和后下纵隔九个区。

纵隔的形态因体形和年龄不同而有差异。纵隔内的器官大多为单个,而且左右不对称。

小儿上纵隔可见发达的胸腺,成人则为胸腺遗迹,下纵隔可见部分心包。

纵隔左侧面中部为**左肺根**,其前下方为心包形成的隆凸,前方有左膈神经和心包膈血管下行;后方有**胸主动脉**、**左迷走神经**、**左交感干**及**内脏大神经**下行;上方**主动脉弓**及其分支**左颈总动脉**和**左锁骨下动脉**。在左锁骨下动脉、主动脉弓与脊柱围成的食管上三角内有**胸导管**和**食管胸段**的上份;在胸主动脉、心包和膈围成的食管下三角内可见食管胸段的下份。左迷走神经在主动脉弓前方下行时,发出**左喉返神经**绕主动脉弓左下方返向上行到主动脉弓右后方(图 3-1-2)。

纵隔右侧面中部为**右肺根**,其前下方有心包形成的隆凸;前方有**右膈神经**和心包膈血管;后方有**奇静脉**、**食管**、**右迷走神经**和**右交感干**;上方有右头臂静脉、**奇静脉弓**、上腔静脉、气管和食管(图 3-1-3)。

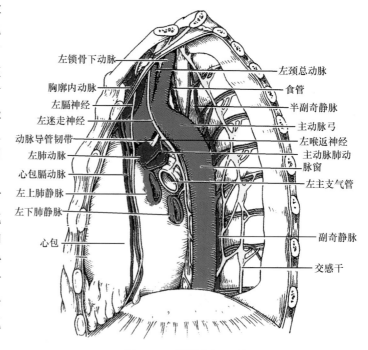

图 3-1-2 纵隔左侧面观

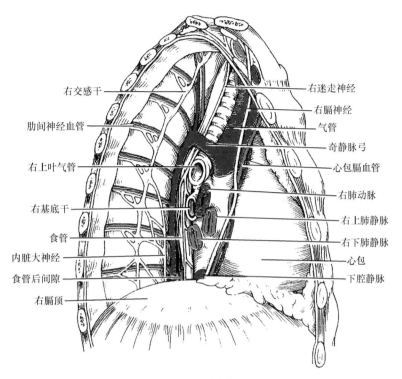

图 3-1-3 纵隔右侧面观

右交感干

肋间神经血管

右上叶气管

右基底干

食管

内脏大神经

食管后间隙

右膈顶

右迷走神经

右膈神经

气管

奇静脉弓

心包膈血管

右肺动脉

右上肺静脉

右下肺静脉

心包

下腔静脉

纵隔内的器官、结构较多,以下按解剖学四分法来分区描述。

（一）上纵隔

上纵隔superior mediastinum 的器官由前向后大致可分为三层。前层(胸腺、静脉层)主要有胸腺,左、右头臂静脉和上腔静脉;中层(动脉层)有主动脉弓及其三大分支、膈神经和迷走神经;后层有食管、气管、胸导管和左喉返神经等,又称内脏层(图 3-1-4)。

1. 胸腺 **胸腺**thymus 位于上纵隔前层、胸腺三角内,上达胸廓上口,甚至达颈部,下至前纵隔,前邻胸骨,后面附于心包和大血管。胸腺肿大时可压迫其深面的气管、食管和大血管而出现呼吸困难、吞咽困难和发绀。小儿胸腺质地柔软,呈灰红色,可分左、右两侧叶,其形态不一致。青春期腺组织逐渐退化,成为胸腺残余,被脂肪组织代替。胸腺淋巴器官,具有重要的免疫作用,并兼有内分泌功能。CT 影像胸腺呈低密度影。

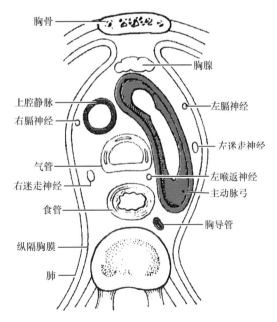

胸骨

胸腺

上腔静脉

右膈神经

左膈神经

气管

右迷走神经

食管

纵隔胸膜

肺

左迷走神经

左喉返神经

主动脉弓

胸导管

图 3-1-4 上纵隔下面观(平第四胸椎体)

2. 上腔静脉及其属支 **上腔静脉**superior vena cava 位于上纵隔右前部,由左、右头臂静脉在右侧第 1 胸肋结合处后方汇合而成,沿升主动脉右侧垂直下行,在第 3 胸肋关节高度注入右心房。奇静脉经右肺根上方注入上腔静脉。

头臂静脉brachiocephalic vein 由锁骨下静脉和颈内静脉在胸锁关节后方汇合而成。左头臂静脉自左胸锁关节后方斜向右下,经主动脉弓分支的前方,达右侧第 1 胸肋结合的后方与右头臂静脉汇合。

3. 主动脉弓 **主动脉弓**aortic arch 是升主动脉的延续,位于胸骨角平面以上,始于右第 2 胸肋关节上缘水平,呈弓形向左后到脊柱左侧第 4 胸椎体下缘续为**胸主动脉**。胎儿的主动脉弓在左锁骨下动脉起始处与动脉导管附着处之间管腔较狭窄,即**主动脉峡**aortic isthmus,其位置平对第 3 胸椎。主动脉弓的上缘由右向左发出头臂干、左颈总动脉和左锁骨下动脉;弓的上份和 3 大分支的根部前方有头臂静脉和胸腺;弓下缘邻肺动脉、动脉韧带、左喉返神经、左主支气管和心浅丛(图 3-1-3,图 3-1-4)。

4. 动脉导管三角 在主动脉弓的左前方有左膈神经、左迷走神经通过,两条神经与主动脉弓下方的左肺动脉形成一个三角区域,称**动脉导管三角**ductus arteriosus triangle。三角内有动脉韧带、左喉返神经和心浅丛等结构。该三角是临床手术寻找动脉导管的标志。**动脉韧带**arterial ligament 为一纤维结缔组织索,又称动脉导管索,长 0.3~2.5cm,是胚胎时期动脉导管的遗迹,连于主动脉弓下缘与肺动脉干分叉处的稍左侧。动脉导管在生后不久闭锁,若 1 岁以后仍不闭锁,即为动脉导管未闭症,先天性心脏病之一。

5. 主动脉肺动脉窗 位于主动脉弓及左右肺动脉杈之间,上方呈向上凸的圆形,为主动脉弓下缘,下方为左右肺动脉夹角(肺动脉杈),左侧界为左肺动脉,右侧界为右肺动脉。窗内有**动脉韧带**、左喉返神及淋巴结。因主动脉、肺动脉内充满血液,CT 影像呈较高密度影,而窗内的密度相对较低。

6. 气管和支气管、食管和胸导管 (详见后纵隔)。

(二) 下纵隔

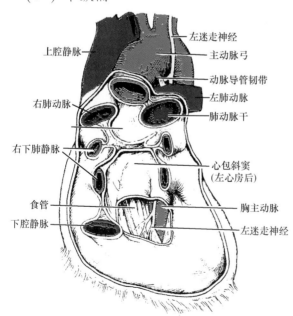

图 3-1-5 心包和心包窦

上腔静脉
右肺动脉
右下肺静脉
食管
下腔静脉

左迷走神经
主动脉弓
动脉导管韧带
左肺动脉
肺动脉干
心包斜窦(左心房后)
胸主动脉
左迷走神经

下纵隔inferior mediastinum 分为前、中、后纵隔。

1. 前纵隔 anterior mediastinum 为位于心包前壁与胸骨体之间的窄隙,内有胸膜囊前部、胸腺或胸腺遗迹下部、纵隔前淋巴结、疏松结缔组织等。

2. 中纵隔 middle mediastinum 是以心包前、后壁为界的区域,内含心、心包、出入心的大血管根部、膈神经、心包膈血管、奇静脉弓、心神经丛及淋巴结等。

(1) **心包**pericardium:为包裹心和出入心的大血管根部的闭合性纤维浆膜囊,由纤维心包和浆膜心包组成(图 3-1-5)。心包占据中纵隔。心包前方隔着肺和胸膜与胸骨体和第 2~6 肋软骨相邻,并有纤维结缔组织与胸骨体后面相连,称胸骨心包上、下韧带。后面有主支气管、食管、胸导管、胸主动脉、奇静脉和半奇静脉。两侧为纵隔胸膜,并有膈神经和心包膈动、静脉自上而下穿行于心包与纵隔胸膜之间。

心包腔pericardial cavity 为浆膜心包脏、壁二层互相转折围成的狭窄而密闭的腔隙。心包腔在某些部位形成隐窝,即心包窦。位于升主动脉、肺动脉与上腔静脉、左心房之间的部分称**心包横窦**,**心包斜窦**位于心底后面,两侧肺上、下静脉,下腔静脉,左心房后壁与心包后壁之间。浆膜心包壁层的前部与下部移行处所的腔隙,称**心包前下窦**。

(2) **心**heart:形似倒置的圆锥体,前后略扁,底朝向右后上方,尖向左前下方。心位于中纵隔内,外裹以心包,前面与胸骨体和第2~6肋软骨相对,后面平对第5~8胸椎体,约2/3位于前正中线左侧,1/3占居正中线的右侧。心两侧及前面大部分被肺和胸膜所掩盖,只有前面一小部分接胸骨下半左侧及左侧第4、5肋软骨,故临床心内注射常在第4肋间隙胸骨左缘处进针。心脏的位置可因体型、呼吸、体位的不同而有一定程度的变化。心的毗邻关系与心包的毗邻基本一致,但其上界较低,与出入心的大血管相邻。

3. 后纵隔 posterior mediastinum 是指心包后壁与下部胸椎之间,位于胸骨角平面以下、膈以上的部分。在后纵隔内,上、下纵行排列的器官有食管、胸导管、胸主动脉、奇静脉、半奇静脉、副半奇静脉、迷走神经,内脏大、小神经,胸交感干以及纵隔后淋巴结。横行排列的结构有肋间后动、静脉。

(1) **食管胸部**thoracic part of esophagus:长约18cm,上平胸廓上口接食管颈部,经上纵隔进入后纵隔下行至膈的食管裂孔处续为食管腹部。

食管胸部在上纵隔后部,位于气管与脊柱之间稍偏左侧,向下越过气管杈后方,位于胸主动脉的右侧;约在第7胸椎平面以下,食管再次偏左,并在胸主动脉前方向左前下行达膈食管裂孔处(图3-1-6)。

第4胸椎以上,食管前方有气管、气管杈、主动脉弓、左锁骨下动脉和左喉返神经等;第4胸椎以下,食管前面依次与左主支气管、左心房的后面、左迷走神经和气管杈淋巴结等相邻。食管后方,食管与柱之间的间隙称**食管后间隙**。在第5胸椎以下,食管后间隙内有奇静脉、半奇静脉、副半奇静脉、胸导管、胸主动脉和右肋间后动脉。在第8胸椎以下,食管又与左纵隔胸膜相接触因此在食管胸段左侧,有两处(即食管进入和离开胸腔处)是和纵隔胸膜相贴的,这两处分别食管上、下三角,是外科学的重要标志(图3-1-6)。

胸上段的集合淋巴管注入气管支气管淋巴结和

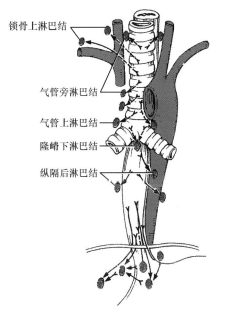

锁骨上淋巴结

气管旁淋巴结

气管上淋巴结

隆嵴下淋巴结

纵隔后淋巴结

图 3-1-6 食管和胸主动脉

气管旁淋巴结,胸下段的淋巴管注入纵隔后淋巴结和胃左淋巴结。食管胸部尚有少部分集合淋巴管直接注入胸导管(图3-1-6)。

(2) **胸主动脉**thoracic aorta:自第4胸椎下缘续于主动脉弓,沿脊柱左侧下行,至第7胸椎平面以下逐渐沿中线行于脊柱前方,于第12胸椎处穿过膈的主动脉裂孔而移行为腹主动脉(图3-1-6)。胸主动脉的前方自上而下邻左肺根、心包后壁、食管和膈,后方是脊柱、半奇静脉和副半奇静脉,左侧有左纵隔胸膜,右侧为奇静脉、胸导管和右纵隔胸膜。

（3）**胸导管**thoracic duct:起自乳糜池,经膈的主动脉裂孔入胸腔后纵隔,在胸主动脉和奇静脉之间上行,至第5胸椎平面斜行向左,沿食管左缘与左纵隔胸膜之间上行至颈部,注入左静脉角(图3-1-7)。第5胸椎平面以下的胸导管下段,前方有食管,后方为右肋间后动脉和脊柱,左侧邻胸主动脉,右侧是奇静脉和纵隔胸膜。第4胸椎平面以上的胸导管上段前方有颈总动脉,后方为脊柱,左侧有锁骨下动脉和纵隔胸膜,右侧有食管和左喉返神经。

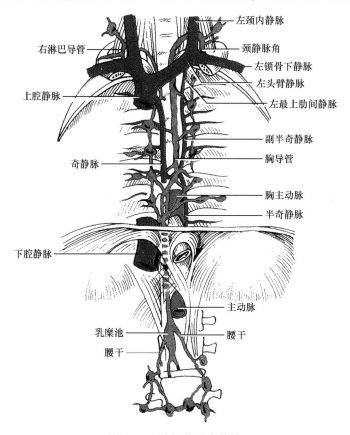

图 3-1-7　胸导管及奇静脉

（4）奇静脉、半奇静脉和副半奇静脉:**奇静脉**azygos vein:在腹后壁由右腰升静脉和右肋下静脉汇合而成,经膈脚的右内侧脚和中间脚之间入胸腔后纵隔,在食管后方、胸导管和胸主动脉右侧上行,至第4胸椎高度呈弓形弯曲(**奇静脉弓**)绕右肺根后上方注入上腔静脉(图3-1-3)。**半奇静脉**:由左腰升静脉和左肋下静脉汇合而成,经膈左脚入后纵隔,在第7～10胸椎高度向右越过脊柱汇入奇静脉。收集左下3条肋间后静脉和副半奇静脉的血液。**副半奇静脉**:由左侧上部肋间后静脉汇成,沿胸椎体左侧下行注入半奇静脉。

（5）**胸交感干**thoracic pollion of sympathetic tunk:左右各一,位于脊柱胸段两侧,肋头前方,奇静脉和半奇静脉的后外方。每侧胸交感干有10～12个交感干神经节(图3-1-2,图3-1-3)。

（6）**迷走神经**vagus nerve:左迷走神经在左颈总动脉和左锁骨下动脉之间入胸腔,向下越过主动脉弓的左前方,发出**左喉返神经**,主干下行至左肺根后方,分为若干细支组成肺丛,继而下行至食管前面分散成为**食管前丛**(图3-1-2)。至食管下端又汇合成**迷走神经前**

干,随食管穿膈食管裂孔入腹腔。右迷走神经在右头臂静脉和右锁骨下动脉之间入胸腔,行经锁骨下动脉前方时,发出**右喉返神经**,主干沿气管右侧下行至肺根后方(图3-1-3),分支组成**肺丛**,发出心支加入**心深丛**;下行至食管后方分散形成**食管后丛**,自此丛下端汇集成**迷走神经后干**,随食管入腹腔。

(三)纵隔CT间隙

纵隔间隙mediasternal space 为非筋膜间隙,是指疏松结缔组织、脂肪、淋巴结等所在的低CT值区域,可适应器官活动和容积的改变。

1. 胸骨后间隙 位于胸骨与胸内筋膜之间,内有脂肪、结缔组织和胸廓内血管,该间隙的炎症可向膈蔓延甚而穿过膈扩散至腹膜外脂肪层。

2. 血管前间隙 位于胸骨柄后方,两侧壁胸膜前返折线之间和大血管前方的区域,毗邻胸骨后间隙的后上方,以胸内筋膜与之相隔。

3. 气管前间隙 位于上纵隔内,气管、气管杈与主动脉弓之间,向上通颈部的气管前间隙,内有脂肪、结缔组织和气管周围淋巴结及奇静脉弓淋巴结。

4. 气管后间隙 位于器官后壁和脊柱之间的区域,右侧有肺,左侧为肺和主动脉弓,内有食管和胸导管。

5. 气管杈下间隙(隆嵴下间隙) 是气管前间隙向下的延伸部分,自气管杈开始向下至右肺动脉下缘。前为右肺动脉,后为食管和奇静脉,两侧为左、右主支气管。内含气管支气管下(隆嵴下)淋巴结。

6. 后纵隔间隙(左心房后间隙) 位于左心房和脊柱之间的区域,气管杈以下,前为左心房,后为脊柱,右为右肺,左为胸主动脉。内有食管、胸导管、奇静脉、半奇静脉和淋巴结。

7. 主动脉肺动脉窗 是指升主动脉与胸主动脉之间至纵隔左缘在CT图像上呈现的低密度空隙。

8. 膈肌脚后间隙 位于脊柱前方的左右膈肌脚之间,脊柱之前。内有胸主动脉、胸导管奇静脉和半奇静脉等,是后纵隔得最低部分,为连接胸腔和腹腔的重要途径。

四、气管、支气管和肺

(一)气管和支气管

气管胸部thoracic part of trachea 位于上纵隔中央,上端在颈静脉切迹平面与气管颈部相续,下端平胸骨角平面分为左、右主支气管,分叉处称**气管杈**bifurcation of trachea,其内面下缘向上突起形成半月形的**气管隆嵴**carina of trachea,是气管镜检时辨认左、右主支气管起点的标志。

气管胸部前方为左头臂静脉、主动脉弓、头臂干、左颈总动脉和心丛等。后方邻近食管,右侧有奇静脉弓,右前方有右头臂静脉、上腔静脉和右迷走神经等。

左主支气管细长,倾斜度较大,长4.5~4.8cm,其下缘与气管中线的交角(即左嵴下角)平均为37.5°。左主支气管前方有左肺动脉,后方有胸主动脉,上方有主动脉弓跨过其中段,在气管镜检时,可见主动脉弓的搏动。

右主支气管较左主支气管短粗而陡直,为气管向下的延续,长1.9~2.1cm,其下缘与气管中线的交角(即右嵴下角)为23°。右主支气管前方有升主动脉、右肺动脉和上腔静脉,后上方有**奇静脉弓**跨越。

(二) 肺

肺lung 位于胸腔内、纵隔两侧,左右各一,借肺根和肺韧带与纵隔相连。左肺由**斜裂**分为上、下二叶。右肺由斜裂和水平裂分为上、中、下三叶。

1. 肺的体表投影　肺的前、下界:肺的前界几乎与胸膜前界一致,仅左肺前缘在第 4 胸肋关节高度沿第 4 肋软骨急转向外至胸骨旁线处弯向外下,至第 6 肋软骨中点续为肺下界。肺下界较胸膜下界稍高,平静呼吸时,在锁骨中线与第 6 肋相交,在腋中线越过第 8 肋,在肩胛线与第 10 肋相交,近后正中线处平对第 10 胸椎棘突(表3-1-1)。小儿肺下界较成人略高一肋。

表 3-1-1　肺和胸膜下界的体表投影

	锁骨中线	腋中线	肩胛线	后正中线
肺下界	第 6 肋	第 8 肋	第 10 肋	第 10 胸椎棘突
胸膜下界	第 8 肋	第 10 肋	第 11 肋	第 12 胸椎棘突

2. 肺裂　两肺斜裂为自第 3 胸椎棘突向外下方,绕过胸侧部至锁骨中线与第 6 肋相交处的斜线。右肺的水平裂为自右第 4 胸肋关节向外,至腋中线与斜裂投影线相交的水平线。由于肺裂内没有支气管和血管,在 CT 影像是呈现为低密度的**乏血管带**。

3. 肺门与肺根

(1) **肺门**hilum of lung:为两肺纵隔面中部的凹陷,有主支气管,肺动、静脉,支气管动、静脉,淋巴管和肺丛等出入(图 3-1-8)。

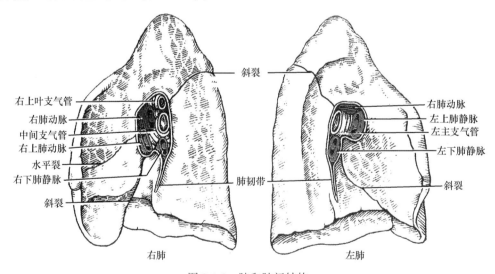

图 3-1-8　肺和肺门结构

(2) **肺根**root of lung:为出入肺门各结构的总称,外包以胸膜。肺根主要结构的位置关系有一定规律,由前向后为上肺静脉、肺动脉、主支气管和下肺静脉;**左肺根**自上而下,依次为肺动脉、主支气管、上肺静脉和下肺静脉(图 3-1-2);右肺根为上叶支气管、肺动脉,中、下叶支气管,上肺静脉和下肺静脉(图3-1-3)。

　　左肺根前方为膈神经和心包膈血管,后方为胸主动脉和迷走神经,上方为主动脉弓,下方为肺韧带(图3-1-2)。右肺根前方为膈神经、心包膈血管和上腔静脉,后方为迷走神经,上方为奇静脉,下方为肺韧带(图3-1-3)。

　　4. 支气管肺段　气管在胸骨角平面分为左、右主支气管。**主支气管**principal bronchus是气管分出的第一级支气管。主支气管在肺门处分支为**肺叶支气管**lobar bronchi,即第二级支气管,经第二肺门入肺叶。叶支气管再分为**肺段支气管**segmental bronchi,为第三级支气管。一般每侧肺有10个肺段支气管,每个肺段支气管反复分支,管径越分越细,呈树枝状,称**支气管树**bronchial tree。正因为支气管呈树状结构,分支间无吻合,为划分肺段提供了形态学基础。

　　每一肺段支气管及其所属的肺组织称**支气管肺段**bronchopulmonary segments,简称肺段。肺段呈锥形,其尖朝向肺门,底朝向肺表面。肺段内有段支气管、肺段动脉和支气管血管伴行。各支气管肺段都占据一定部位,两肺段间除借表面的肺胸膜与胸膜下的小静脉支相连以外,还有少量结缔组织和**段间静脉**。段间静脉是肺段切除的标志。段间静脉收集相邻肺段的静脉血。肺段动脉往往与肺段相适应,并与肺段支气管伴行,终末支分布至肺段的边缘。支气管肺段在形态和功能上有一定的独立性,若某肺段支气管阻塞,则该肺段内呼吸完全中断。轻度感染或结核,可局限在一个肺段,随着病情发展可蔓延到其他支气管肺段。根据病变范围,按肺段为单位施行肺段切除,肺段的解剖学特征具有重要的临床意义(图3-1-9)。

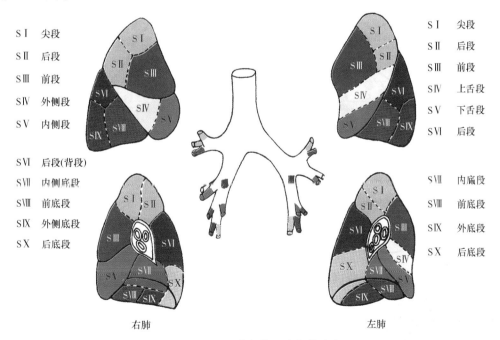

SⅠ	尖段
SⅡ	后段
SⅢ	前段
SⅣ	外侧段
SⅤ	内侧段
SⅥ	后段(背段)
SⅦ	内侧底段
SⅧ	前底段
SⅨ	外侧底段
SⅩ	后底段

SⅠ	尖段
SⅡ	后段
SⅢ	前段
SⅣ	上舌段
SⅤ	下舌段
SⅥ	后段
SⅦ	内麻段
SⅧ	前底段
SⅨ	外底段
SⅩ	后底段

右肺　　　　　　　　　　左肺

图3-1-9　肺段支气管和支气管肺段

　　右肺有10个肺段。左肺有8~10个肺段,上、下叶各5个肺段,由于上叶尖段支气管与后段支气管共干,下叶内侧底段支气管与前底段支气管共干,故肺段合并为尖后段和内侧前底段,此时左肺则只有8个段(图3-1-9,图3-1-10)。

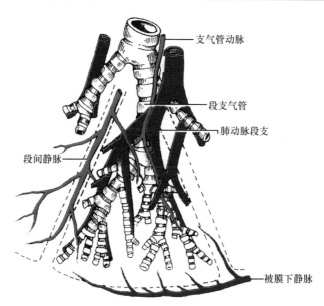

图 3-1-10 肺段内结构及肺段间静脉

五、胸　膜

胸腔thoracic cavity 为一底向上凸、前后稍扁的锥形腔,由胸壁和膈围成,内衬以胸内筋膜。向上经胸廓上口通颈部,向下借膈与腹腔分隔。胸腔以纵隔为界可分为三部分,即中间部分的纵隔,容纳肺和胸膜囊的左、右两部分。

（一）胸膜

胸膜pleura 属于浆膜,分为脏胸膜和壁胸膜。**脏胸膜**visceral pleura 被覆于肺的表面,与肺紧密结合,并伸入叶间裂内。**壁胸膜**parietal pleura 贴附在胸内筋膜内面、膈上面和纵隔侧面,并突至颈根部。根据其分布部位不同分为 4 部:**肋胸膜、膈胸膜、纵隔胸膜和胸膜顶**。胸膜顶突向锁骨内侧 1/3 段上方 2~3cm,上面覆以胸膜上膜,起固定和保护作用。肺根下方脏、壁胸膜的移行部分形成双层的**肺韧带**pulmonary ligament,它上连肺根,下部可达肺之下缘,有固定肺的作用。

（二）胸膜腔

胸膜腔pleural cavity 为脏、壁胸膜在肺根处相互延续共同围成左、右各一的密闭潜在间隙,腔内为负压,并有少量浆液。

壁胸膜与脏胸膜之间大部分互相贴近,故胸膜腔是潜在的腔隙,但在某些部位壁胸膜相互转折处,深呼吸时,肺缘也不能伸入其内,这些部位的胸膜腔称为**胸膜隐窝**pleural recesses,主要有肋膈隐窝和肋纵隔隐窝。**肋膈隐窝**costodiaphragmatic recess 位于肋胸膜与膈胸膜转折处,呈半环形,自剑突向后下至脊柱两侧,后部较深,是最大的胸膜隐窝,也是胸膜腔最低处,胸膜腔积液首先积聚于此处。胸膜腔穿刺抽液时,常选择肩胛线和腋后线第 8、9 肋之间将针刺入此隐窝内。**肋纵隔隐窝**costomediastinal recess 位于肋胸膜与纵隔胸膜前缘转折处下部,左侧较明显,在胸骨左侧第 4~5 肋间隙后方,心包前方,肺的心切迹内侧。

（三）壁胸膜返折线的体表投影

壁胸膜返折线的体表投影是指壁胸膜各部互相返折部位在体表的投影(图 3-1-11)。

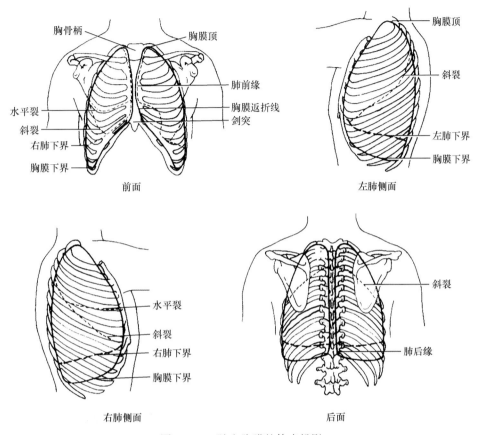

图 3-1-11　肺和胸膜的体表投影

1. 胸膜前界　胸膜前界为肋胸膜前缘与纵隔胸膜前缘的返折线。两侧均起自胸膜顶,即锁骨内侧 1/3 段上方 2.5cm 处,向内下行经胸锁关节后方至第 2 胸肋关节的高度,两侧靠拢,于正中线稍左垂直向下,右侧者,直达第 6 胸肋关节处移行为下界,左侧者,至第 4 胸肋关节处转向下,沿胸骨侧缘外侧 2~2.5cm 下行,达第 6 肋软骨中点处移行为下界。两侧胸膜前界在第 2~4 胸肋关节高度互相靠拢,向上、向下又各自分开,形成两个三角形无胸膜区。上方的为胸腺三角,儿童较宽,内有胸腺;成人较窄,有胸腺遗迹和结缔组织。下方的称为心包三角,此处心包未被胸膜遮盖,直接与胸前壁相贴。

2. 胸膜下界　为肋胸膜与膈胸膜的返折线。右侧起自第 6 胸肋关节后方,左侧起自第 6 肋软骨中点处,两侧均向外下行,在锁骨中线与第 8 肋相交,腋中线与第 10 肋相交,肩胛线上与第 11 肋相交,近后正中线上平第 12 胸椎棘突高度。

六、淋　巴　结

胸部的淋巴结主要位于纵隔内,纵隔内淋巴结较多,排列不甚规则,各结群间无明显界线,主要有以下数群。

1. 纵隔前淋巴结 位于上纵隔前部和前纵隔内,沿出入心的大血管、动脉韧带和心包前方排列,收纳胸腺、心包前部、心、纵隔胸膜、膈前部和肝上面的淋巴,其输出管注入支气管纵隔干。纵隔前淋巴结可分为:①心包前淋巴结,1~4 个,位于心包前方;②主动脉弓淋巴结,3~6 个,位于主动脉弓周围,其中位于动脉韧带周围的淋巴结分别称为动脉韧带淋巴结;③静脉前淋巴结,2~5 个,位于上腔静脉周围。

2. 中纵隔淋巴结 位于中纵隔和上纵隔中部,收集肺、脏层胸膜、支气管、气管胸段、心和心包等处的淋巴,其输出淋巴管注入左右支气管纵隔干。

(1) 气管、支气管淋巴结:数目较多,按引流的顺序分为下列 5 群淋巴结(图 3-1-6,图 3-1-12):①肺内淋巴结,每侧 18~21 个,位于肺内,沿肺内支气管及肺动、静脉分支排列,收集相应肺叶和肺段的淋巴;②肺门淋巴结,3~5 个,位于肺门附近,收集肺和脏层胸膜的淋巴;③气管杈淋巴结,2~3 个,位于左、主右支气管的分叉夹角处,收纳两肺下叶、右肺中叶和左肺上叶下部的淋巴;④气管支气管淋巴结,每侧 3~6 个,位于气管杈和主支气管周围,收纳肺、主支气管、气管杈和食管的淋巴,其输出管注入气管旁淋巴结(图 3-1-6);⑤气管旁淋巴结,每侧 3~4个,位于气管周围,收纳气管胸部和食管的部分淋巴,其输出管注入支气管纵隔干。

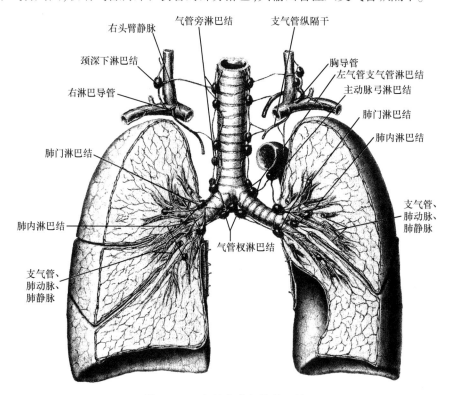

图 3-1-12　气管和支气管淋巴结

(2) 心包外侧淋巴结:每侧 2~3 个,位于心包与纵隔胸膜之间,沿心包、膈、血管排列,收纳心包和纵隔胸膜的淋巴。

(3) 肺韧带淋巴结:每侧 1~3 个,位于肺韧带两层胸膜之间,接纳肺下叶底部的淋巴,其输出管注入气管支气管淋巴结。肺下叶肿瘤可转移到此淋巴结。

3. 纵隔后淋巴结 8~12 个,位于食管两侧、心包后方、胸主动脉前方,收纳食管、胸主动脉、心包后部和膈后部等部分淋巴,其输出管多注入胸导管(图 3-1-6)。

【纵隔淋巴结的国际分区】

纵隔淋巴结的解剖分群简单易记,但不够细致。目前国际上对纵隔淋巴结分区主要采用 1983 年美国胸科协会图(American Thoracic Society map of regional pulmonary lymph nodes,ATS)(图 3-1-13,表 3-1-2)。

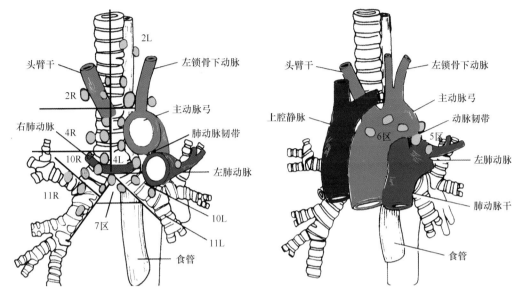

图 3-1-13　纵隔淋巴结

表 3-1-2　纵隔淋巴结 ATS 图注解

分区	名称	位置
2R	右气管旁上淋巴结	气管中线的右侧,头臂干和气管的交点与肺尖之间
2L	左气管旁上淋巴结	气管中线的左侧,主动脉弓顶与肺尖之间
4R	右气管旁下淋巴结	气管中线的右侧,奇静脉弓上缘与头臂干和气管右缘的交点之间
4L	左气管旁下淋巴结	气管中线的左侧,主动脉弓顶与气管隆嵴平面之间,动脉韧带的内侧
5	主动脉肺淋巴结	动脉韧带或主动脉弓或左肺动脉的外侧,左肺动脉第 1 支的近侧
6	纵隔前淋巴结	升主动脉或头臂干的前方
7	隆嵴下淋巴结	气管隆嵴下方,与肺下叶支气管或下叶动脉无关
8	食管旁淋巴结	气管后壁的后方和食管中线及左右侧
9	左(右)肺韧带淋巴结	左(右)肺韧带内
10R	右气管支气管淋巴结	气管中线的右侧,奇静脉弓上缘与右肺上叶支气管起始处之间
10L	左支气管淋巴结	气管中线的左侧,气管隆嵴与左肺上叶支气管口之间,动脉韧带的内侧
11R	右肺内淋巴结	右肺内,主支气管的远侧
11L	左肺内淋巴结	左肺内,主支气管的远侧
X	锁骨上淋巴结	锁骨下动脉和臂丛附近

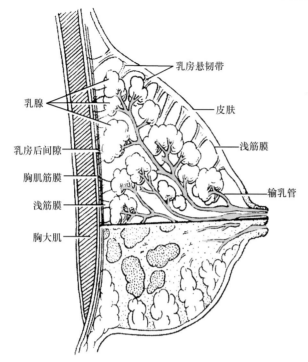

图 3-1-14　女性乳房(矢状切)

七、乳　　房

乳房mamma 是人类和哺乳动物皮肤的特化器官,其形态发育受内分泌激素的影响,故具有明显的性别特征。在儿童和男性不发达。

青春期未授乳女性的乳房呈半球形,位于第 2～6 肋高度,胸大肌表面,胸骨旁线和腋中线之间。乳房由乳腺、脂肪和皮肤等构成(图 3-1-14)。乳腺位于浅筋膜浅、深两层之间,被结缔组织分隔成 15～20 个乳腺叶。每一腺叶有一个输乳管 lactiferous duct,以乳头为中心呈放射状排列,末端开口于乳头的输乳孔。乳腺叶间脂肪组织包于乳腺周围,称脂肪囊,其内有许多一端连于皮肤和浅筋膜浅层,一端连于浅筋膜深层的结缔组织纤维束,

称乳房悬韧带suspensory ligament of breat,或Cooper 韧带。韧带两端固定,无伸展性。

(洪乐鹏　陈金龙　王　星)

第二节　X 线 解 剖

胸部结构在常规 X 线检查中,具有良好的自然对比,能够清晰地显示大多数解剖结构,效果好,方法简单。因此,X 线检查是胸部检查中最常用的影像学方法。其中,骨骼密度最高,呈浓白色阴影;胸壁软组织及心脏、大血管密度次之,呈白色阴影;而肺组织密度最低,呈黑色阴影。正常胸部 X 线片是胸腔内外各种组织、器官的复合投影。除透亮的肺和致密的纵隔等影像外,还包括胸壁结构、胸膜、气管支气管和膈肌等影像。常规 X 线检查的缺点是纵隔结构和肺微细解剖结构显示不佳。

一、胸壁 X 线解剖

肋骨共有 12 对,呈弓状,第 1～7 对肋骨起始段略向后上行,然后,向外下行至腋后线处转向前,而后向内下延伸为肋软骨并与胸骨相连。第 8～10 对肋由内上向外下,并延续为肋软骨,依次相连形成肋弓。第 11 和 12 肋较短小,前端游离于腹壁肌层中,称浮肋(图 3-2-1)。

(一) 肋骨后前位像

在影像学上,肋骨自后向前划分为后肋和前肋。后肋位置较高,略圆且较厚,密度高,显影轮廓清晰,其位置接近横位,前端下倾;前肋骨形扁薄,密度较低。前肋斜向内下与后肋交叉共同构成网格状。肋骨下缘有肋间神经和血管伴行,形成肋沟,骨质较薄而不规则,后肋尤为明显。两侧肋骨的位置及肋间隙的宽度基本对称,故肋骨和肋间隙用于肺内病变定位的标记。肋软骨 X 线上不显影,故肋骨前端似呈游离状。钙化后显示为在肋骨与胸骨之间连续的片状、条状或块状高密度影,沿肋骨走向分布。

在决定后肋的序数时需先辨识第 1 肋后端。第 1 肋后端位置最高(有时与第 2 肋后端有重叠),肋头与第 1 胸椎侧缘接触,其前端通常已降至第 4 后肋平面。它的外形较宽,两侧共同参与胸廓上口的组成。各前肋斜向内下并与后肋交叉重叠(图 3-2-2)。

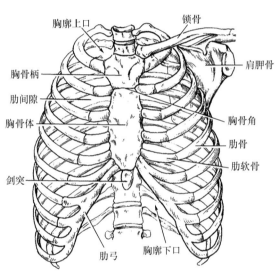

图 3-2-1　胸廓(前面观)

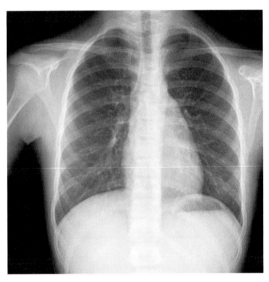

图 3-2-2　胸廓后前位像

(二) 肋骨变异

肋骨常见变异有以下几种(图 3-2-3):

1. 颈肋　起自第 7 颈椎横突处,为位于第七颈椎一侧或两侧的短小肋骨,长者投影于肺尖,短者仅为小指状骨块。

2. 叉状肋　为最常见的肋骨变异,多发生于第 3、4 肋骨前端,表现为肋骨前端呈叉状。

3. 肋骨联合　多见于第 5、6 后肋间的局部骨性融合。

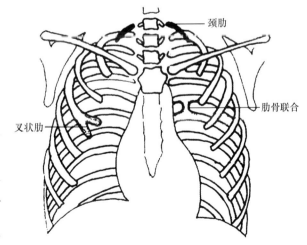

图 3-2-3　肋骨的变异

4. 肋骨缺如和发育不全　常见第 12 肋发育不全,形体细小,甚至缺如。

二、纵隔 X 线解剖

　　纵隔的分区在纵隔病变的影像诊断中具有重要意义。纵隔的分区方法有多种,常用的为九分区法(图3-2-4),即在侧位胸片上,纵隔前起自胸骨后缘,后达胸椎前缘及脊柱旁沟,根据解剖标志将纵隔分为前、中、后部及上、中、下部,从而将纵隔分为9个分区。

　　上下分区:自胸骨柄、体交界处至第四胸椎体下缘连线以上为**上纵隔**,肺门下缘水平线(通过第8胸椎体下缘)以下区域为**下纵隔**,上述两条线之间区域为**中纵隔**。

　　前后分区:胸骨之后,以心脏、升主动脉和气管前缘的连线为**前、中纵隔**的分界,以食管前壁为**中、后纵隔**的分界线,食管及食管以后为**后纵隔**,有时由于在侧位胸片上区分食管壁困难,又以较易辨别的气管后壁作为分界。

(一) 纵隔后前位像

　　在后前位胸片上(图3-2-5),**纵隔影**是心脏、大血管、气管、食管、胸骨及胸椎等影像重叠在一起的高密度影,大部分位于正中线左侧,小部分居正中线右侧。纵隔影的两侧缘主要由心和大血管组成。纵隔影的左、右两缘并不对称,也不平直,分别显示相关结构的外缘。

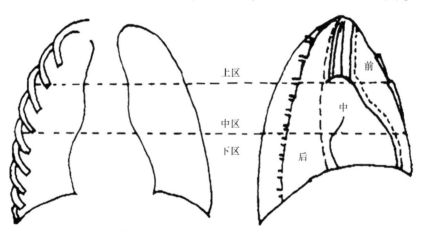

图 3-2-4　纵隔的分区

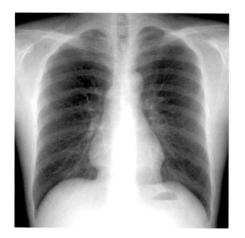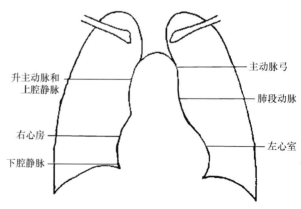

图 3-2-5　纵隔后前位像

　　纵隔右缘:基本可分为上、下两段,中间以浅沟为界。上段较平直,与上位几个肋头重叠,由上腔静脉或升主动脉右缘构成,上段的最上端转向右上的部分为头臂静脉。在婴儿期,胸腺特别发达,可使纵隔上段增宽。纵隔右缘下段常呈一较大的向右凸出的弧形,是右心房右缘的阴影,右缘下端与膈影之间构成**右心隔角**,本来尖锐,常因脂肪组织堆积形成的心包脂肪垫填充而显影钝圆。

　　纵隔左缘:可分为三段,分别显示出三个向左凸出的弧形。上段由**主动脉弓降部**构成,呈半球形,故称**主动脉球(结)**。中段比较低平,有时稍有隆凸,由**肺动脉**构成。下段最长,斜向左下,由**左心室左缘**构成。左缘上端由主动脉球伸向外上的致密影为左锁骨下动脉的左缘。左缘下端也有心隔角,也常因有脂肪垫填充而成钝角,往往左侧较右侧明显,密度较心脏阴影为淡,脂肪垫在肥胖人中尤为明显。

　　在致密的纵隔影内,有时可见透明的气管影沿中线下降,下端分为左、右主支气管,分别伸入两侧肺门。有时可见**奇静脉影**,在气管与右主支气管交界处,呈小椭圆形的致密影,正常成人宽 3~7mm,妊娠妇女为 3~15mm,平均 7mm。

(二) 纵隔侧位像

　　在侧位胸片上(图 3-2-6),可见纵隔前界的胸骨及后界的胸椎,上界为模糊不清的胸廓上口,下界为致密弧形的膈影。在纵隔的前下部有大而致密的心影。心影呈椭圆形,其上端向上延续为升主动脉,升主动脉上升至纵隔上部便弧形向后成为主动脉弓,继而下降为降主动脉,粗大而致密因此较易观察。降主动脉沿胸椎下降,其后缘与胸椎前缘部分重叠。

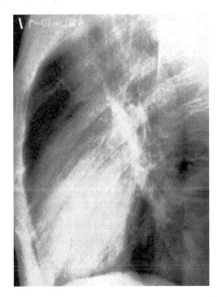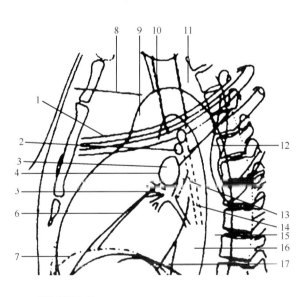

图 3-2-6 纵隔侧位像

1.肋骨;2.支气管断面影;3.右肺动脉;4.胸骨后间隙;5.肺静脉;6.斜裂;7.膈顶;8.上臂软组织影;9.升主动脉;10.气管;11.主动脉上三角;12.肩胛骨;13.右支气管;14. 左支气管;15. 降主动脉;16. 心后间隙;17.下腔静脉

　　在胸骨影与上腔静脉、升主动脉、心前缘之间的透明三角形间隙称为胸骨后间隙,间隙内虽有胸腺、结缔组织等结构,但都不显影。在心脏、主动脉弓和降主动脉三者围绕的范围内,有椭圆形的肺门区,由胸廓上口下降的气管透明柱越过主动脉弓,进入肺门区。在气管后带、胸椎前缘与主动脉弓上缘之间的透亮三角区称为**主动脉上三角**(有时也称主动脉三角),内有不显影的食管通过,此间隙的大小随体型和呼吸相而变化。此外,在膈影上方,心后缘与降主动脉之间的透明间隙称为心后间隙,此间隙的前下角为后心膈角,此角因重叠下腔静脉上端影而表现为灰暗的小三角形。

主动脉肺动脉窗位于主动脉弓与肺动脉之间,此窗的外侧面为自主动脉弓向下覆盖的纵隔胸膜,内侧面为气管左缘,左主支气管上缘和食管,前缘为纵隔胸膜向下延伸覆盖于肺动脉上而后终止于左上肺静脉的近心端。其后部胸膜反折面自主动脉弓的后部向下达降主动脉的上段。主动脉肺动脉窗为一透亮的阴影,主动脉弓下缘和肺动脉上缘显示清楚。

(三) 食管造影的 X 线解剖

食管为一前后扁平的肌性管道,是消化管各部中最狭窄的部分,位于脊柱的前方,经过颈部、胸部穿膈肌的食管裂孔进入腹腔,全长约 25cm。在 X 线平片上,食管不能显影。但在吞钡造影时,可较好地观察食管的动态表现。

1. 食管造影右前斜位像

(1) 充盈相(图 3-2-7):食管呈外壁完整的管状影,上端在第 6 颈椎水平续于咽的下缘,沿脊柱前方下行,并随颈、胸椎曲度而自然弯曲。下端约平第 11 胸椎体高度与胃的**贲门**连接。食管的管径随钡剂的充盈而扩张,扩张时其宽度为 1.5~3cm。食管在纵隔内与主动脉弓、左主支气管和左心房相邻,并受它们的压迫形成三个**生理压迹**。因各压迹都在食管的左前方,因此,右前斜位是显示压迹的常用位置。①**主动脉弓压迹**:相当于第 4、5 胸椎水平,是一个半月形的弧形凹陷。压迹的深度随年龄的增长逐渐变深。老年人主动脉硬化曲张,此压迹非常明显。②**左主支气管压迹**:位于主动脉弓压迹稍下方,为左主支气管斜行跨过食管的左前方,也呈半月形的凹陷,压迹的深度和宽度变异较大,有时还可出现轻度成角的切迹。一般在其前方可以看到含气透明的斜行支气管影。此压迹与主动脉弓压迹之间的食管前壁往往相对膨出,当钡剂通过后,膨出处可有少量滞留,造成假憩室现象。③**左心房压迹**:位于食管中下段和心影后方,为一浅而长的压迹。一般儿童较成人明显,成年人在深呼气时显著,深吸气时不易看出。

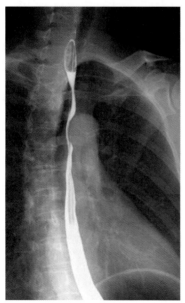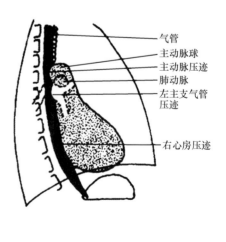

图 3-2-7　食管造影右前斜位像

（2）黏膜相：钡剂大部分排空后，显示出 2~5 条纵行平行的细条状低密度影，即黏膜皱襞，宽度不超过 2mm。黏膜皱襞之间因存留少量钡剂而呈现高密度（白色）影像，黏膜皱襞在穿膈肌时彼此有聚拢的倾向，通过裂孔后又再分离，到达贲门时又可聚拢。

2. 食管造影正位像　在正位片上（图 3-2-8），食管与其前后的结构重叠较多，故显影不甚明显，但仍可见其轮廓。食管的下行过程可见两个向左偏移的弧形自然弯曲。一个在颈段和上胸段，另一个在食管下段。此外，在正位片上也能见到主动脉弓压迹，凹陷较浅。一般利用此压迹之最凹点至主动脉球影的最外点之间的距离代表主动脉弓的直径。

3. 食管的 X 线透视表现　在进行钡剂 X 线透视观察时（图 3-2-9），应在钡剂通过食管的不同时间，采用能充分显示食管形态的方位进行观察。

当钡剂通过食管上段时，以正位观察最佳，可见进入咽部的钡剂经左、右两侧梨状隐窝下降，向中线汇合

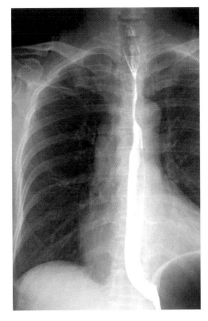

图 3-2-8　食管造影正位像

进入食管上段，在此钡剂显示第一个生理狭窄段，长约 1cm。此时以右前斜位观察最佳，可见钡剂以食管蠕动为动力，向下很快地通过食管。

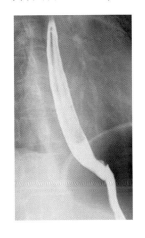

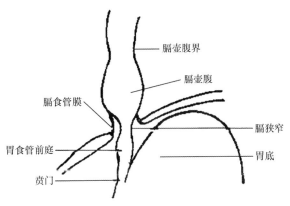

图 3-2-9　食管下端示意图

食管蠕动波由下咽动作激发，表现为不断地向下推动的环形收缩波，具体表现为上一段食管收缩的同时，下方的一段食管出现扩张，以接纳钡剂。随后，原收缩的部位恢复静止状态，原扩张段出现收缩，在它的下方又出现新一段扩张，钡剂便不断向下推进，此蠕动称第一蠕动或原发性蠕动。第二蠕动波为继发性蠕动波，是由主动脉弓水平开始向下推进，是食物对食管壁的压力引起。在一些特殊情况下，食管壁环状肌可出现局限性不规则收缩，形成波浪状或锯齿状边缘，出现突然，消失迅速，多发生于食管下段，又称第三收缩，多见于老年人、食管炎或食管贲门失弛缓症状患者。

深吸气时，由于膈肌下降，食管裂孔收缩，常使蠕动波向下推进至膈以上 4~5cm 时暂

停,钡剂在膈上方停顿,形成膈以上的食管一过性扩张,膨大呈壶腹状,其长度可达 4~5cm,称**膈壶腹**。呼气时消失,属正常现象。在膈壶腹膨大以后,其下端至胃贲门之间的部分(即经过膈肌食管裂孔和膈下的部分),也相继扩张称为**胃食管前庭**,并与膈壶腹连成一体,随后,膈壶腹在几秒钟内逐渐收缩,而胃食管前庭仍在扩张。膈壶腹膨大消失后,胃食管前庭才相继收缩,将其内留下的钡剂最后推入胃内。有时在膈壶腹扩张的同时,胃食管前庭未能随之扩张,则膈壶腹在上、下两端收缩的对比下显得特别膨出,并呈圆形或椭圆形。

食管在胚胎第3周,由前肠的腹侧壁上突出一个内胚层憩室,称呼吸憩室。随后前肠内面两侧各向内突出一纵嵴,将管腔分为前、后两部,前部演化为呼吸道,后部逐渐演化为食管。在发生的过程中,若出现障碍,则会产生食管变异如食管气管瘘、食管闭锁、先天性食管狭窄、双食管畸形和食管憩室等。

三、胸膜及肺 X 线解剖

(一)胸膜的 X 线解剖

由于胸膜极薄,一般不能显影,只有在胸膜的走行与 X 线方向平行时,方可显示条状或线状致密影。

(二)肺的 X 线解剖

肺主要由各级支气管、肺内血管和大量肺泡组织构成,表面被覆脏胸膜。在正常胸片上,因肺内充有大量空气,透明度很高,因此能够显影的结构只有一些较大的血管和支气管。肺的各解剖结构投影在 X 线片上主要表现为肺野、肺门和肺纹理。

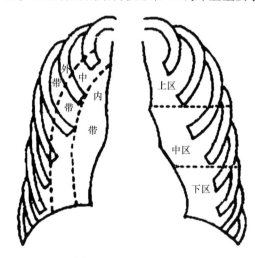

图 3-2-10 肺野的划分

1. 肺野 在后前位胸部平片上,两肺表现为均匀一致较透明的区域,称之为**肺野**。两侧肺野,内为纵隔缘,外为肋缘,下为膈缘。通常两侧肺野透亮度相同,肺野的透亮度与肺含气量成正比,与肺内的血液量成反比。呼气时,肺内气量减少,吸气时则相反。此外,肺野的密度还与胸壁软组织厚度有关,肥胖者透亮度低,瘦弱者透亮度高。各肺叶与肺段之间无明显分界,两侧肺野内只能看出肺门结构和肺纹理。

为了病变的定位,人为地把每侧肺野沿纵轴和横轴分别划分为上、中、下三野和内、中、外三带(图 3-2-10)。沿横轴的划分是分别在第2肋和第4肋前端的下缘各作一水平线,上位水平线以上的区域为上野,上、下两水平线之间的区域为中野,下位水平线以下为肺下野。其中肺上野第一肋圈外缘以内的部分称肺尖区,锁骨以下至第二肋圈外缘以内的部分称锁骨下区。沿纵轴的划分是把肺门向外至肺野最外界的距离平均分为三等分,再通过其外、中 1/3 交点和中、内 1/3 交点各作一平行于侧胸壁的弧线,把肺野划分为外、中、内三带。一般正常肺纹理仅见于内、中两带,外带很少。如用高千伏摄影,外带也可显示出细小的肺纹理。

2. 肺叶　右肺分为上、中、下三叶,左肺分为上、下两叶,外形上以明显的叶间裂为界(图 3-2-11)。在 X 线影像上,如果叶间胸膜线显影,则容易划出各叶的范围。如果叶间胸膜线不显影,则以标志线代替胸膜线来划分各肺叶的界限。

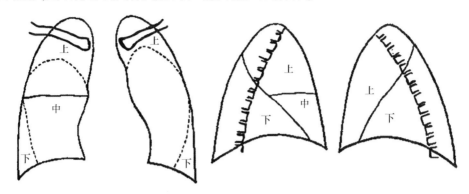

图 3-2-11　肺叶 X 线解剖(正、侧位)

(1)两肺肺叶在正位片上的界限:在正位胸片上,只有右肺横裂线比较明显,而两侧的斜裂线多不显影。在右肺横裂线上方为上叶,横裂线下方为中叶,下叶居上、中两叶后方。左肺上、下两叶之间没有明显的界限,两叶前后重叠的范围更大,只有肺尖区单属上叶,左肋膈角区单属下叶。如果在正位片的重叠区有病变,一般不能决定病变在肺的哪一叶,必须用侧位片对照才能知道病变的准确部位。

(2)右肺各叶在侧位片上的界限:在右胸侧位片上,如胸膜线显影,可见右肺斜裂胸膜线上半的前方和右肺横裂胸膜线以上的范围为右肺上叶,此叶呈不规整的四边形,居肺野上部。右肺横裂线下方和右肺斜裂线下半以前的范围为右肺中叶,呈三角形,相当在右肺野前下部。在右肺斜裂线后方都属右肺下叶,呈一大三角形,居右肺野之后下半。如果侧位片上叶间胸膜线不显影,则以胸膜的标志线来划分。右肺斜裂的标志线为自第 5 肋后端开始斜向前下,至膈前缘后方 2~3cm 处,大致与第 6 肋平行。横裂标志线为自右肺斜裂标志线中点向前作一水平线。根据这两条标志线,同样也可以划出各叶的范围。

(3)左肺各叶在侧位片上的界限:在左胸侧位片上,如左肺斜裂胸膜线显影,则斜裂线前上方为上叶,斜裂线后下方为下叶,两叶都呈三角形。如果左肺斜裂胸膜线不显影,则以其标志线来划分。此标志线自第 3 或 4 肋后端起,向前下至肺野前下角,此线上方为上叶,后下方为下叶。

除了右肺三个肺叶,左肺两个肺叶外,肺内额外的肺叶称为**副叶**,为先天变异,常见的副叶有:①奇叶:位于右肺上叶的内上部,外缘为**奇副裂**,又称奇静脉裂,为奇静脉发育异常所致。②下副叶:又称**心后叶**,位于内基底段的内侧,右肺较多见,外缘为**下副裂**。

3. 肺门　影像学的**肺门**是指纵隔两侧由肺根结构显影而成的致密影,与解剖学上的肺根既有统一的含义,即均指肺和纵隔连接的部分,又有不同的含义:解剖学上的肺根指的是肺外、纵隔内的部分,进入肺内则不属于肺根;而 X 线上能看到的肺门结构恰恰是进入肺内的部分,因为纵隔内的部分不能在一般胸片上显示出来。形成肺门影的主要结构由肺动脉的肺叶、肺段分支,相应的肺静脉分支,支气管和淋巴结等组成。

(1)肺门正位像:胸部正位片上(图 3-2-12),两侧肺门影的大小和密度大致相同,一般左侧比右侧高 1~2cm。正常肺门影上界平第 2 前肋间,下界平第 4 前肋间,外界应在两肺中野的内带范围以内。肺门密度较心影略低,而且疏密不均。两侧肺门可分为上、下两部,上、下两部相交所形成的夹角,称**肺门角**,右侧显示较清楚。右肺门上部主要由**右上肺动脉**及**肺静脉**的分支组成,而下部为**右下肺动脉**,约占右肺门的 2/3,两者之间构成尖端向内的右肺门角,正常此角较锐,有时可以钝圆,但不应有向外凸出影,如出现则是淋巴结肿大的表现。左肺门由左肺动脉及上肺静脉的分支构成,上部为左肺动脉弓,呈边缘较光滑的半球形阴影,直径 2~2.5cm,下部则由左下肺动脉构成。在两肺门影以内或其外周的致密小圆点影是肺小血管的断面影,其直径 2~3mm,有时还出现环形的小支气管断面影。

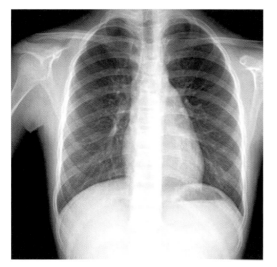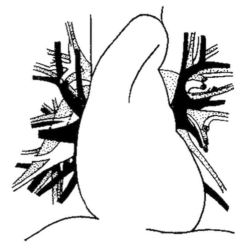

图 3-2-12　肺门正位像(动脉、静脉、支气管)

(2) 在侧位胸片上(图 3-2-13),肺门影居胸廓中央,相当于第 5、6 胸椎的前方,位于心

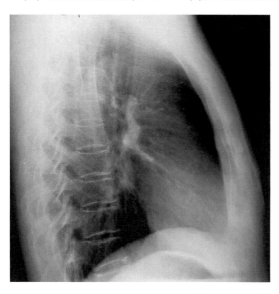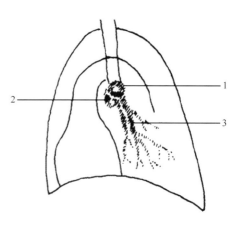

图 3-2-13　肺门侧位像
1. 左肺动脉;2. 右上肺静脉;3. 两下肺动脉

影后上端与主动脉弓和降主动脉之间。肺门显影比较致密,常呈椭圆形,但无明确的边界。左、右两侧肺门影一般有不同程度的重叠,其中右肺门结构多偏前,左肺门位于后方。表现为一尾巴拖长的"逗号"影,前缘为上肺静脉干,后上缘为左肺动脉弓,其拖长的尾巴为两下肺动脉干构成。因其结构主要由血管和支气管影构成,所以肺门影内既有密度大的血管,也有透明的支气管。气管透明影下端变细,降入肺门区时已分成左、右主支气管。两侧肺门影完全分开时,二者之间有左、右主支气管形成的含气影像。

4. 肺纹理 肺纹理是由两侧肺野内由肺门向外呈放射状分布的树枝状阴影,主要由肺动脉、肺静脉影构成,支气管、淋巴管及少量间质组织也参与肺纹理的组成,较大的支气管可出现透明的管状影。在正位胸片上(图3-2-14),肺纹理由内向外逐渐分支变细。正常肺纹理只见于两肺的内、中两带,外带的分支多因细小而不显影。一般肺野下部纹理较上部密集,老年人纹理比青年人显著,呼气时两肺下野的纹理要比吸气时密集。肺纹理的多少及粗细程度受多种因素的影响,故对胸部疾病的诊断价值需结合其他影像和临床表现综合分析。肺纹理中动脉与静脉差别不大,很难一一区别。只有熟练地掌握动、静脉的分支和走行,才能粗略地区分出某些分支。

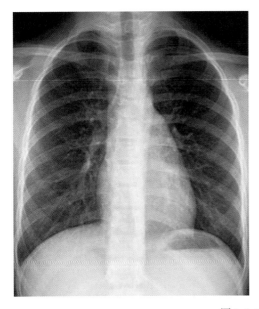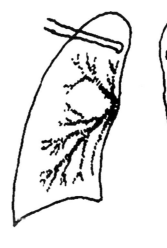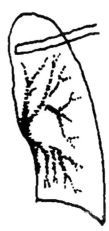

图 3-2-14 肺纹理

(三) 气管及支气管

气管与支气管影像只有在高千伏摄影、体层摄影或支气管造影时,才能较清晰显示。

1. 气管 在后前位胸片上(图3-2-5),气管位于上纵隔中部,上缘起自第6~7颈椎水平,至第5~6胸椎水平分为左、右主支气管,平均长10cm,宽1.5~2cm,呈带状低密度阴影,气管上中段较清楚(图3-2-14)。下段因与主动脉弓阴影重叠较模糊。胸段气管影略偏向右侧。其左侧壁可见一浅弧形主动脉弓压迹。右侧壁外方,右主支气管上缘,可见一椭圆形软组织阴影为奇静脉根部投影。

2. 支气管 左、右主支气管入肺门后即分为肺叶支气管。右肺分为上叶支气管、中叶支气管和下叶支气管，左肺分为上叶支气管和下叶支气管。各肺叶支气管进入相应的肺叶后再分支为肺段支气管。肺段支气管又分出亚段支气管。上述各级肺内支气管在胸部平片上都不显影，**支气管造影**的方法已很少采用，但利用支气管造影片，可了解支气管的走行及分布。

（1）右肺支气管造影像

1）右支气管造影正位像（图3-2-15）：右主支气管在入肺前便分出上叶支气管，几乎成直角发自右主支气管右壁，发出部位距气管隆凸1～4cm。上叶支气管长1～2cm，宽0.8～1.0cm，向右上伸入右肺上叶，再分为尖、后和前三支肺段支气管，三支呈扇形分开，尖支向上，后支向外上，前支向外下。

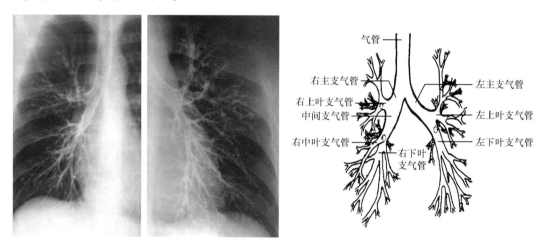

图3-2-15 左、右支气管正位像

右主支气管分出上叶支气管后，主干继续行向外下，至发出中叶支气管之间长2～3cm部分无任何分支，称为**中间支气管**，其管径1.0～1.1cm。中间支气管下端由前壁发出中叶支气管，其管径约0.7cm。在正位片上，中叶支气管向下行，并与下叶支气管的分支重叠，约下行1.5cm后分为内、外两支。内支向下，外支伸向外下。中叶支气管及其内支的行走方向，常沿心影右缘下行，以此可作为识别的标志。

中间支气管向下直接延续为下叶支气管。下叶支气管的主干很短，管径约1.0cm。在其上端，相当于中叶支气管开口的平面或稍下方，发出下叶背支。背支向后发出，在正位片上多与下叶支气管重叠或分别伸向下叶支气管的内、外侧，也可与上叶支气管的前支交叉重叠。

下叶支气管发出背支后称基底支气管干，此干向外下分为四条基底支。四条基底支虽然不易区分，但在正位片上的位置关系从外向内分别为前基底支、外基底支、后基底支和内基底支。其中内基底支与心右缘影重叠而易于识别，其他三支应先与中叶支气管区分开，而后再按它们的位置排列来判定。

2）右支气管造影斜位像（图3-2-16）：在斜位片上，左肺支气管与脊柱重叠，显示不清。而右肺支气管位于脊柱前方的肺野内，显影清晰，其影像基本与侧位相似，即上叶支气管的尖支向上，后支向后上，前支伸向前方。中叶支气管自中间支气管下端向前发出，并再分为居上的外支和居下的内支。背支伸向后方，并在中间支气管后方再分支。只有四条基底支

的排列次序与侧位片不同,斜位片上由前至后分别为前基底支、外基底支、内基底支和后基
底支。

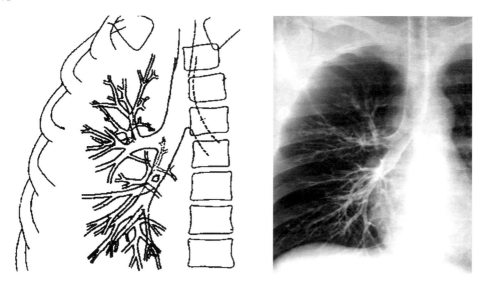

图 3-2-16 右支气管斜位像

(2) 左支气管造影

1) 左支气管造影正位像(图 3-2-15):左主支气管入肺前也已分为上叶支气管和下叶支
气管,分别进入左肺的上、下叶。下叶支气管为左主支气管的直接延续,而上叶支气管明显
转向外侧。

左肺上叶支气管较短,入肺后很快分为上、下部。上部伸向外上,长 0.5~1cm,又分为
尖后支和前支。尖后支(右肺上叶的尖支和后支共干)上行不久便分为尖支和后支。尖支
较粗大,继续垂直上行,而后支较细小,伸向外上方。下支(舌部)在正位片上走向外下,长 1
~2cm,再分为上、下两支。上支较高,居上部前支影下方。下支较低,与下叶支气管的分支
有些重叠。上下两支继续分支进入左肺舌叶。

左主支气管在分出上叶支气管后,其直接延续的部分即为左肺下叶支气管。下叶支气
管较长,首先向后外侧发出上段支气管(背支),分布于左肺下叶的上段。本干伸向外下,发
出四条与右侧同名的基底支。由于心偏左侧,左肺体积较小,致使内基底支常与前基底支
共干,成为前内基底支。在正位片上,各基底支因受心的推移,其位置排列由外向内分别为
前内基底支、外基底支和后基底支。前内基底支的分支有的与外基底支重叠,后基底支常
与心影重叠。

2) 左支气管造影斜位像(图 3-2-17):在斜位片上,右肺支气管与脊柱重叠而难以显影,
而左肺支气管却较好地展示于脊柱前方之肺野内。上叶支气管上部伸向前上并再分为向
上的尖后支和向前的前支,下支(舌部)伸向前下并再分为上、下支入舌叶。下叶支气管上
端向后发出背支,背支常与心影重叠。向下散开的三条基底支排列次序与侧位相同,即由
前至后分别为前内基底支、外基底支和后基底支。其中后基底支常与心影重叠,外基底支
常沿心左缘下行。

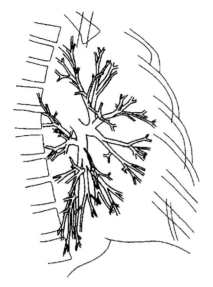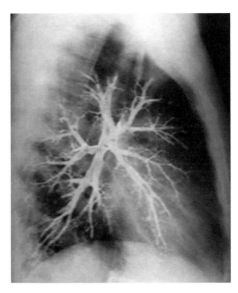

图 3-2-17 左支气管斜位像

上述左、右肺各级支气管分支情况都是典型的表现,实际上变异很多。例如分支的发出部位存在变异、分支间出现不同情况的共干或应共干的分支却分别发出。

四、心及心包 X 线解剖

心、大血管是胸腔纵隔内的主要器官,大部分边缘都与含气的肺组织相邻,具有良好的天然对比性,X 线能很好地显示。但其内部结构之间缺乏自然对比,普通 X 线检查难以清楚显示,故只能显示其平面投影轮廓。心脏各部和大血管彼此重叠,因此必须采用不同的投照角度,才能显示不同部分的外形。

心脏与大血管常规 X 线检查的摄片体位包括后前位、右前斜位、左前斜位和左侧位,其中后前位为最基本的位置,右前斜位和左前斜位已基本不用。

(一)心和大血管后前位像

后前位(又称正位):主要观察心脏和大血管的大小、形态、位置和轮廓的一般情况,供作测量用(图 3-2-18)。

正常心脏和大血管的阴影位于胸部中间,是纵隔的主要组成部分,与胸骨、胸椎及纵隔其他结构重叠,故心影致密浓白。心影上缘可达胸骨角水平,下缘达剑突下 5mm(第 12 胸椎水平)。心影的三分之一分居于正中线的右侧,三分之二位于左侧,心尖指向左下。正常心影可有三种不同形态:①垂位心:心影纵轴和水平面的夹角明显大于 45°;②斜位心,夹角约为 45°;③横位心:夹角明显小于 45°。成年人以斜位心者居多。

1. 心右缘 分为上、下两段,两段之间常有一表浅的切迹,上段主要为上腔静脉及升主动脉右缘的复合投影。在儿童及青年,上段主要为上腔静脉,且边缘显影较直,向上一直延伸到锁骨水平,升主动脉隐于其内;中年以后,升主动脉延伸,逐渐掩盖上腔静脉,成为心右缘上段的主要部分,并表现为轻微向外膨出的浅弧状阴影;老年人的升主动脉因硬化和迂

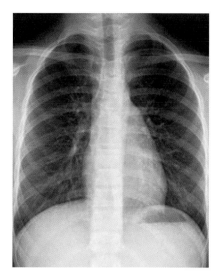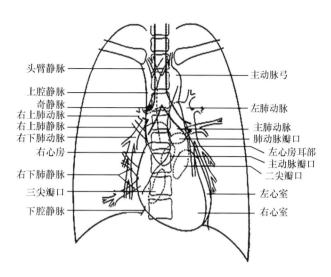

图 3-2-18　心和大血管后前位像

曲延伸显著,明显向左上移动,故心右缘上段全部由升主动脉构成,而且明显向右膨出。下段圆隆,密度较高,主要由右心房右壁构成。正常情况下,右心室不参与下段的构成,只有在悬垂心,右膈低位时,右心室才可能参与组成该段的最下部。右心膈角一般比较锐利,有时被心脂肪垫填充成钝角,心脂肪垫显灰暗的三角形。当深吸气时心膈角内可见一个三角形小阴影,斜向外下方,为**下腔静脉影**。

2. 心左缘　可分为上、中、下三段,均呈弧形,分别为主动脉球(结)、肺动脉段和左心室段。主动脉结影是主动脉弓降部的投影,位置最高,突起最明显,多呈半球形。老年人因主动脉延伸,主动脉球不但向左侧肺野突出显著,而且位置有所提高。肺动脉段主要是由肺动脉干左缘和部分左肺动脉构成,呈浅弧形,是心左缘中突出最不明显部分,故称其为**心腰**。左心室段最长,斜向左下延伸,并明显向左隆起,该段下端逐渐内收,形成 X 线上的"心尖",主要由左心室构成。心尖影一般在膈影上方,但也可见心尖已伸至膈下或与胃泡影有部分重叠。除上述三段之外,在肺动脉段和左心室段之间,还有一小段为左心耳边缘构成,长 1~2cm,通常融合在左心室段内,难以区分。左心膈角内也常填充心脂肪垫,常为三角形密度较淡的软组织影像。左心室段与肺动脉段在正常搏动时运动方向正好相反,此两段的交界点称**相反搏动点**,在透视下可见该点两侧的心缘呈"跷跷板"样运动,相反搏动点是判断左、右心室增大的一个重要标志。

（二）心和大血管左侧位像

在左侧位片上,心和大血管居胸部正中偏前,胸骨和脊柱之间,呈斜置的椭圆形。心底偏后上,心尖居前下,自心尖到心底由前下向后上倾斜。心前、后缘显示一般较清晰。该体位主要观察左、右心室、左心房、主动脉升弓部和主肺动脉干(图 3-2-19)。

1. 心前缘　最上方为升主动脉的前壁,几乎垂直走行或略向前膨隆,向后延续为主动脉弓。中间为肺动脉主干和右心室漏斗部,呈弧形斜向后上,下段由右心室前壁构成。心前缘下部与胸前壁相贴,上部与胸骨之间隔有一尖端朝下的三角形透明区,即**胸骨后间隙**或称心前间隙。

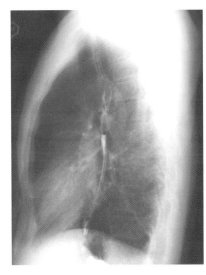 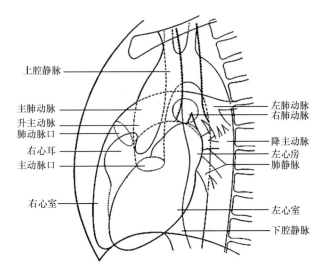

图 3-2-19 心和大血管左侧位像

2. 心后缘 分上、下两段。上段较小属左心房,下段较大并呈弧形由后斜向前,为左心室,一般两者之间无明显分界。左心室段下端与膈面之间形成后心膈角,此角内也常见三角形的下腔静脉影。食管吞钡左侧位像时,可见食管、膈肌于心后缘之间形成一个三角形间隙,称为**心后食管前间隙**,当左心室增大时,该间隙可变小或消失。

影响心及大血管影形态的因素很多,如与体型、年龄、体位、呼吸、心动周期及心率、妊娠等都有明显关系。

(三) 心包 X 线解剖

心包由于非常菲薄,在普通 X 线片上难以显影,但在心包积液等病变时可显现。另外,X 线片上于左侧心膈角处心包与胸膜之间可见一三角形阴影,即**心包脂肪垫**,密度稍低于心影,有时也出现在右心膈角处、下腔静脉之前,常比左侧脂肪垫大。在深呼吸时脂肪垫形态变化较大,肥胖者更为明显。

(王明炎　陈　熙)

第三节　血管解剖及影像

胸部的大血管主要是出入心的血管,它主要包括入心的上、下腔静脉、肺静脉,和出心的肺动脉、主动脉及其分支。冠状动脉则是营养心脏的动脉,包括左、右冠状动脉。

一、主 动 脉

主动脉aorta从左心室发出,分为升主动脉、主动脉弓和降主动脉。降主动脉以膈肌的主动脉裂孔为界又分为胸主动脉和腹主动脉。升主动脉自左心室主动脉口发出,向前上右方斜行,至右第 2 胸肋关节上缘处移行为主动脉弓,正常升主动脉直径为 27 ~

37mm，全长约为5cm。升主动脉的根部主动脉左窦和右窦分别发出左冠状动脉和右冠状动脉。升主动脉位于肺动脉主干的右后方，右侧为右心房和上腔静脉，其后方与左心房和肺动脉右支相邻。

主动脉弓自右侧第2胸肋关节上缘处起始，向上经气管前方转向左侧，下行至第4胸椎体下缘移行于**胸主动脉**。自主动脉弓上缘发出3个分支，自右向左依次为**头臂干、左颈总动脉和左锁骨下动脉**。主动脉弓的右后方与上腔静脉、气管、食管相邻。

胸主动脉是降主动脉的第一段，在第4胸椎下缘由主动脉弓延续而来，下至第12胸椎下缘穿膈肌主动脉裂孔移行为腹主动脉，长约20cm。胸主动脉的前方与左肺根、左心房等毗邻，其后方毗邻脊柱、半奇静脉和副半奇静脉，左侧有左纵隔胸膜，右侧为奇静脉、胸导管和右纵隔胸膜。食管与胸主动脉关系密切，在左肺根后方、食管居主动脉右侧，然后食管经主动脉前至其左侧。主动脉的管径在升主动脉起始部较粗，向远端管径逐渐变细，降主动脉的管径为21~29mm（图3-1-2）。

心血管造影或CTA三维成像可见左心室在前后位呈斜置椭圆形，侧位略呈三角形。正位片可见主动脉起自左心室流出道上端，二者间有主动脉瓣相隔，瓣叶相对的主动脉根部有三个半球状膨大，即主动脉窦。主动脉起始部向右上形成升主动脉沿胸椎右缘上升，至胸骨角处弯向左后方形成主动脉弓，再向下行为降主动脉。主动脉的起端常被左心房内残留的造影剂和脊柱所重叠，显影很不清晰，但升主动脉的大部分、主动脉弓和降主动脉都能很好显影。升主动脉的右侧轮廓常向右凸出一弧形，沿主动脉弓的前方分出头臂干、左颈总动脉及左锁骨下动脉分出后常重叠在一起，偶尔才能显示，头臂干上行后分为右颈总动脉和右锁骨下动脉，主干长约3cm。降主动脉从弓部向下向内行，大部分与脊柱的左侧重叠。升主动脉在正位片上和降主动脉部分相重叠，侧位或右后斜位可观察胸主动脉全程（图3-3-1）。

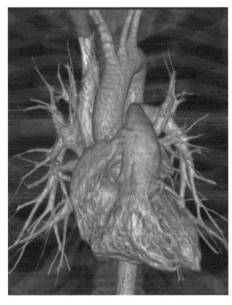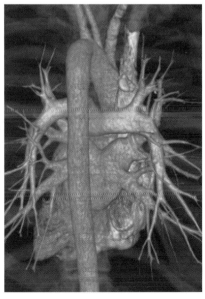

图3-3-1 正常心及大血管CTA三维成像

在侧位或左前斜位片，左心室舒张期主动脉窦能清楚显示，为局部突出阴影。半月瓣尖和冠状动脉有时也能显示。升主动脉显示为垂直或稍向前弯曲的管状阴影,其前壁约位于胸部前后径的前1/3处。在头臂干的起始部下方,主动脉向后弯曲,形成主动脉弓及其三大分支在侧位片上均能清晰显影。

二、肺动脉和肺静脉

1. 肺动脉 **肺动脉干**pulmonary artery trunk 由右心室发出,起自肺动脉瓣行向后上方,主干长 4~5cm,直径为 2.5~3cm。在主动脉弓下方分成左、右肺动脉。右肺动脉较长而低,向右经升主动脉和上腔静脉后方、奇静脉下方进入右肺。左肺动脉短而高,向左经胸主动脉前方入左肺。

(1) 右肺动脉:入肺门后立即分出**上叶动脉**,本干继续下行称为**叶间动脉**,叶间动脉在斜裂处分为中叶动脉和**下叶动脉**。右肺动脉的分支伴支气管分支分布于相应肺段。①右肺上叶动脉:沿上叶支气管内侧上行,与上叶尖、后、前段支气管相对应,亦分为 3 支肺段动脉(A1~A3)。②右肺中叶动脉:为叶间动脉发出的终末支,其起点一般位于**中间支气管**发出中叶支气管起点的前外上方。外侧段动脉(A4)伴行于外侧段支气管的外侧或内侧,而内侧段动脉(A5)向前延伸,且更向下斜行。③右肺下叶动脉:首先发出上段动脉(A6),本干继续下行并转向同名支气管的外后方,形成基底动脉干。由基底动脉干呈辐射状依次分出内侧底段动脉(A7)、前底段动脉(A8)、外侧底段动脉(A9)和后底段动脉(A10),与相应的肺段支气管伴行,分布于同名肺段。

(2) 左肺动脉:主干粗短,入肺门后即呈弓形(左肺动脉弓),从左主支气管的前上方绕至上叶支气管的后下方。易名为左肺下叶动脉。①左肺上叶动脉:左肺动脉在绕上叶支气管前,发出前段动脉(A3),行于前段支气管起始段的内侧;尖后段动脉(A1+A2)于左肺动脉绕上叶支气管处发出,向上或向后上行走。左肺动脉在上叶支气管后外侧发出**舌段动脉干**,后者再分为上舌段动脉(A4)和下舌段动脉(A5),行于上、下舌段支气管的外侧。②左肺下叶动脉:在舌段动脉干起点稍上方,发出上段动脉(A6);左肺下叶动脉入下叶立即分为内侧前底段动脉(A7+A8)和外后底段动脉(A9+A10),于相应支气管的外侧进入同名肺段(图 3-3-2,图 3-3-1)。

2. 肺静脉 **肺静脉**pulmonary vein 由肺泡周围毛细血管逐级汇集形成,流入左心房。有段内部和段间部两种属支,前者位于肺段内,常行于亚段间或更细支气管间,不能作为分段标志。后者位于肺段之间,引流相邻两肺段的静脉血,可作为分段的标志。两肺的静脉最后汇集成 4 条肺静脉,左右各两支,分别为**上肺静脉**和**下肺静脉**。肺静脉的走行与肺动脉、支气管的走行有很大的不同,上肺静脉在主支气管和肺动脉下方行向内下,平第 3 肋软骨高度穿心包入左心房;下肺静脉近乎水平向前,平第 4 肋软骨入左心房。出肺门后均位于肺根的前下部,从两侧穿过心包汇入左心房。

(1) 右上肺静脉:**右上肺静脉**从上腔静脉与右心房连接处的后方经过,收集右肺上叶和中叶的静脉血。上叶的静脉分别汇合形成尖段静脉(V1)、后段静脉(V2)和前段静脉(V3)。尖段静脉有上、下支,上支为段内部;下支为段间部,分隔尖段和前段。后段静脉有段间部、段内部和叶间支 3 种属支,其中段间部有 2 支,一支分隔尖段和后段,另一支分隔后段和前段。前段静脉有上、下支,上支为段内部,下支收集上叶底面水平裂附近的静脉血。中叶的静脉汇成外侧段静脉(V4)和内侧段静脉(V5),外侧段静脉偶有段间部。内、外侧段静脉汇合成中叶静脉,注入右上肺静脉。

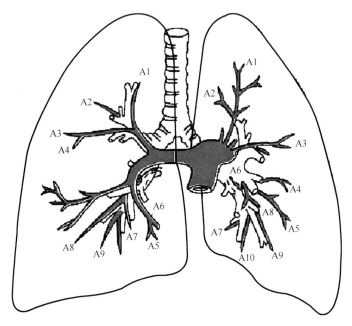

图 3-3-2　肺动脉与肺内支气管分布

　　(2) 右下肺静脉:**右下肺静脉**走行于右房后部,由上段静脉(V6)和底段总静脉汇合而成;上段静脉一般有 3 条属支,即上支和内、外侧支,其中内、外侧支为上段与基底段之间的段间部,底段总静脉由底段上静脉和底段下静脉汇合成。底段上静脉由前底段静脉(V8)和外侧底段静脉(V9)汇合而成;底段下静脉由后底段静脉(V10)形成(或由前底段静脉形成底段上静脉,外侧底段静脉和后底段静脉汇合成底段下静脉)。内侧底段静脉(V7)为细小的底段静脉,注入处无规律。

　　(3) 左上肺静脉:**左上肺静脉**走行于左心耳后方,由尖后段静脉(V1+V2)、前段静脉(V3)和舌段静脉干共同汇合成。尖后段静脉有位于尖后段和前段之间的段间部,其他均为段内部;前段静脉有上、下支,上支为段内部,下支为段间部,分隔前段和上舌段。舌段静脉干由上舌段静脉(V4)和下舌段静脉(V5)汇合而成,上舌段静脉居于上下舌段之间,为段间部;下舌段静脉位于下舌段的下部,为段内部。

　　(4) 左下肺静脉:**左下肺静脉**走行于左房后外侧面,由上段静脉与底段总静脉汇合而成,底段总静脉由底段上静脉和底段下静脉汇合而成。上段静脉(V6)有 3 条属支,即上支和内、外侧支。其中内、外侧支为上段与基底段之间的段间部。内侧前底段静脉(V7+V8)形成底段上静脉,有上支和基底支,基底支是重要的段间部,分隔内侧前底段与外侧底段。外侧底段静脉(V9)为段间部,多汇入底段上静脉。后底段静脉(V10)有内、外侧支,均为段内部,多汇入底段下静脉(图 3-3-2、图 3-3-3)。

　　心血管造影检查可见两侧肺静脉分支于肺门汇成上、下肺静脉两支同左心房相连。在正位片,肺静脉多为肺动脉遮盖,肺静脉数目也常发生变异,最常见类型是右肺静脉为包含上、中、下肺静脉的三分支型,分别引流右肺上、中、下叶静脉血,最终汇入左心房。其次是一侧肺静脉共干,以左侧多见,共干部分明显较其他肺静脉粗大。肺静脉在左侧位时常可显影,短而粗的管状阴影,向左心房集中,左心房可同时显影。左心房在前后位呈横置椭圆形,居中偏左,侧位呈纵置椭圆形,前下方与左心室相续(图 3-3-3)。

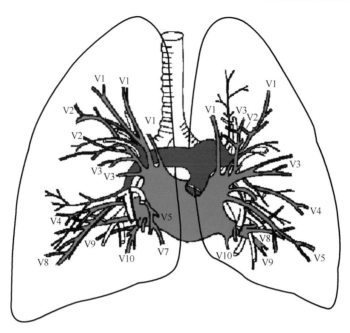

图 3-3-3　肺静脉、肺动脉分布

三、腔静脉和奇静脉

1. 上腔静脉　上腔静脉 superior vena cava 由左右头臂静脉在右侧第 1 胸肋关节的后方汇合形成。它主要收集头颈部、上肢和胸部(心和肺除外)等上半身的静脉血。该静脉沿升主动脉右侧下行,至右侧第 2 胸肋关节后方穿纤维心包,平第 3 胸肋关节下缘注入右心房。上腔静脉内无静脉瓣,全长约为 7cm。正常上腔静脉直径约为 1.5cm,最大可达 2.0cm。在穿纤维心包之前,约第 4 胸椎高度,可见奇静脉形成奇静脉弓注入。

2. 下腔静脉　下腔静脉 inferior vena cava 由左、右髂总静脉在第 5 腰椎体前面汇合形成。沿脊柱右前方、腹主动脉右侧上行,经肝的腔静脉沟,向上穿膈肌的腔静脉孔入纵隔,最后穿心包注入右心房。

心血管造影检查可见上腔静脉位于上纵隔右侧,其右缘构成上纵隔的右缘轮廓,呈一垂直或弯曲的条状阴影(图 3-3-4)。其长度为 6~8cm,宽度为 1.5~2cm,自上向下终于右心房的后上方,其下端与右心耳重叠。上腔静脉因造影剂注入后,首先充盈该部,未被血流稀释,因此显影较浓。下腔静脉居右后心膈角处,入膈后甚短,几乎立即引入右心房,且较上腔静脉略宽。

在侧位片上,上腔静脉则位于气管之前方,约在胸腔前后径的中点或前中 1/3 的交点处,垂直或稍向前倾斜向下与右心房相连,二者无清楚分界。下腔静脉短,穿过横膈后即汇入右心房。右心房呈椭圆形,居脊柱右缘,其大小与形状在收缩期和舒张期有明显差别。

3. 奇静脉　奇静脉 azygos vein 由右腰升静脉和右侧肋下静脉在第 12 肋骨小头的下方结合形成,与内脏神经一起经膈右脚进入后纵隔,位于主动脉和胸导管右侧,于第 4 胸椎水平,奇静脉弓向前方,跨过右肺根上方,注入上腔静脉。奇静脉沿途收纳食管、纵隔、心包和支气管来的静脉,还接受右侧的除第 1 肋间静脉以外的肋间静脉的汇入。半奇静脉由左腰升静脉和左肋

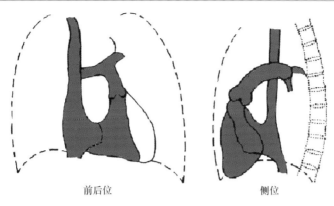

前后位   侧位

图 3-3-4 正常腔静脉、右心房、室造影图

下静脉汇合而成,经膈左脚入后纵隔,在第 7~10 胸椎高度向右越过脊柱注入奇静脉(图 3-1-3)。

在普通 X 线检查中,正常奇静脉与纵隔重叠,各段因与相邻结构缺乏密度对比,故不能在 X 线平片中很好显示。奇静脉弓因其毗邻关系特殊,X 线平片有时可见显示:①奇静脉弓左侧缘紧邻气管,下缘紧邻右主支气管,右边紧邻纵隔胸膜有肺组织衬托,形成很好的密度对比。②标准胸部后前位投照,中心线经第 4 或第 5 胸椎高度垂直暗盒摄入,所以标准胸部后前位摄片时奇静脉弓呈轴位投影而呈结节状。当门静脉高压、右心衰竭等病理状态时,奇静脉则明显扩大(图 3-3-5)。

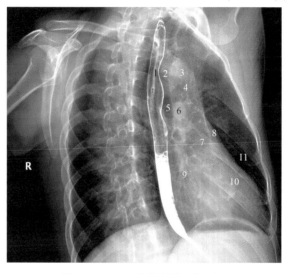

图 3-3-5 正常右前斜位胸部平片
1. 食管;2. 气管;3. 主动脉弓;4. 主动脉肺动脉窗;5. 气管杈;6. 肺动脉叉;7. 主动脉瓣口;8. 肺动脉口;9. 左心房;10. 右心室;11. 心前间隙

前面所提的胸部大血管的 X 线平片在本章第二节中已有详细叙述,此处就不再介绍。

四、冠 状 动 脉

冠状动脉coronary artery 有左右两支,分别起自主动脉左窦和右窦。冠状沟为心房、心室分界的表面标志,左右冠状沟相连围成一环。左冠状动脉的旋支和右冠状动脉走行于此环形的冠状沟中,形成冠状动脉树的"环"。室间沟是左、右心室分界的表面标志。前室间沟到心尖部向后弯转,连接后室间沟,成为绕心尖而行的半个环,称为"袢"。左冠状动脉的前降支(前室间支)和右冠状动脉的后降支(后室间支),两支的造影像就成了冠状动脉树的"袢"。冠状动脉及分支在造影上走行自然,边缘光滑,管径逐渐由粗变细。

1. 左冠状动脉 其主干很短,5~10mm,向左行于左心耳与肺动脉干之间,然后分为前室间支和旋支。

(1)前室间支常称为前降支,沿前室间沟下行,其始段位于肺动脉的左后方,被肺动脉始部掩盖,其末梢多数绕过心尖切迹止于后室间沟下 1/3,部分止于中 1/3 或心尖切迹,与后室间支末梢吻合。前室间支及其分支分布于左心室前壁、前乳头肌、心尖、右心室前壁小部分、室间隔的前 2/3 以及心传导系的右束支和左束支的前半。从前室间支和旋支起端夹角处,常发出对角支,向左下斜行,分布于左心室前壁。

(2) 旋支起始后沿冠状沟左行,绕过心左缘至心膈面,多在心的左缘和后室间沟之间分支而终,发出左室后支分布于左室膈面。旋支分支常有:①左缘支:它是旋支经过左缘处分出,此支恒定,向下分布于左室侧壁,常被作为冠状动脉造影辨认分支的标志之一。②窦房结支:该支常起于旋支的近侧端,沿左室前壁向上向右分布于窦房结。③房室结支:近10%的人此支起于旋支,走行较长到达房室交点处,分布于房室结(图 3-3-6)。

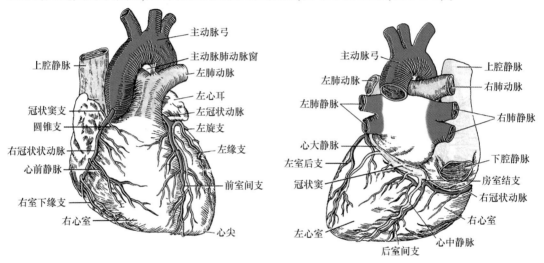

图 3-3-6　冠状动脉及分支

左冠状动脉 DSA 正位片(图 3-3-7,图 3-3-8):左冠状动脉主要分布于心影的左半部。主干从主动脉左窦发出后,左行 1cm 左右(0.5~3cm)分为前降支和旋支。①**前降支(前室间支)**:由左冠状动脉主干分出,下行于前室间沟内,直至心尖部内侧。末端常出现"鱼钩状"向上返行的小分支,这是由于前降支末端越过心尖,再沿后室间沟向上返行一小段所致。前降支沿途发出斜角支,为其最大分支,由前降支上端发出,沿心影左缘下行。有时斜角支发自前降支和旋支的分叉处,成为三分支型左冠状动脉。前降支常有 6~10 支前室间隔支,像垂柳丝样走向深部到前室间隔。因室间隔的解剖位置前部偏左,后部偏右呈斜位,因此室间隔支的阴影,多在前降支的右侧下降。**左圆锥支**:自前降支的起始部发出的一细小的分支。**左室支**:供血左室前壁的分支。它们自前降支沿途分出,向左下行于前降支与斜角支之间。**右室支**:是供应右室前壁的细小分支,一般很难显影。②**旋支**:自左冠状动脉主干分出时,与前降支成直角分开。在正位片上,旋支发出后立即下行,而后折向右下行走左冠状沟内,显示出走向右下的弧形阴影,多半居前降支的右侧。旋支沿途还发出左缘支:此支较恒定;**左室支**:为数条细小分支,因细小有时不显影。**左房回旋支**:此支由左缘支发出处的附近发出,其特点是向上行走,虽不粗但较恒定,它供应左房的后壁。

2. 右冠状动脉　起于主动脉右窦,在右心耳和肺动脉根部之间入冠状沟,向右行绕心右缘经冠状沟后部至房室交点处常分为两支。一支较粗,为主干的延续,向下弯行,移行为后室间支。该支沿后室间沟下行,终于后室间沟下部,或与前室间支末梢吻合,分支分布于后室间沟两侧心室壁及室间隔后 1/3。另一支较细,为左室后支,向左后下分布于左室后壁。右冠状动脉其他分支:①动脉圆锥支:为右冠状动脉向右室壁发出的第 1 个分支,与前室间支的相应分支吻合,该吻合为左、右冠状动脉间重要的侧支循环。②右缘支:恒定、较粗大,沿心下缘行走,是冠状动脉造影中分辨分支的标志血管。③窦房结支:近 60% 的人起于右冠状动脉近侧端,沿右心耳内侧面上行,分布于窦房结。④房室结支:约 90% 的人在房室交点处起于右冠状动脉主干或其分支,起始处的右冠状动脉多呈 U 形弯曲,由此曲的顶点发出后向深部分布于房室结和房室束的近侧部(图 3-3-6)。

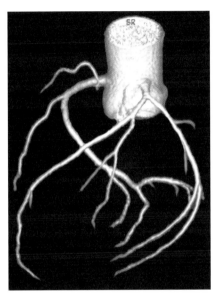

图 3-3-7 冠状动脉 CT 三维成像

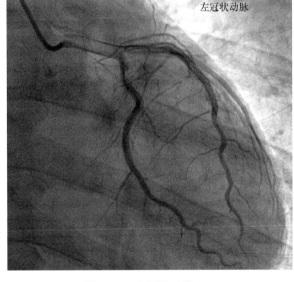

图 3-3-8 左冠状动脉 DSA

右冠状动脉 DSA 正位片(图 3-3-9,图 3-3-10):右冠状动脉主干自主动脉发出后,先沿心影底部向右下行(行走于右冠状沟前部的一段),直至心影右缘附近再转折沿心影右下缘行走(行走于右冠状沟后部的一段),后转向左上至心影中部,并呈"U"形弯曲,最后成为细小的左室后支。**右圆锥支**:自其近端发出,细小,行向右上方。**右房前支**:自近端发出,行向右上方至右房前壁和右心耳。**右缘支**:在主干阴影即将向下转折时发出,此支较大,向左下方行走。右室支:是发自主干的细小分支,发出点分别在右缘支发出点的近侧或远侧。后降支:在主干行至心脏膈面后发出,它沿心影下缘左行,至距离心尖 1~3cm 处告终。房室结支:由"U"形弯曲之顶部发出,很细小,不易显影。左室后支:为右冠状动的末梢分支。

五、胸部大血管 CT

常规 CT 扫描能用来显示心脏、心包和大血管的解剖形态。一般包括增强前和增强后扫描。平扫一般只用于冠状动脉钙化积分计算或观察瓣膜、心包和主动脉等的钙化。并与增强后图像进行比较,观察其 CT 值的变化以及大致了解病变范围等。

螺旋 CT 是在传统 CT 技术的基础上,为提高扫描速度,在开发滑环技术的基础上发展的。由于在扫描层与层之间无遗漏,以及进行重叠薄层扫描,极大利于三维重建。在冠状动脉的检查中,它可部分替代冠状动脉造影术,是冠心病诊断的重要筛查手段,一旦结果显

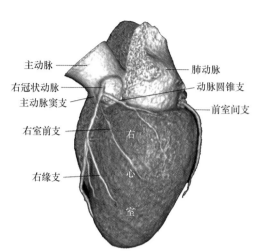

图 3-3-9 右冠状动脉 CT 三维成像

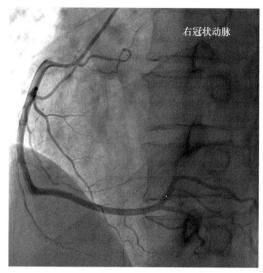

图 3-3-10 右冠状动脉 DSA

示阳性则可通过传统的冠状动脉造影进一步确诊。目前还发展了以三维重建显示血管结构的技术,即 CT 血管造影(CTA)。它是指经静脉注入对比剂后,利用螺旋 CT 对靶血管在内的受检层面进行连续不间断的薄层立体容积扫描,然后运用计算机进行图像后处理,最后使靶血管立体显示的血管成像技术。目前 CTA 主要用于胸、腹主动脉及其分支和脾门静脉系统。它对于胸、腹主动脉瘤与夹层、主动脉缩窄以及肾动脉狭窄等显示效果良好,在某些病例甚至可以代替常规的血管造影(图 3-3-3、图 3-3-9、图 3-3-10)。

六、胸部大血管 MRI

心的大血管 MRI 扫描对了解血管形态学改变和心功能状况又有所侧重。自旋回波序列主要用于形态学诊断,一般以 T_1 加权像为主,必要时加 T_2 加权像。心脏快速成像主要是 GE 小角度激发 MRI 电影,重点用于心功能、血管成像及血流的评价,以及心脏瓣膜病和心内分流病变的动态观察。在自旋回波 T_1WI 序列中,由于血液的流空效应,心和大血管内腔呈黑色的极低信号区,而心肌呈灰色的中等信号,纵隔内脂肪组织呈高信号。在梯度回波的电影序列和对比增强的磁共振血管序列虽成像原理不同,但心脏和大血管内腔均呈白色的高信号区。梯度回波的电影序列可显示心脏的动态图像,并可显示异常血流影。

(郭开华 洪建平)

第四节 断 层 解 剖

一、轴位断层解剖

(一)经颈静脉切迹断层

此层面经过第 2、3 胸椎间盘。上纵隔的结构位于胸腔中部,两肺分别位于上纵隔的后外侧。上纵隔前宽后窄，呈倒三角形。纵隔中间有**气管**的断面，管腔呈扁圆形。气管右前方有管径粗大的**头臂干**。头臂干两侧有左、**右头臂静脉**，分别位于纵隔的前外侧角。**食管**位于气管的左后方，构成三角形的后角。**膈神经**和胸廓内血管位于头臂静脉的前外侧，**迷走神经**位于后内侧。在纵隔的右侧面可见右头臂静脉，气管、食管的右侧和椎体的右缘。右肺紧贴气管的右侧壁。在纵隔的左侧面，可见左头臂静脉、左锁骨下动脉和椎体的左缘，**左颈总动脉**和**左锁骨下动脉**分隔左肺。以上这些结构分别在纵隔和肺的内侧形成一些压迹。

此层面两肺显示的均为尖段断面。肩胛骨断面呈细条形伸向后内侧，其前方有肩胛下肌，后方有冈下肌。

腋窝断面呈三角形，内有**臂丛**、**腋动脉**和**腋静脉**，腋静脉为锁骨下静脉的延续(图 3-4-1)。

（二）经胸肋结合上缘断层

此层面经过**第 3 胸椎体**。胸腔和肺的面积逐渐增大，但其形态以及它们的位置关系同上一断层。上纵隔内，前方是**胸骨柄**和第一胸肋关节，后方为第 3 胸椎椎体，两侧是**纵隔胸膜**。**气管**位于纵隔的中间，其前方是**头臂干**，后方为**食管**。在此层面，左头臂静脉右移逐渐靠近**右头臂静脉**。血管前间隙位于胸骨柄后方、大血管的前方，两侧为纵隔胸膜围成的间隙。

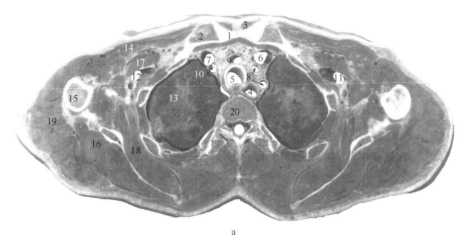

a

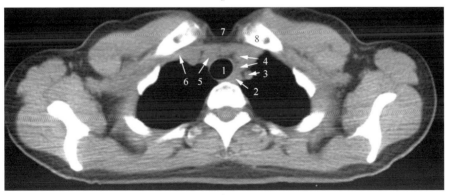

b

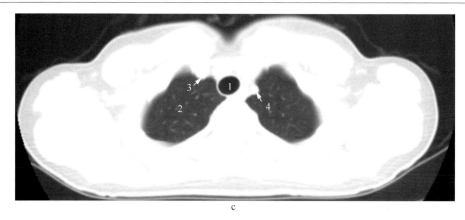

c

图 3-4-1 经颈静脉切迹轴位断层标本和 CT 图像

a. 标本 (1. 颈静脉切迹; 2. 锁骨; 3. 胸锁乳突肌; 4. 食管; 5. 气管; 6. 左头臂静脉; 7. 右头臂静脉; 8. 左颈总、左锁骨下动脉; 9. 右颈总动脉; 10. 右锁骨下动脉; 11. 左腋静脉; 12. 右腋静脉; 13. 右肺上叶; 14. 胸大肌; 15. 肱骨; 16. 冈下肌; 17. 胸小肌; 18. 肩胛下肌; 19. 三角肌; 20. 第 2 胸椎椎体); b. CT 图像 (纵隔窗) (1. 气管; 2. 食管; 3. 左锁骨下动脉; 4. 左头臂静脉; 5. 头臂干; 6. 右锁骨下静脉; 7. 颈静脉切迹; 8. 锁骨); c. CT 图像 (肺窗) (1. 气管; 2. 右肺上叶尖段; 3. 右锁骨下动脉; 4. 左锁骨下动脉)

胸腺、低位的甲状腺位于此间隙内。**胸导管**位于食管、左锁骨下动脉和左肺之间, 紧贴纵隔胸膜, 左侧胸膜的病变常累及胸导管。气管在不同的平面与不同的结构相毗邻, 但后面恒定的与食管毗邻。气管的右侧壁与右纵隔胸膜紧贴, 而左侧则隔以大动脉。

右肺断面内侧主要是尖段, 前部为前段, 后部为**后段**; 左肺断面的后部为**尖后段**, 前部为前段。

腋窝断面呈三角形, 可见臂丛分布于腋动脉和腋静脉周围 (图 3-4-2)。

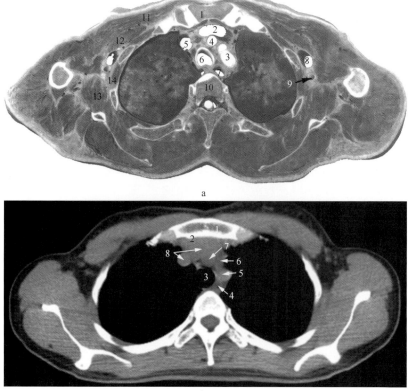

a

b

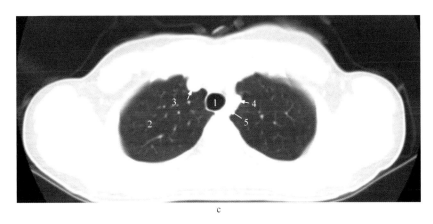

图 3-4-2 经胸肋结合上缘轴位断层和 CT 图像

a. 标本(1. 颈静脉切迹;2. 左头臂静脉;3. 左锁骨下动脉;4. 头臂干;5. 右头臂静脉;6. 气管;7. 食管;8. 左腋静脉;
9. 左腋动脉;10. 第 3 胸椎体;11. 胸大肌;12. 胸小肌;13. 肩胛下肌;14. 肋间肌);b. CT 图像(纵隔窗)(1. 胸骨柄;
2. 胸腺;3. 气管;4. 食管;5. 左锁骨下动脉;6. 左颈总动脉;7. 头臂干;8. 头臂静脉);c. CT 图像(肺窗)(1. 气管;2. 右
肺上叶尖后段;3. 右头臂静脉;4. 左锁骨下动脉;5. 食管)

(三) 经主动脉弓断层

此层面通过胸骨柄及第 4、5 胸椎椎间盘。该断层是认识纵隔上部管道结构的关键平面。上纵隔因上腔静脉逐渐行向深面,胸腺减少和两肺增大,失去了"三角形"的外观而变窄。在 CT 和 MRI 图像上,**主动脉弓**的形象清楚易辨,常作为识别邻近结构的标志。**心包上隐窝**位于主动脉弓的右前方。**左心包膈血管**、**左膈神经**、**左迷走神经**位于主动脉弓的左外侧。左、右头臂静脉汇合成上腔静脉。主动脉弓的内侧从前向后依次是**胸腺**、**上腔静脉**、**气管**、**食管**。气管食管沟与主动脉弓之间有左喉返神经。食管、主动脉弓、椎体之间有胸导管。**气管前间隙**位于大血管和支气管之间。此间隙向上经胸廓上口与颈部的气管前间隙相续连;向下达气管隆嵴平面。此间隙在主动脉弓平面和主动脉肺动脉窗平面最大,间隙由主动脉弓、上腔静脉、**奇静脉弓**和气管围成。间隙内有**气管前淋巴结**(奇静脉弓上淋巴结)和心包上隐窝。气管前间隙的左侧是主动脉肺动脉窗间隙。该断层气管前间隙内有两个奇静脉弓上淋巴结,其出现率为 100%。

肺断面的中央有尖段支气管或尖后段支气管(左)。前方为前段,后方为后段或尖后段。肺下叶上段即将出现(图 3-4-3)。

(四) 经主动脉肺动脉窗断层

此层面通过第 5 胸椎椎体及胸骨角平面,可见气管杈、主动脉弓起始端、奇静脉弓、食管第二个狭窄和主肺动脉窗。奇静脉弓位于纵隔右侧面,并从后方行向前,形成平滑向外的隆凸。奇静脉弓淋巴结(气管前淋巴结)和心包上隐窝位于升主动脉、上腔静脉、奇静脉弓和气管杈围成的气管前间隙内。后纵隔因奇静脉弓、气管、食管和胸主动脉的存在而较宽。此平面外形特点呈前窄后宽,呈正"三角形"。心包上隐窝围绕升主动脉的周围,仅在后方有一无浆膜覆盖的心包裸区。在 CT 检查时,心包上隐窝的积液可能会被误诊为主动脉夹层瘤、淋巴结肿大,或是右肺小的转移病灶。主动脉升部与主动脉胸部之间至纵隔左缘,在 CT 图像上呈一低密度空隙,放射学上称**主动脉肺动脉窗**。其范围是指主动脉弓下缘和肺动

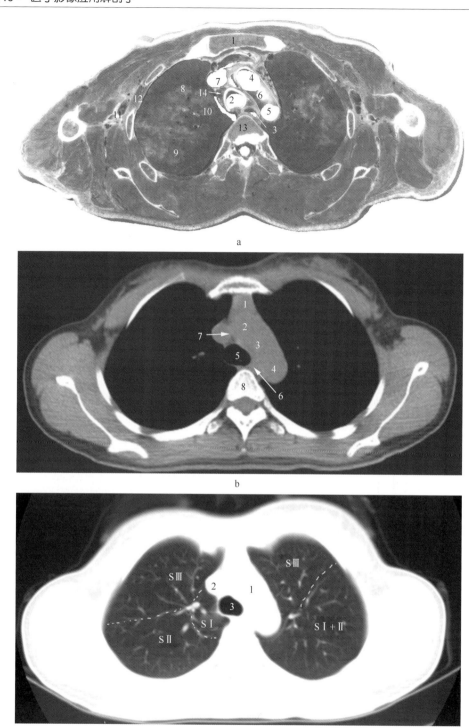

a

b

c

图 3-4-3 经主动脉弓轴位断层标本与 CT 图像

a. 标本(1. 胸骨柄;2. 气管;3. 食管;4. 升主动脉;5. 胸主动脉;6. 主动脉弓;7. 右头臂静脉;8. 右肺上叶前段;9. 右肺上叶后段;10. 右肺上叶尖段;11. 腋动静脉及臂丛;12. 肋间肌;13. 第 4 胸椎体下缘;14. 气管旁淋巴结);b. CT 图像(纵隔窗)(1. 胸腺;2. 升主动脉;3. 主动脉弓;4. 胸主动脉;5. 气管;6. 食管;7. 上腔静脉;8. 第 4 胸椎椎体);c. CT 图像(肺窗)(1. 主动脉弓;2. 上腔静脉;3. 气管)

脉杈上缘之间的 1~2cm 的小区域,其左外侧界为纵隔胸膜,内侧界为气管,前方为主动脉升部,后方为食管和主动脉胸部。此区含有**动脉韧带**、**主动脉肺淋巴结**和**左喉返神经**。正常情况下 CT 难以显示该区淋巴结,有时可辨认出动脉韧带。肺癌转移至动脉韧带淋巴结,常引起声音嘶哑。右迷走神经比较恒定地位于气管、食管和奇静脉之间的三角形间隙内。胸导管位于食管与胸主动脉之间。

右肺上叶段支气管和血管出现于肺门区,为右肺门的第一断层。奇静脉弓可作为右肺门开始的标志。右肺斜裂出现。肺段静脉位于相应肺段支气管和肺段动脉的前方或前内侧。因左主支气管长,左肺上叶支气管发出平面较右侧为低,斜裂也未出现(图 3-4-4)。

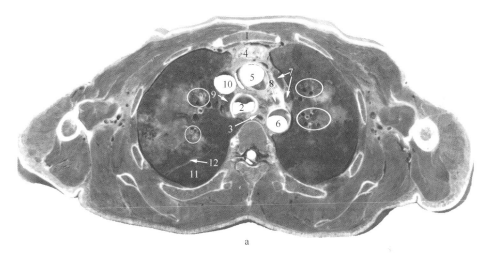

a

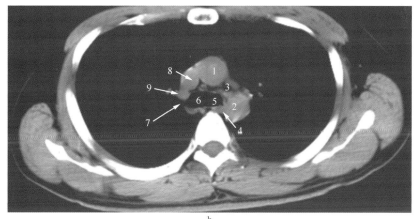

b

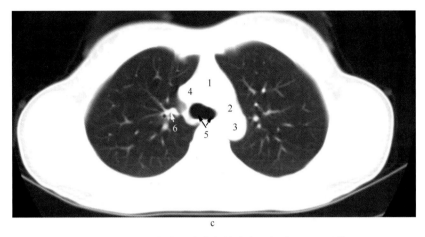

c

图 3-4-4　经主动脉肺动脉窗轴位断层标本和 CT 图像

a. 标本(1. 胸骨柄;2. 气管;3. 食管;4. 胸腺;5. 升主动脉;6. 降主动脉;7. 主动脉旁淋巴结;8. 主动脉下淋巴结;9. 右气管支气管淋巴结;10. 上腔静脉;11. 右肺下叶上段;12. 斜裂);b. CT 图像(纵隔窗)〔1. 升主动脉;2. 降主动脉;3. 主动脉肺淋巴结(主动脉肺动脉窗);4. 食管;5. 左主支气管;6. 右主支气管;7. 右肺上叶支气管;8. 上腔静脉;9. 右肺上叶动脉〕;c. CT 图像(肺窗)(1. 升主动脉;2. 主动脉肺动脉窗;3. 胸主动脉;4. 上腔静脉;5. 气管杈;6. 右肺上叶肺动脉)

(五)经肺动脉杈断层

此层面通过第 5 胸椎椎体下部及**肺动脉杈**。纵隔内胸骨后方与升主动脉之间为血管前间隙,内有三角形的胸腺。升主动脉右侧有**上腔静脉**,左后方为肺动脉干的分叉处。肺动脉干分为**左、右肺动脉**,形成"三叶草"形的肺动脉杈。心包上隐窝围绕着升主动脉、肺动脉干的前方和左侧,直至肺动脉干与左肺动脉交角处。在**肺动脉杈**和左肺动脉的后方有左、右主支气管。**隆嵴下间隙**是指前为肺动脉杈和右肺动脉,两侧为左、右主支气管,后为食管所围成的间隙,内有**隆嵴下淋巴结**,恒定出现。在左、右主支气管后方,左侧有胸主动脉,右侧有食管。食管与胸椎椎体之间,自右向左有奇静脉、胸导管和胸主动脉。

肺门区结构将肺内侧面分为纵隔部、肺门区与脊柱部三部分,将肺与纵隔之间的胸膜分为前、后两部,后部伸入食管与奇静脉之间形成**奇静脉食管隐窝**。左肺门区的结构:因左主支气管比右主支气管长,故在此断层,左肺门区只有肺静脉和肺动脉,呈前后排列。左肺动脉的外侧从前向后是:前段支气管、尖后段支气管和尖后段动脉,其关系较为恒定。右肺门区的结构:从前向后是肺静脉、肺动脉和支气管。右肺动脉的后外侧是**右肺上叶支气管**,它们之间有肺门淋巴结。(图 3-4-5)。

(六)经主动脉窦断层

此层面经过主动脉窦。以心包为界将下纵隔分为前、中、后纵隔。前纵隔位于心包与胸骨体之间,为一潜在间隙。中纵隔为心和心包。在中纵隔的结构是出入心底的大血管、心包横窦和心包斜窦、左心房和右心房。以升主动脉根部为中心结构,可见**主动脉右前窦**(右冠状动脉窦)、右后窦和左后窦(左冠状动脉窦)。**右心室**位于胸骨体后方,**右心房**位于右侧,左心房横位于后方。在左心房和食管之间为**心包斜窦**。**左、右上肺静脉**汇入左心房。后纵隔位于左心房与胸椎椎体之间,食管和奇静脉位于后纵隔右半部,左半部有胸主动脉,奇静脉、胸椎椎体和胸主动脉之间有胸导管。

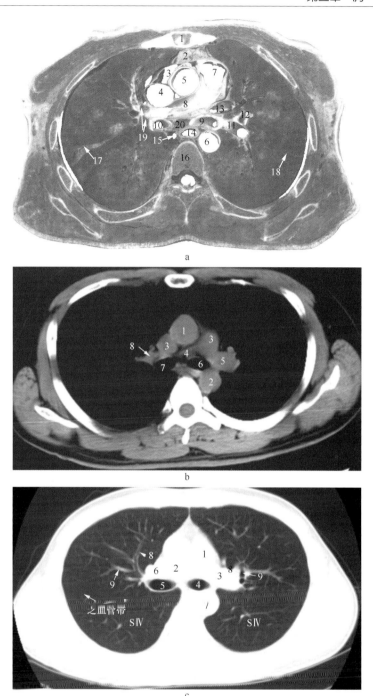

图 3-4-5　经肺动脉杈轴位断层标本和 CT 图像

a. 标本(1. 胸骨体;2. 胸腺;3. 心包上隐窝;4. 上腔静脉;5. 升主动脉;6. 胸主动脉;7. 肺动脉干;8. 右肺动脉;9. 左主支气管;10. 右主支气管;11. 左肺动脉叶间部;12. 左肺上叶支气管;13. 左上肺静脉;14. 食管;15. 奇静脉;16. 第 5 胸椎椎体;17. 右肺水平裂;18. 左肺斜裂;19. 右肺门淋巴结;20. 隆嵴下淋巴结);b. CT 图像(纵隔窗)(1. 升主动脉;2. 胸主动脉;3. 肺动脉干;4. 右肺动脉;5. 左肺动脉;6. 左主支气管;7. 右主支气管;8. 右上肺静脉);c. CT 图像(肺窗)(1. 肺动脉干;2. 上腔静脉;3. 左肺动脉;4. 左主支气管;5. 右主支气管;6. 右肺上叶静脉;7. 胸主动脉;8. 前段支气管;9. 前段支气管)

右肺**水平裂**出现,它与斜裂之间的肺组织为有**右肺中叶**,斜裂后为下叶。前部为上叶的前段,中部为中叶的**内**、**外侧段**,后部主要为下叶的**上段**。在中叶断面内,可见内、外侧段支气管。左肺断面的前半部为**前段**和**上舌段**,后部为上段。斜裂前方有**舌叶支气管**和左上肺静脉舌段静脉的段间部,斜裂后方为下叶各段支气管的根部,可见上段支气管和上段动脉向后走行,上段即将消失(图3-4-6)。

（七）经左、右下肺静脉断层

此层面纵隔内可见心的四个心腔。**右心房**和**右心室**位于右前方,两者借右房室口相通;**左心房**和**左心室**位于左后方,其间为**左房室口**。**左房间隔**与**室间隔**相连续,呈"S"形,自右后斜向左前。左、右下肺静脉汇入左心房。左心室壁明显肥厚。**心包斜窦**位于左心房后方。后纵隔内的食管、胸主动脉、胸导管和奇静脉的位置关系与上一层面基本相同。在食管前缘与右肺下叶之间有右肺韧带,在胸主动脉前方与左肺下叶之间有左肺韧带。肺韧带内有淋巴结,肺癌时可转移至此处。

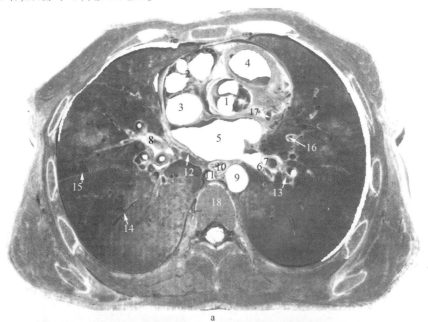

a

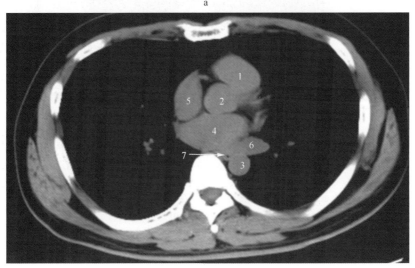

b

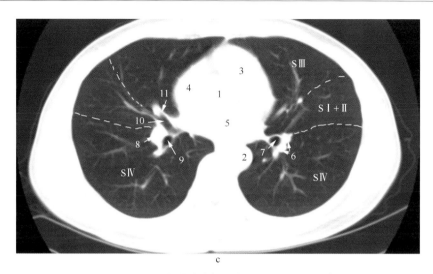

图 3-4-6　经主动脉窦轴位断层标本和 CT 图像

a. 标本(1. 主动脉窦;2. 右心耳;3. 右心房;4. 右心室;5. 左心房;6. 左下肺静脉;7. 左肺下叶支气管;8. 右肺下叶支气管;9. 胸主动脉;10. 食管;11. 奇静脉;12. 右肺门淋巴结;13. 左肺下叶静脉;14. 右肺斜裂;15. 右肺水平裂;16. 上舌段动脉;17. 左冠状动脉旋支;18. 第七胸椎椎体);b. CT 图像(纵隔窗)(1. 右心室;2. 升主动脉;3. 胸主动脉;4. 左心房;5. 右心房;6. 左下肺静脉;7. 食管);c. CT 图像(肺窗)(1. 升主动脉;2. 胸主动脉;3. 右心室;4. 右心房;5. 左心房;6. 左肺下叶动、静脉;7. 左肺下叶支气管;8. 右肺下叶动、静脉;9. 右肺下叶支气管;10. 右肺上叶支气管;11. 右肺上叶动、静脉)

　　右肺断面的前部为**前段**,呈三角形状,与中叶之间有水平裂相隔。中叶呈楔形,其内有一横行的斜裂分隔,有一横行的肺段静脉段间部,把中叶分成两部分,**内侧段**及**外侧段**。下叶与中叶之间有斜裂分隔,下叶可见基底段支气管,外侧部为**外侧基底段**,后部为**后基底段**,斜裂后方为**前基底段**。左肺断面前份的小部分为**前段**,与斜裂之间的大部分为舌叶,舌叶靠近纵隔处有一向外侧横行的静脉,为舌段静脉的段间部。段间部以前为**上舌段**,以后为**下舌段**。斜裂后方为下叶断面,可见 4 个基底段支气管断面,**前基底段**位于心旁、斜裂后方,**后基底段**位于支气管断面后方,**外侧基底段**位于后基底段的外侧(图 3-4-7)。

(八) 经四腔心的轴位断层

　　纵隔内可见心的四个心腔。房间隔与室间隔呈"一"字形,从右后斜向左前。右房室口处可见**三尖瓣**,左房室口处可见二尖瓣。左心室壁和室间隔肌部明显肥厚。后纵隔内的食管、奇静脉、胸主动脉和胸导管的关系与上一层面基本相似。

　　右肺断面上斜裂逐渐前移,右肺下叶面积逐渐增大。肺峡及其周围的肺组织为**内侧基底段**,下叶后部为**后底基段**,外侧为**外侧基底段**,斜裂后方为**前基底段**。左肺断面各基底段逐层增大。左肺下叶断面的后内侧部为**后基底段**,外侧部为**外侧基底段**,斜裂后方、左心室左侧的部分为内**前基底段**。左肺前基底段紧贴左心房和左心室(图 3-4-8)。

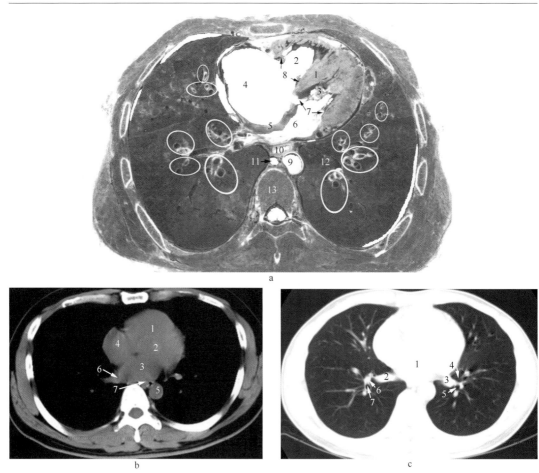

a

图 3-4-7　经左、右下肺静脉轴位断层标本和 CT 图像

a. 标本（1. 室间隔；2. 右心室；3. 左心室；4. 右心房；5. 左心室；6. 左心房；7. 二尖瓣；8. 三尖瓣；9. 胸主动脉；10. 食管；11. 奇静脉；12. 左肺下叶；13. 第 7 胸椎椎体）；b. CT 图像（纵隔窗）（1. 右心室；2. 左心室；3. 左心房；4. 右心房；5. 胸主动脉；6. 右下肺静脉；7. 食管）；c. CT 图像（肺窗）（1. 左心房；2. 右下肺静脉；3. 左下肺静脉；4. 左肺下叶肺静脉；5. 左肺下叶支气管；6. 右肺下叶肺动脉；7. 右下叶支气管）

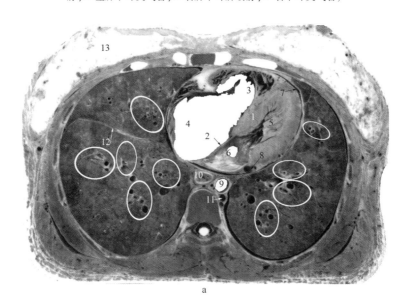

a

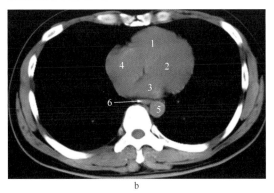
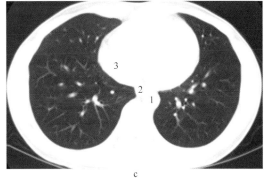

图 3-4-8　经四腔心轴位断层标本和 CT 图像

a. 标本(1. 室间隔;2. 房间隔;3. 右心室;4. 右心房;5. 后乳头肌;6. 左心房;7. 心包;8. 左冠状动脉旋支;9. 胸主
动脉;10. 食管;11. 半奇静脉;12. 右肺斜裂);b. CT 图像(纵隔窗)(1. 右心室;2. 左心室;3. 左心房;4. 右心房;
5. 胸主动脉;6. 食管);c. CT 图像(肺窗)(1. 胸主动脉;2. 食管;3. 右心房)

二、冠状断层解剖

(一) 经升主动脉的断层

此断层经过**主动脉口**和**升主动脉**。纵隔区主要为上纵隔和中纵隔结构。上纵隔内从
左到右可见**左头臂静脉**、**主动脉弓**、**头臂干**和**右头臂静脉**以及**上腔静脉**起始部。气管位于
上纵隔最上方中间,气管的两侧有甲状腺侧叶,其外侧有颈内静脉。中纵隔主要是心脏和
出入心的大血管及其周围的心包和心包腔。心脏为三腔结构。右心房和左、右心室位于膈
肌中心腱的上方,并与膈下的肝左叶和胃底相对。右心室腔仅见一小部分,左心室腔小而
壁厚。右心室右上方的空腔为右心房及上腔静脉,后者于右肺中叶和升主动脉之间上行。
左心室上方连接升主动脉的根部,可见主动脉口和主动脉瓣,其左侧有粗大的肺动脉干。

右侧胸膜肺区内出现斜裂,由水平裂和斜裂分隔右肺上、中、下叶。上叶呈三角形,
中叶呈长方形,下叶呈横行而扁的剖面。左侧胸膜肺区内斜裂分隔左肺上叶和下叶。左
肺上叶与升主动脉、肺动脉干及左心室相邻;左肺下叶呈三角形,位于膈肌之上毗邻胃体
(图 3-4-9)。

(二) 经肺动脉杈的断层

此断层经**肺动脉杈**处,纵隔区主要为上纵隔和中纵隔结构。上纵隔内左到右可见**主动
脉弓**、**气管**和**上腔静脉**。**食管**位于气管的上方。主动脉弓位于气管的左下方,常见它发出
左颈总动脉或左锁骨下动脉的分支。中纵隔主要是心脏和出入心的大血管及其周围的心
包和心包腔。纵隔下方右侧为右心房的腔静脉窦,下方为下腔静脉口,其前内方为**下腔静
脉瓣**,直达房间隔的卵圆窝前缘。下腔静脉瓣内侧有**冠状窦口**及冠状窦瓣,上方是上腔静
脉口。在肺根上方、上腔静脉后壁上有奇静脉弓的开口。腔静脉窦的左侧为左心室和左心
房。左心室壁肌层较厚,在**房室口**处有二尖瓣。左房室口上方为左心房,左心耳位于左心
房与肺动脉分叉处之间的腔隙,其下方有左冠状动脉旋支与心大静脉相伴行。左心室心尖
部隔心包与左肺下叶内侧相贴。

右侧胸膜肺区内水平裂和斜裂分隔右肺上、中、下叶。右肺尖突入颈根部;右肺中叶内

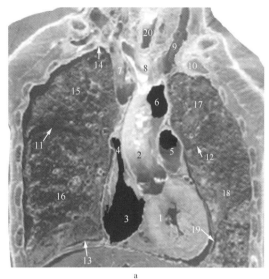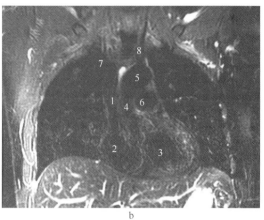

a   b

图 3-4-9 经升主动脉冠状断层标本 T₁WI 图像

a. 标本(1. 左心室;2. 升主动脉;3. 右心房;4. 上腔静脉;5. 肺动脉干;6. 主动弓;7. 右头臂静脉;8. 头臂干;9. 左颈总动脉;10. 左锁骨下静脉;11. 右肺斜裂;12. 左肺斜裂;13. 膈;14. 胸膜顶;15. 右肺上叶;16. 右肺下叶;17. 左肺上叶;18. 左肺下叶;19. 心包;20. 气管);b.T₁WI 图像(1. 上腔静脉;2. 右心房;3. 左心室;4. 升主动脉;5. 主动脉弓;6. 肺动脉干;7. 右头臂干;8. 左颈总静脉)

可见外侧、内侧段支气管及右肺动脉中叶支相互伴行。左肺内斜裂分隔左肺上叶和下叶。左肺上叶中部及下部可见前段和舌叶支气管;左肺尖伸入颈根部;左肺下叶,呈三棱锥体形,底位于膈肌上方与胃底相对(图 3-4-10)。

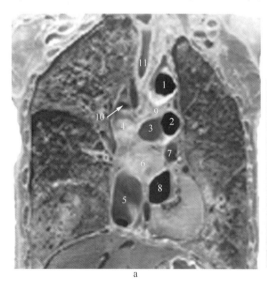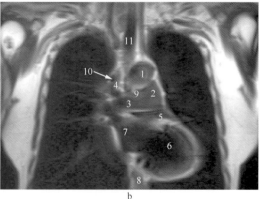

a   b

图 3-4-10 经肺动脉权冠状断层标本和 T₁WI 图像

a. 标本(1. 主动脉弓;2. 左肺动脉;3. 右肺动脉;4. 上腔静脉;5. 右心房;6. 心包横窦;7. 左心耳;8. 左心房;9. 主动脉肺动脉窗;10. 奇静脉;11. 气管);b.T₁WI 图像(1. 主动脉弓;2. 左肺动脉;3. 右肺动脉;4. 上腔静脉;5. 左心房;6. 右心室;7. 左心房;8. 下腔静脉;9. 主动脉肺动脉窗;10. 奇静脉;11. 气管)

（三）经气管杈的断层

此层面经气管杈,纵隔区首次出现典型气管杈和肺门结构。气管、气管杈和左、右主支气管位居纵隔中央,整个形态呈"人"字形。气管杈下方、左心房上方,可见数个气管支气管下淋巴结。在左、右主气管的两侧,肺门诸结构出现。右主支气管较短,进入右肺门立即分出右肺上叶支气管及中间支气管。右肺上叶支气管下方、中间支气管外侧有右肺动脉。右主支气管上方有一圆形的血管剖面为**奇静脉弓**。左主支气管较长,入左肺门分为左肺上、下叶支气管。左主支气管和左肺上叶支气管上方有左肺动脉。左、右主支气管上方有气管支气管上淋巴结。在"人"字形的气管杈下方可见**隆嵴下淋巴结**,再向下为左心房,它位于心脏后部,四周有心包围绕。左心房两侧有肺静脉的开口;其下方冠状沟内有心大静脉及**冠状窦**。

右侧肺区内水平裂和斜裂分隔右肺上、中、下叶。右肺上叶支气管分出尖段支气管及后段支气管,分别进入上叶尖段及后段。斜裂呈弧形与水平裂相交,中叶变小,仅中叶外侧段的一小部分。斜裂下方为右肺下叶,内有基底段支气管和肺动脉的分支。左侧肺区内斜裂分隔左肺上叶和下叶。左肺上叶支气管分出向上的尖后段支气管,向前下方的前段支气管;左肺下叶位于左心室旁(图 3-4-11)。

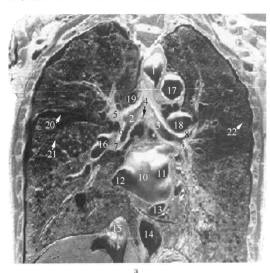 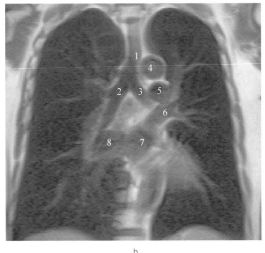

a　　　　　　　　　　　　　　b

图 3-4-11　经气管杈冠状断层标本和 T_1WI 图像

a. 标本(1. 食管;2. 右主支气管;3. 左主支气管;4. 气管隆嵴;5. 上叶支气管;6. 中间支气管;7. 下叶支气管;8. 左肺上叶支气管;9. 左肺下叶支气管;10. 左心房;11. 左下肺静脉;12. 右下肺静脉;13. 冠状窦;14. 食管;15. 下腔静脉;16. 右肺下叶动脉;17. 主动脉弓;18. 左肺动脉;19. 奇静脉弓;20. 右肺斜裂;21. 右肺水平裂;22. 左肺斜裂);
b. T_1WI 图像(1. 气管;2. 右主支气管;3. 左主支气管;4. 主动脉弓;5. 左肺动脉;6. 左上肺静脉;7. 左心房;8. 右上肺静脉)

三、矢状断层解剖

（一）经左肺门的矢状断层

胸腔可见左肺结构,前上方为左肺上叶,舌叶位于心脏前方。**左肺上叶**位于斜裂、肺门和心腔后方。其中央有左肺门结构,其配布从前至后依次是:**上肺静脉**、**肺动脉**和**上叶支气管**、**下叶支气管**和**下肺静脉**。舌叶动脉位于上叶支气管的前下方。上叶支气管与上肺静脉之间有**肺淋巴结**。心占据下纵隔的大部分,由右心室和左心室组成。右心室位于前下方,室壁较薄。左心室位于后上,室壁较厚。左心室上方有左冠状动脉旋支和心大静脉。

在颈根部,以**前斜角肌**为标志将颈根部分为前、后两部分,前部为锁骨和前斜角肌之间的间隙,内容为锁骨下静脉和颈静脉弓等;后部为前斜角肌、第一肋骨和左肺上叶之间的前斜角肌间隙,内容为左锁骨下动脉和臂丛(图 3-4-12)。

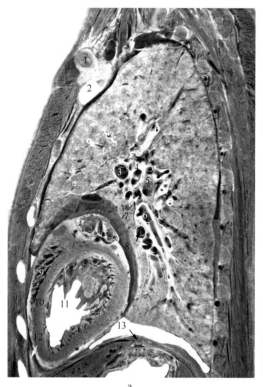
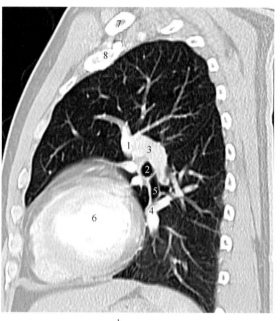

a   b

图 3-4-12   经左肺门矢状断层标本和 CT 图像

a. 标本(1. 锁骨;2. 第 1 肋软骨;3. 左肺动脉;4. 左肺上叶支气管;5. 左上肺静脉;6. 左肺上叶支气管;7. 左肺下叶支气管;8. 左下肺静脉;9. 右心室;10. 室间隔;11. 左心室腔;12. 心包;13. 膈);b. CT 图像(肺窗)(1. 左肺动脉;2. 左肺上叶支气管;3. 左肺静脉;4. 左下肺静脉;5. 左肺下叶支气管;6. 左心室;7. 锁骨;8. 第 1 肋软骨)

(二) 经肺动脉干的断层

胸腔内左肺被心和大血管分为前、后两部分。前部有**左肺舌叶**,位于肺动脉干和右心室前方,胸骨及肋软骨后方。胸腔后部与脊柱左前方间有**左肺上叶**及下叶一部分。上纵隔内,**主动脉弓**位于胸骨柄后方,主动脉弓向后下延续为胸主动脉。心脏的断面面积较大,心脏和大血管根部围以心包。其前下份的腔为右心室,壁较薄,与第 3~7 肋软骨相邻。右心室上方粗大管状面为**肺动脉干**,斜向后上方,其连接处为肺动脉口,内有肺动脉瓣。肺动脉口后方,有近三角形的**主动脉窦**,内有主动脉瓣封闭主动脉口。主动脉窦的后方有左心房,有肺静脉入口,左心房的后下方有冠状窦。肺动脉干上端后方有半月形的左主气管横断面。在右心室后壁中部有一小的圆形断面为心中静脉。在心脏后方有胸主动脉,穿过膈的主动脉裂孔延续为腹主动脉。

在颈根部,胸骨柄上方有锁骨胸骨端,其上方有胸锁乳突肌与颈静脉弓。锁骨的胸骨端后方有左锁骨下静脉,其后上方有左锁骨下动脉。在左锁骨下动脉的前方,甲状腺侧叶的外后方有左颈内静脉和颈总动脉。胸锁乳突肌和颈总动脉之间有甲状腺侧叶的纵剖面。侧叶上方有一卵圆形断面为甲状软骨。左锁骨下动脉紧贴左肺上叶前方,由胸腔穿出达颈根部(图 3-4-13)。

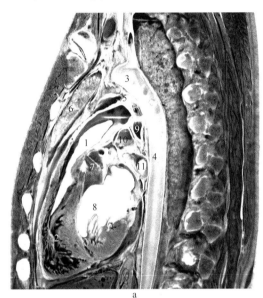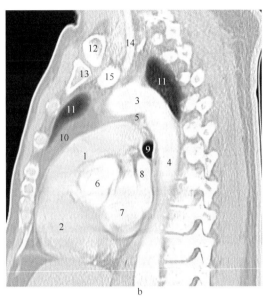

图 3-4-13　经肺动脉干矢状断层标本和 CT 图像

a. 标本(1. 肺动脉干;2. 右心室;3. 主动脉弓;4. 胸主动脉;5. 主动脉肺动脉窗;6. 左肺上叶;7. 主动脉瓣;8. 左心房;9. 左主支气管;10. 左心耳;11. 右心耳);b. 矢状断层 CT 图像(纵隔窗)(1. 肺动脉干;2. 右心室;3. 主动脉弓;4. 胸主动脉;5. 主动脉肺动脉窗;6. 升主动脉;7. 左心房;8. 左心耳;9. 左主支气管;10. 心包;11. 左肺上叶;12. 锁骨;13. 胸骨柄;14. 左颈总动脉;15. 左锁骨下静脉)

(三)经胸部正中的断面

在纵隔前方有胸骨柄、胸骨体,后方有脊柱。**右心室**位于心的前下部,其上方为**右房室口及三尖瓣**。右房室口前上方、升主动脉根部前方,有一三角形腔隙为**右心耳**;其后方有一间隙为**左心房**,隔心包与后方的食管相邻。升主动脉自右房室口上方直达气管前下方续于主动脉弓。主动脉弓向上的粗大分支为头臂干,头臂干前方壁薄的大血管为左头臂静脉。气管由前上向后下走行,其前壁有环状软骨弓的断面,环状软骨弓的下方为甲状腺峡部,气管的后壁为膜壁断面。气管下端为气管分叉部,显露出**气管隆嵴**。气管下方,升主动脉后方的圆形血管为**右肺动脉**,其下方的近三角形断面为左心房。气管下方有**气管支气管下淋巴结**。

食管自上而下呈弧形,位于气管、右肺动脉及左心房的后方,脊柱的前方,经的食管裂孔进入腹腔。在食管后方、脊柱前方有奇静脉及右肋间后动脉的断面(图 3-4-14)。

(四)经上腔静脉的断层

右心房位于膈中心腱上方,**下腔静脉**位于右心房后下方,向下通过的腔静脉孔,走行在

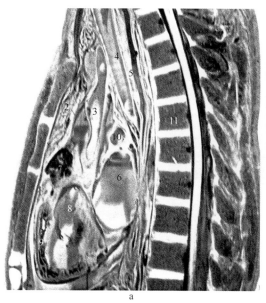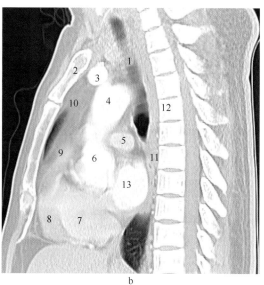

a   b

图 3-4-14 经胸部正中矢状断层标本和 CT 图像

a. 标本(1. 胸骨柄;2. 右肺上叶;3. 主动脉弓;4. 气管;5. 食管;6. 左心房;7. 右心耳;8. 右心房;9. 右心室;10. 右肺动脉;11. 胸椎);b.CT 图像(纵隔窗)(1. 气管;2. 胸骨柄;3. 头臂干;4. 主动脉弓;5. 右肺动脉;6. 升主动脉;7. 右心房;8. 右心室;9. 肺动脉;10. 右肺上叶;11. 食管;12. 胸椎;13. 左心房)

肝的腔静脉沟内进入腹腔。**右心房**的腔静脉窦宽大、壁光滑,后上方有上腔静脉口,自该口向上有粗大静脉为**上腔静脉**。上腔静脉前方有升主动脉,后方为右肺根结构,肺根上方可见**奇静脉弓**注入上腔静脉。肺根内自上而下依次是**右主支气管、右肺动脉**和**右肺静脉**。

右心房、升主动脉前方,肋软骨和胸骨柄后方,有右肺上叶、中叶前部。在右肺根后方、脊柱前方有右肺上叶和下叶后部。

胸骨柄上方有胸锁关节,可见关节盘及锁骨的胸骨端,在锁骨上方有胸锁乳突肌,在该肌两头之间有颈静脉弓。在锁骨胸骨端后方有右锁骨下动脉。该动脉上方有右颈总动脉。甲状腺侧叶呈长方形剖面,其前方有胸锁乳突肌(图 3-4-15)。

(五) 经右肺门的断层

胸腔内右肺断面明显增大,右肺斜裂分隔右肺下叶与上叶,水平裂不明显,右肺上叶与中叶的分界线不清,肺组织有融合。**右肺门**结构的配布从前至后依次是:**上肺静脉、上叶支气管**和**肺动脉、下叶支气管**和**下肺静脉;中叶支气管**位于肺动脉的前下方。

颈根部可见锁骨的断面,其上方有胸锁乳突肌及颈内静脉。在锁骨断面后方有一个粗大的血管断面,为右锁骨下静脉汇入右头臂静脉处。在颈内静脉后方有前斜角肌,自上而下走行。其下方有锁骨下动脉及肋颈干的断面(图 3-4-16)。

四、心脏超声断层解剖

心为三维立体构型,而二维超声扫描的是平面结构图像。心的超声解剖主要是结合二维解剖结构和超声成像,两者对照,认识心的结构在超声上的表现,为疾病诊断打下基础。

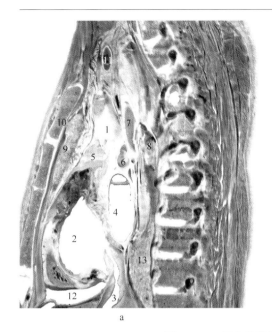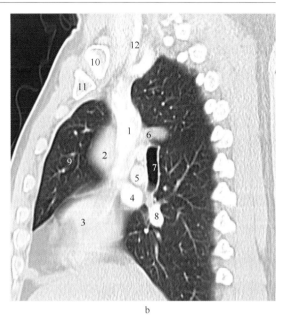

a b

图 3-4-15 经上腔静脉矢状断层标本和 CT 图像

a. 标本(1. 上腔静脉;2. 右心房;3. 下腔静脉;4. 左心房;5. 右心耳;6. 右肺动脉;7. 右主支气管;8. 奇静脉;9. 右肺上叶;10. 胸骨柄;11. 右锁骨下动脉;12. 心包前下窦;13. 右肺下叶);b. CT 图像(肺窗)(1. 上腔静脉;2. 右心耳;3. 右心房;4. 右上肺静脉;5. 右肺动脉;6. 奇静脉弓;7. 右主支气管;8. 右下肺静脉;9. 右肺中叶;10. 锁骨;11. 第 1 肋软骨;12. 右颈内静脉)

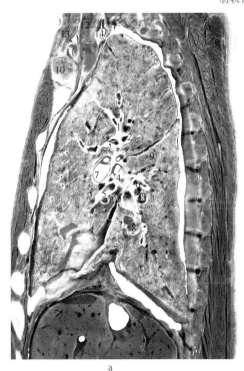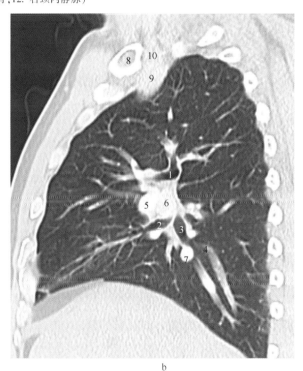

a b

图 3-4-16 经右肺门矢状断层标本和 CT 图像

a. 标本(1. 右肺尖段支气管;2. 右肺后段支气管;3. 右肺前段支气管;4. 右肺动脉;5. 右肺中叶支气管;6. 右肺下叶支气管;7. 右上肺静脉;8. 右肺下叶静脉;9. 右肺下叶上段;10. 锁骨;11. 右锁骨下静脉;12. 右颈内静脉;13. 胸锁乳突肌;14. 锁骨下动脉);b. CT 图像(肺窗)(1. 右肺上叶支气管;2. 右肺中叶支气管;3. 中间支气管;4. 右肺下叶支气管;5. 右上肺静脉;6. 右肺动脉;7. 右下肺静脉;8. 锁骨;9. 右锁骨下静脉;10. 右颈内静脉)

心位于中纵隔内,有两个轴,即心的长轴与短轴。长轴是心尖部与心底部中央之间的连线,与躯体长轴呈45°相交的夹角。心短轴是与心长轴垂直相交的横轴。心的二维解剖是心三维结构在二维空间的表现,反映心的三维结构的基本二维切面是心的三个正交位,即心长轴水平切面、心长轴前后位切面与心短轴切面(图3-4-17)。实际应用中常在三个正交位切面间获得众多过渡性切面,才能形成对心结构的立体性认识。

行超声扫描时,需选择某些特定的体表部位,尽可能地避开影响超声波透入的组织和器官,如肋骨、胸骨等结构,使超声波能直接透入心脏,获得较为真实、清晰的超声图像(图3-4-18)。

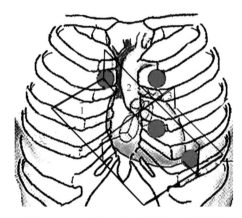

图3-4-17　心脏三个正交位切面示意图

1.心脏水平长轴切面;2.心脏前后位
长轴切面;3.心脏短轴切面

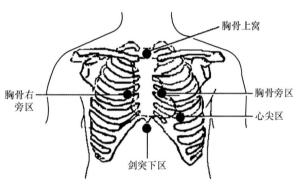

图3-4-18　超声探测窗的体表位置

(一) 心尖探测区常用切面解剖

1. 心尖四腔心切面解剖　心尖四腔切面是最重要的标准切面之一。探头水平置于心尖区,声束自心尖向右后上方至心底部,作近似水平的横切面,直到完全显示二尖瓣和三尖瓣即可得到心尖四腔切面(图3-4-19)。

在此切面上,心尖靠近超声图像的近场,心底位于远场。切面中央为呈垂直相连的室间隔和房间隔;房间隔中央部位的卵圆窝。在左、右房室口分别可见二尖瓣前尖和三尖瓣前尖、隔尖,它们与房间隔、室间隔呈十字交叉,但二尖瓣前尖附着点要高于三尖瓣隔尖附着点0.5~1.0cm。在左心房的后外侧壁分别有左、右肺静脉的入口,在超声图像上呈"八"字形。

2. 心尖五腔心切面解剖　声束自心尖经主动脉根至心底部,左室流出道和主动脉根部管腔出现,即为心尖五腔切面(图3-4-20)。

切面上除四腔心结构外,在室间隔与房间隔之间,可见到主动脉根及主动脉后窦,窦的前方和左前方分别为主动脉右半月瓣和左半月瓣。主动脉根部的右侧壁与室间隔相延续,邻近部分为左心室的流出道。

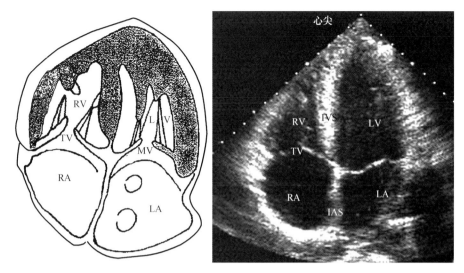

图 3-4-19　心尖四腔心切面解剖

RV:右心室;IVS:室间隔;LV:左心室;RA:右心房;IAS:房间隔;LA:左心房;TV:三尖瓣;MV:二尖瓣

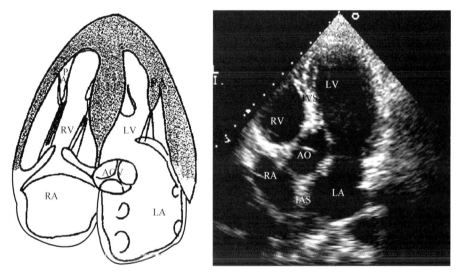

图 3-4-20　心尖五腔心切面解剖

RV:右心室;IVS:室间隔;LV:左心室;RA:右心房;IAS:房间隔;LA:左心房

（二）胸骨旁常用探查切面解剖

1. 胸骨旁左室长轴切面　探头置于胸骨左缘第3、4肋间,作近似矢状位的左心室斜切面(图 3-4-21)。切面右侧为心底部,本断面可显示右室前壁、右心室腔、室间隔、左心室腔、主动脉根部及主动脉瓣、左心房、二尖瓣、左室后壁和心包膜等结构,是显示以上各解剖结构最常用的标准断面之一。

2. 胸骨旁右室流入道长轴切面　探头置于胸骨左缘第3、4肋间,自右心室前面向后通过右心房,作近似矢状位的斜切面,可以得到**右室流入道长轴切面**(图 3-4-22)。切面内结构包括右心室、右心房,右房、室之间为三尖瓣的前尖和后尖。右心房的前上方为伸向亲到

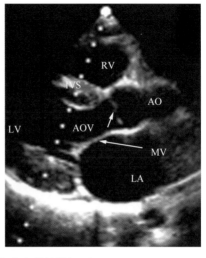

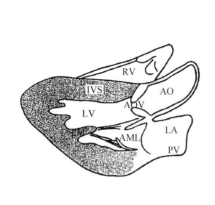

图 3-4-21 经左心室流出道长轴切面

RV:右心室;IVS:室间隔;AO:主动脉;LV:左心室;AML:二尖瓣前瓣;LA:左心房;PV:肺动脉瓣;MV:二尖瓣;AOV:主动脉瓣

右心耳,后方为上腔静脉。此切面是观察三尖瓣活动的最佳切面。

3. 胸骨旁右室流出道长轴切面 探头置于胸骨左缘第 3、4 肋间,平行于左肩至右肋的连线作切面,可以得到**右室流出道长轴切面**(图 3-4-23)。此切面内左侧为左心室,右侧从前向后依次为右心室、右室流出道、肺动脉瓣、肺动脉。

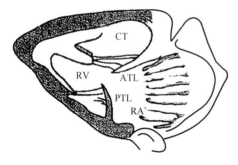

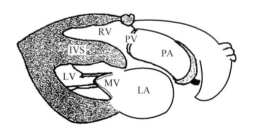

图 3-4-22 经右心室流入道长轴切面

CT:肌腱索;RV:右心室;ATL:三尖瓣前瓣;
PTL:三尖瓣后瓣;RA:右心室

图 3-4-23 经右心室流出道长轴切面

RV:右心室;PV:肺动脉瓣;PA:肺动脉;IVS:室间隔;LV:左心室;MV:二尖瓣;LA:左心房

4. 胸骨旁二尖瓣水平短轴切面 探头置于胸骨左缘第 3、4 肋间,自胸肋面向下通过二尖瓣平面,作垂直于心纵轴的冠状切面,可得到经二尖瓣水平的**左室短轴切面**(图 3-4-24)。切面内结构由前到后依次为胸壁、右室前壁、右室腔、室间隔、左室腔。左心室腔内显示有后外侧的二尖瓣后尖和前内侧的二尖瓣前尖。

5. 胸骨旁左心室乳头肌水平短轴切面 探头在二尖瓣水平短轴基础上向左下侧倾斜,可以得到左室乳头肌水平的短轴切面(图 3-4-25)。此切面内结构由前到后依次为右室前壁、右室腔、室间隔、左室腔、左室后壁。左心室壁厚,前、后乳头肌分别位于切面的"3"点和"7、8"点处。右心室腔呈三角形,壁较薄,在其外侧壁、后壁和内侧壁分别有三尖瓣的前尖、后尖和隔侧尖。

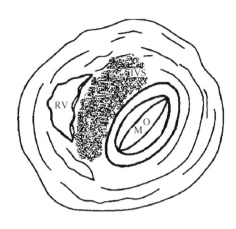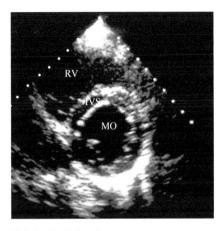

图 3-4-24 经胸骨旁二尖瓣水平短轴切面
RV:右心室;IVS:室间隔;MO:二尖瓣口

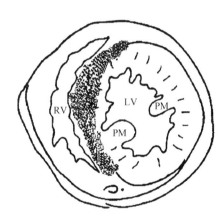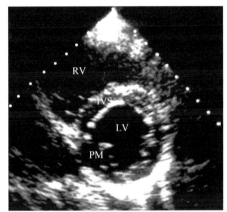

图 3-4-25 胸骨旁左心室乳头肌水平短轴切面
RV:右心室;IVS:室间隔;LV:左心室;PM:乳头肌

6. 胸骨旁心尖水平左室短轴切面 在乳头肌短轴切面基础上,探头略偏向心尖或平行卜移一个肋间,可以得到左室心尖水平短轴切面(图 3-4-26)。此切面结构主要是心尖部左室腔及周围肌。该切面显示的左心室壁厚,腔小而圆;右心室壁薄,腔较小,呈裂隙状。它适宜观察室壁运动及附壁血栓。

7. 胸骨旁主动脉瓣水平短轴切面 探头置于胸骨左缘 3、4 肋间,自右室流出道前壁向后经主动脉口,作近似水平位的横断面,可得到**主动脉瓣水平短轴切面**(图 3-4-27)。此切面的结构特征是主动脉口呈圆形位于图像中央,其内部的三个半月瓣关闭时呈"Y"字形。图中央的主动脉口前方是右室流出道,右前方是肺动脉瓣及主肺动脉,左前方是右心室,左侧是三尖瓣,左后方是右心房,正后方是左心室。

上述切面稍作调整即可得到主肺动脉长轴切面,该切面可以清楚显示肺动脉主干长轴及左右肺动脉。

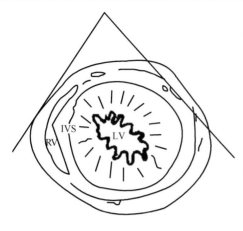
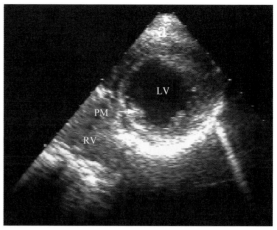

图 3-4-26　心尖水平左室短轴切面
RV:右心室;IVS:室间隔;LV:左心室

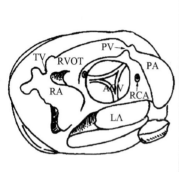
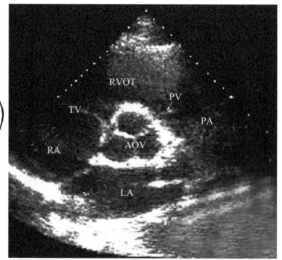

图 3-4-27　胸骨旁主动脉瓣水平短轴切面
RVOT:右室流出道;RA:右心房;LA:左心房;PA:肺动脉;AOV:主动脉瓣;RCA:右冠状动脉

（黄文华　卢　巍　单　伟）

思　考　题

一、名词解释

　　1. 主动脉肺动脉窗　2. 支气管肺段　3. 段间静脉　4. 奇静脉弓　5. 气管前间隙　6. 血管前间隙
7. 奇静脉食管隐窝　8. 隆嵴下间隙

二、问答题

　　1. 试述胸骨角平面在断层解剖学上的意义。

　　2. 影像学为什么用 9 分法来划分纵隔? 如何划分?

　　3. 论支气管肺段划分的解剖学依据及区分肺段的解剖学标志,划分肺段的临床意义。

　　4. 简述主动脉肺动脉窗的位置、内容及临床意义。

　　5. 简述肺门区的分部、X 线、横断层解剖特点。

第四章　腹　　部

第一节　基 础 解 剖

腹部包括腹壁和腹腔脏器。腹壁与膈围成腹腔。腹腔内除腹膜结构外,有许多重要脏器。腹腔脏器根据其形态结构可分为空腔脏器和实质性脏器,前者如肝、胰、脾、肾,后者如胃肠道、胆囊、输尿管等。此外,腹部还有重要的神经、血管和淋巴结。

一、境界与分区

(一) 境界

腹部上方借膈与胸部分开,下方经骨盆上口与盆腔相通。因腹部的结构与胸部、盆部的结构相互重叠与延续,故在断层解剖学中,通常以膈穹平面为腹腔的上界,以第 5 腰骶椎间盘平面为腹腔的下界。

(二) 分区(九分法)

为便于描述腹腔脏器的位置,临床上常用两条横线和两条纵线将腹部分为 9 个区。上横线采用肋下平面,即左、右侧肋弓最低点的连线;下横线多采用结节间平面,即左、右髂结节的连线;两条纵线为通过两侧腹股沟韧带中点的垂直线。上述 4 条线将腹部分成 9 个区:左、右侧自上而下依次为左、右季肋区,左、右腹外侧区(腰区),左、右腹股沟区(髂区);中间自上而下依次为腹上区、腹中(脐)区、腹下区(图 4-1-1)。

二、重要体表标志

1. 剑突 xiphoid process　位于胸骨体下端,其后方约平对第 9 胸椎体。剑突上接胸骨体,经两者结合处的水平面称为剑胸结合平面,膈穹居于此平面。

2. 肋弓 costal arch　为第 8~10 肋软骨前端依次连于上位肋软骨形成的弓。通过其最低点的水平面称肋下平面,约平对第 3 腰椎体,十二指肠水平部通过此平面。

3. 脐 umbilic　位于腹前正中线上,其后方半对第 3、4 腰椎间盘。经脐全剑胸结合连线中点的横断层面称为**幽门平面**,后方平对第 1 腰椎体下缘,幽门常位于此平面;幽门的右侧有胆囊和肝门静脉,其左侧后方有胰、肾门和肠系膜上动脉的起始部。脐上方约 2.5cm 处平对肠系膜下动脉起始处。

4. 髂嵴 iliac crest　髂骨翼的弓形上缘。经两侧髂嵴最高点的横断层面,称**嵴间平面**,约平对第 4 腰椎棘突,为腹主动脉分叉平面。

5. 髂结节 tubercle of iliac crest　髂前上棘后方 5~7cm 处,髂嵴外唇向外的突起。经两侧髂结节的水平面称结节间平面,约平第 5 腰椎棘突,回盲瓣多位于此平面。

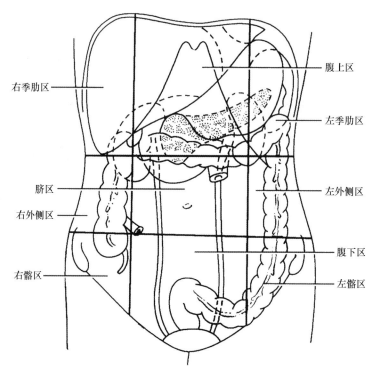

图 4-1-1　腹部的分区

三、肝及肝外胆道

（一）肝的形态

肝近似楔形,右端粗厚而钝圆,左端扁薄且变化较大,如呈波形弯曲、有明显切迹、极度向后上卷翘等。肝的尾状叶以其尾状突连于右叶,尾状叶形态变化较大,影像诊断时易将其误认为异常肿块。肝的大小个体差异很大,一般肝的最高径位于腋中线深面的肝右侧边缘,肝的最宽径位于第二肝门稍下方的水平面上,肝的最厚径相当于肝右叶中部的前后径。

1. 膈面　肝的膈面邻膈和腹前壁,前部有矢状位双层腹膜形成的**镰状韧带**falciform ligament 附着,将肝分为厚而大的肝右叶和小而薄的肝左叶(图 4-1-2)。膈面后部有呈冠状位的**冠状韧带**coronary ligament,腹膜由膈下面反折包绕肝,在肝膈面由前、后两层腹膜构成,向两侧延续为左、右**三角韧带**triangular ligament,向前形成镰状韧带。冠状韧带前、后层之间没有腹膜覆盖的部分为**肝裸区**。

2. 脏面　肝的脏面凹凸不平,中间部有"H"状沟,右纵沟前部为**胆囊窝**,容纳胆囊,其前缘为胆囊切迹;后部为腔静脉沟,容纳下腔静脉,其后上部有肝左、肝中、肝右静脉出肝,汇入下腔静脉,该处称为**第二肝门**。左纵沟前部为**肝圆韧带裂**,内有肝圆韧带,其前端为肝圆韧带切迹,又名脐切迹;肝圆韧带 ligamentum teres hepatis,是脐静脉闭锁后的遗迹,一端连于脐,另一端嵌入肝的脐切迹。胚胎时,脐静脉连通门静脉左支。后部为**静脉韧带裂**,内有**静脉韧带**ligamentum venosum,胚胎时为静脉导管,连通于门静脉左支与下腔静脉之间。横沟为**第一肝门**porta hepatis,有肝左、右管,肝左、右动脉,肝门静脉,神经和淋巴管等出入。出入肝门各结构被结缔组织包绕形成**肝蒂**(图4-1-3)。

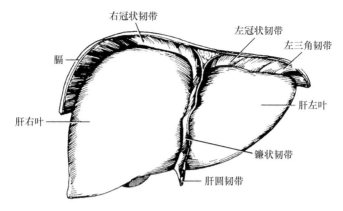

图4-1-2 肝的形态(膈面)

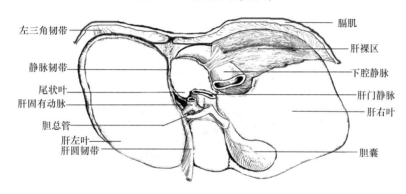

图4-1-3 肝的形态(脏面)

3. 肝叶 “H”形沟前部围成**方叶**quadrate lobe,其脏面基本朝向下方;后部围成**尾状叶**caudate lobe,呈上宽下窄,由于下腔静脉肝内段和静脉韧带裂近似上、下位,故其脏面一般朝向后下方。尾状叶位于肝门横沟的后上方,而肝圆韧带裂和胆囊窝位于其前下方;尾状叶前下部向左侧的突起为**乳头突**papillary process,向右侧的突起为**尾状突**,伸向肝右叶。有时尾状突较长,且离开肝下面,影像诊断时易误诊为肿块(图4-1-3)。

(二)肝的位置、毗邻、体表投影

肝位于右季肋区、腹上区,小部分伸向左季肋区。肝膈面与膈及腹前壁相邻,并以冠状韧带、镰状韧带相连。右半部借膈与右胸膜隐窝相邻,左半部借膈与心包相邻。

肝的脏面:因与腹腔内的部分器官相接触而形成许多压迹。在肝左叶脏面的右后方、静脉韧带裂后端左侧有**食管压迹**;左叶脏面的大部分与胃前壁和贲门相接触,有**胃压迹**;方叶靠近肝门的部分与胃幽门相接触,有**幽门压迹**。肝右叶脏面的中部,肝门右侧与十二指肠上部相接触,有**十二指肠压迹**;右叶脏面最前端,与结肠右曲及横结肠右端相接触,有**结肠压迹**;右叶脏面的后部毗邻右肾,有**肾压迹**(图4-1-4)。

肝的体表投影可用“三点法”确定:**右上点**,右锁骨中线与第5肋交点;**右下点**,右腋中线与第11肋交点;**左侧点**,左侧第6肋软骨距前正中线5cm处。以上三点连线,构成肝在

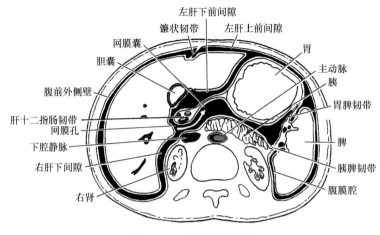

图 4-1-4　肝脏面的毗邻

体表前面的投影。肝的下缘在右锁骨中线处不超过肋弓,在前正中线上位于在剑突下 3～
4cm 处。

(三) 肝内管道系统

肝内结构除肝细胞外,密布有肝静脉、门静脉、肝固有动脉、肝管、淋巴管等多种管道,
形成复杂结构。

1. Glisson 系统　肝门静脉、肝固有动脉、肝管三者均从肝门横沟处(第一肝门)进出
肝,三者在肝内的分支基本相同且伴行,这一管道系统称之为**Glisson 系统**。在这一系统
中,肝门静脉最粗大,肝动脉及肝管直径很小,正常超声、CT、MRI 断面很难发现肝动脉及
肝管分支。三种管道及淋巴管在第一肝门外被一结缔组织囊所包被,称**Glisson 囊**,
Glisson 囊伸入肝实质内形成对肝内 Glisson 系统的包绕,因此,断面上所见肝门静脉管壁
厚于肝静脉(图 4-1-5)。

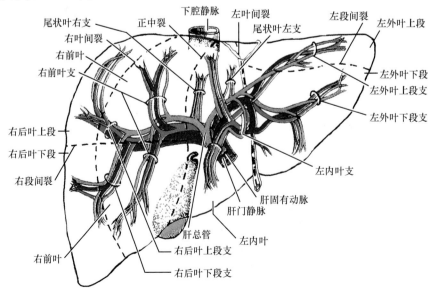

图 4-1-5　肝的 Glisson 管道系统及肝(门静脉)肝段

（1）**肝门静脉**hepatic portal vein：在第2腰椎椎体的右侧、胰颈的后方，由肠系膜上静脉和脾静脉汇合而成，或由肠系膜上、下静脉和脾静脉三者汇合而成。经胰颈和十二指肠上部的后面、下腔静脉前面上行，进入肝十二指肠韧带，在肝固有动脉和胆总管的后方上行至肝门。肝门静脉主干长约6cm，管径约为1.3cm，其本干与正中线成45°角。肝门静脉在第一肝门外一般分为左、右两支入肝，称为**肝门静脉左支**和**肝门静脉右支**。肝门静脉本干与右支的夹角约120°，与左支的夹角约90°。

（2）**肝门静脉左支**：自肝门静脉主干分出后向左横行于肝门横沟内，至左矢状沟转向前，行于肝圆韧带裂内，末端为盲端，与肝圆韧带相连。左支依据行程分为4部：横部、角部、矢状部（又称为脐部）和囊部，分布于左半肝和尾状叶左段。左支的主要分支有：①左外叶上段支，为一粗大分支，从左支角部凸侧发出；②左外叶下段支，为一粗大分支，起自囊部的左侧，向左下行；③左内叶支，起自矢状部的右侧壁，又分为左内叶上段静脉和左内叶下段静脉，分布于左内叶；④尾状叶左段支：一般发自肝门静脉分叉处或左支横部，可有1~3支，分布于尾状叶左半。当尾状叶右段支细小且仅供应尾状突时，尾状叶左段支则分布于尾状叶大部分。

（3）**肝门静脉右支**：右支较左支粗短，分布于右半肝和尾状叶右段。自肝门静脉主干分出后向右行于肝横沟内，沿肝门右切迹右行，进入肝实质，其末端一般分为两支，即前叶静脉和后叶静脉。两支形成向右开放的75°~90°夹角。①右前叶静脉，为一短干，行向前下，随即分出数支；②右后叶静脉，为肝门静脉右支的延续，随即再分为较粗的右后叶上段静脉和较细的右后叶下段静脉；③尾状叶右段支，发自肝门静脉右支主干的后壁或肝门静脉分叉处，分布于尾状叶右段，有1~2支。

肝固有动脉和肝管在肝内的分支与肝门静脉基本相同，不作叙述。

2. 肝静脉系统 **肝静脉**hepatic veins 收集肝内来自肝门静脉及肝固有动脉血液，回流至下腔静脉。在肝内的走行与Glission系统呈指状交叉。肝静脉管壁极薄。

直接注入下腔静脉的肝静脉有肝大静脉和肝小静脉之分。肝大静脉有肝左静脉、肝中间静脉和肝右静脉，在下腔静脉沟上端处注入下腔静脉；肝小静脉有肝右后静脉和尾状叶静脉等（图4-1-6）。

（1）**肝左静脉**left hepatic vein：由上、下根合成。下根较上根粗大，收纳左外叶前下部的静脉血。肝左静脉开口于下腔静脉的左前壁，管径约8mm。肝左静脉有时（国人约为56.5%）与肝中间静脉共干。

（2）**肝中间静脉**intermediate hepatic vein：主干较长，由左、右根合成。右根较左根略粗，为肝中间静脉的本干，肝中间静脉呈凸向右的弧形弯曲，其前壁及左、右侧壁均有数条属支注入，主干开口于下腔静脉的左前壁或前壁，管径约9.6mm。

（3）**肝右静脉**right hepatic vein：以主干型多见，主干位于右叶间裂内，呈向右突出的弧形弯曲。当肝中间静脉粗大，肝右静脉主干显著偏右，肝右后上缘静脉是其重要属支，特别粗大时，肝右静脉则较细小。

（4）**肝右后静脉**：收集右后叶上部静脉血。位置常较表浅，有1~5支，大多数细小，注入下腔静脉右后壁，汇入点较三大肝静脉低，即在下腔静脉肝内段的下部，但较肝门横沟平面稍高。

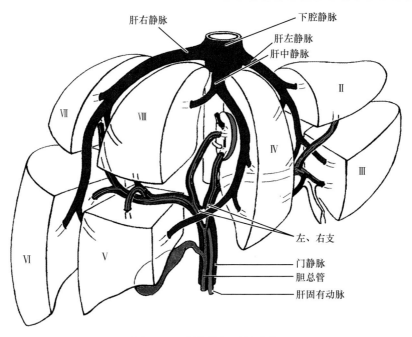

图 4-1-6　肝静脉与肝的裂隙

（四）肝的分叶、分段（肝门静脉肝段）

对肝的管道进行铸型研究发现,肝内 Glisson 管道系统在肝内分支同步、走行相伴、分支间没有吻合(呈树状结构),各主要分支之间存在天然裂隙。因此,可以依据 Glisson 管道系统的分支分布对肝进行分叶分段,以此为肝的部分切除手术提供解剖学理论依据。依据 Glisson 管道系统分叶分段实际上就是依据肝门静脉在肝内的分支进行分段,称之为肝门静脉肝段。肝门静脉的每一条主要分支及其所供应的肝组织为一个肝叶或一个肝段。目前存在有两种划分方法,其实大同小异。

1. 五叶六段法　肝门静脉左、右两支所供血的部分,分别称为**左半肝**和**右半肝**。肝门静脉左支向外侧发出的分支供血部分为**左外叶**,可分为上段和下段;向内侧分支供血部分为**左内叶**。肝门静脉右支发出的向前的分支供血区为**右前叶**;主干延续的供血区为**右后叶**,后者向上分支的供血区为右后叶上段,向下分支供血区为右后叶下段。**尾状叶**右半供血来自门静脉右支主干分支,左半部来自门静脉左支主干分支,因此,将尾状叶分为左、右两段(图 4-1-7)。

2. Couinaud 肝段　1954 年,Couinaud 根据 Glisson 系统的分布和肝静脉的走行,将肝分为两半肝、五叶共八段,并将八段自尾状叶开始用罗马数字顺时针命名。此肝段划分法被影像学广泛采用(图 4-1-8)。

$$
\text{左半肝}\begin{cases}\text{左外叶}\begin{cases}\text{上段}\\\text{下段}\end{cases}\\\text{左内叶}\end{cases}\quad\text{右半肝}\begin{cases}\text{右前叶}\\\text{右后叶}\begin{cases}\text{上段}\\\text{下段}\end{cases}\end{cases}\quad\text{尾状叶}\begin{cases}\text{左段}\\\text{右段}\end{cases}
$$

图 4-1-7　五叶六段法

3. 肝裂在肝表面的投影　肝叶之间、肝段之间,存在有 Glisson 管道稀少区,认为是肝裂,也即肝叶或肝段的边界。通过肝静脉铸型研究发现,肝的大静脉主干一般走行在肝叶的裂隙中,它们的主要属支,大部分走行在肝段的裂隙中。因此,明确了肝静脉在肝内的走行规律,也就明确了肝裂存在的位置,肝静脉在肝表面的投影也即肝裂在肝表面的投影(图 4-1-8)。具体来说,大多数服从以下规律:

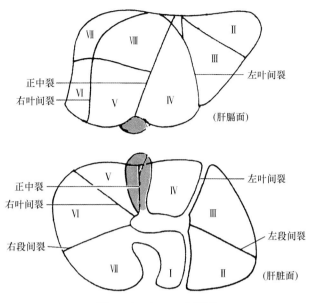

图 4-1-8　Couinaud 肝段

(1)正中裂:又称为主裂,为门静脉左、右支间的裂隙,内有肝中间静脉走行,将肝分为左、右半肝,直接分开相邻的右前叶(SV 和 SⅧ)和左内叶(SⅣ)。主裂在肝膈面的投影为下腔静脉左壁至胆囊切迹中点的连线,在脏面的投影由胆囊切迹经胆囊窝中份,越横沟入腔静脉沟(图 4-1-8)。

(2)左叶间裂:又称为脐裂,内有肝左静脉主干走行,相当于肝膈面镰状韧带左侧 1cm 处与下腔静脉左壁的连线,脏面则为肝圆韧带裂。将左半肝分为左内叶(SⅣ)和左外叶(SⅡ 和 SⅢ)。

(3)左段间裂:又称为左门裂,肝膈面为下腔静脉左壁与肝左缘中、上 1/3 交界处的连线,转至脏面再横行至横沟左端,将左外叶分为上段(SⅡ)和下段(SⅢ)。肝左静脉起始部行于该裂内,故在横断层面上该静脉可作为 SⅡ 和 SⅢ 的分界标志。

(4)背裂:上起自肝左、肝中间和肝右静脉注入下腔静脉处,下至肝门的弧形线,即尾状叶的周界,将尾状叶(SⅠ)与右前叶和左内叶分开。

(5)右叶间裂:又称为右门裂,内有肝右静脉走行,肝膈面为下腔静脉右壁与胆囊窝中点右侧的肝下缘中、右 1/3 交点的连线,转至脏面连于横沟右端,将右半肝分为右前叶(SV 和 SⅧ)和右后叶(SⅥ 和 SⅦ)。

(6)右段间裂:又称为横裂,肝脏面为横沟右端与肝右缘中点的连线,转至膈面连于正中裂。此裂相当于肝门静脉右支的延长线,同时分开右前叶的下段(SV)与上段(SⅧ)和右后叶的下段(SⅥ)与上段(SⅦ)。

因为肝静脉的走行、属支个体差异较大,因此,在影像断面上,应该依据实际肝静脉存在的位置对肝段进行精准划分。

(五)肝外胆道

肝外胆道包括肝左管、肝右管、肝总管、胆囊和胆总管(图 4-1-9)。

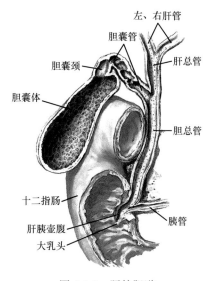

左、右肝管

胆囊管

胆囊颈

胆囊体

肝总管

胆总管

十二指肠

肝胰壶腹

大乳头

胰管

图 4-1-9　肝外胆道

1. 肝左、右管　在肝内,分别与肝门静脉左、右支伴行,二者汇合的高度略高于肝门静脉分叉的高度。

2. 肝总管 common hepatic duct　由肝左、右管汇合成,位于肝十二指肠韧带内近第一肝门处,行于肝门静脉右前方,其下端与胆囊管汇合成胆总管。

3. 胆囊 gall bladder　呈长梨形,位于肝脏面胆囊窝内,借疏松结缔组织与肝相连。分为胆囊底、体、颈、管 4 部分。胆囊底突向前下方,体表投影相当于右腹直肌外侧缘与右侧肋弓相交处。胆囊体位于胆囊底与胆囊颈之间,三者间无明显分界。胆囊颈是胆囊体向后的延续部分,细而弯曲,与胆囊管相续。胆囊管 cystic duct 为靠近胆囊颈的一段,位于肝十二指肠韧带内,其黏膜形成螺旋状的皱襞,称为螺旋襞,胆结石常嵌顿于此处。

4. 胆总管 common bile duct　由肝总管与胆囊管汇合而成,长 4~8cm,管径 6~8mm,向下与胰管汇合。胆总管起始段位于肝十二指肠韧带内,经十二指肠上部后方,向下经胰头与十二指肠降部之间或经胰头后方或被胰实质所包埋,最后斜穿十二指肠降部后内侧壁与胰管汇合,形成略膨大的肝胰壶腹 hepatopancreatic ampulla(又称 Vater 壶腹) ,开口于十二指肠大乳头。在肝胰壶腹周围有肝胰壶腹括约肌(又称 Oddis 括约肌)包绕。

四、胰

1. 胰的位置、分部及毗邻　胰 pancreas 在第 1~2 腰椎水平横卧于腹腔后上部,分为胰头、颈、体、尾 4 部分。

胰头较宽大,位于第 2 腰椎的右侧,被十二指肠呈"C"形包绕,其下份向左侧突出,并伸入至下腔静脉和肠系膜上静脉之间的部分为钩突。胰头与胰体交界处为胰颈;胰体占胰中部的大部分,约位于第 1 腰椎平面;胰尾钝圆、缩细,伸向左上方,末端达脾门后下方。

胰头后方与十二指肠降部之间有胆总管下行,有时可能部分或全部为胰实质所包埋。胰颈后方为肠系膜上静脉与脾静脉汇合成肝门静脉处,肝门静脉向右上行于胰头后方。胰体前面隔网膜囊与胃后壁毗邻,后面由右向左横过下腔静脉、腹主动脉、左肾上腺和左肾的前方(图 4-1-10,图 4-1-11) 。

2. 胰的分型　胰分为 4 型。①头低体高型:约占 74%,胰头低于胰体,而胰体又低于胰尾;在连续横断层而上,胰体和胰尾在第 12 胸椎体下缘出现。②体高型:胰体部分高于胰头和胰尾,占 16%。③头高型,占 2%。④波浪型,占 5%(图 4-1-12) 。

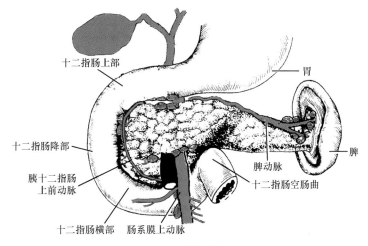

图 4-1-10 胰的前面观

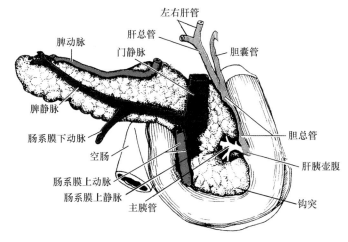

图 4-1-11 胰的后面观

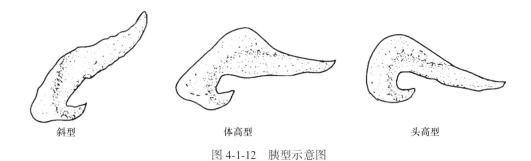

斜型 体高型 头高型

图 4-1-12 胰型示意图

五、脾

脾spleen 位于左季肋区,第 9~11 肋的深面,其长轴与第 10 肋方向基本一致。

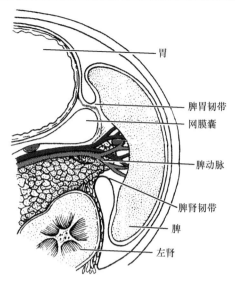

图 4-1-13　脾及其毗邻、韧带(水平切面图)

脾呈椭圆形,分为膈、脏两面,上、下两缘、前、后两端(图 4-1-13)。膈面平滑隆凸,与膈相贴;脏面凹陷,近中央处为脾门,是脾血管、神经等出入处。上缘较锐,朝向前上方,有 2~3 个脾切迹;下缘较钝,伸向后下方。脏面的前上部与胃底相邻,后下部与左肾上腺、左肾相邻,下方与结肠左曲和胰尾相接触。在脾的附近常存在副脾,大小不等,数目不一,多位于胃脾韧带和大网膜中,出现率 10%~40%,影像观察不易与淋巴结区别。脾的大小个体差异较大,在同一个体也可因机能状况不同而有所改变。

六、肾

(一) 肾的形态

肾kidney　形似蚕豆(图 4-1-14),表面光滑。肾的内侧缘中部凹陷,称为**肾门**renal hilum,有肾血管、淋巴管、神经和肾盂通过,各结构被结缔组织包裹形成**肾蒂**。由于下腔静脉靠近右肾,故右肾静脉较短。肾蒂内各结构的排列关系自前向后分别为肾静脉、肾动脉和肾盂;自上向下分别为肾动脉、肾静脉和肾盂。由肾门凹入肾实质的腔隙称之为**肾窦**,容纳肾血管、肾盏、肾盂和脂肪组织等。肾外侧缘隆凸。肾前面稍前凸,后面平坦,贴近腹后壁。肾上端宽而薄,下端窄而厚。

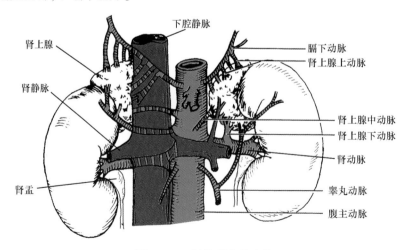

图 4-1-14　肾的形态及血管

（二）肾的位置及毗邻

肾位于腹膜后间隙,脊柱的两侧。肾的位置可随呼吸运动而有轻度的上下移动。左肾在第11胸椎体下缘至第2、3腰椎间盘之间,右肾在第12胸椎体上缘至第3腰椎体上缘之间。左肾较右肾高1~2cm,女性肾低于男性,儿童低于成人。肾门约平对第1腰椎体,距正中线约5cm(图4-1-15)。左肾前面的上部与胃底后面相邻,中部和内侧与胰和脾血管接触,下部邻近空肠和结肠左

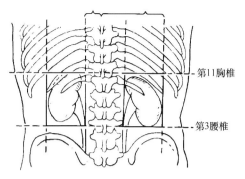

图 4-1-15　肾的位置（后面观）

曲。右肾前面的上部与肝右叶相邻,下部与结肠右曲接触,十二指肠降部从右肾肾门前面通过,在腹部轴位断层,可据此判断十二指肠、胰头等结构的位置。两肾的后上1/3部与膈和肋膈隐窝相邻,后下2/3部自内侧向外侧与腰大肌、腰方肌和腹横肌相邻(图4-1-16)。

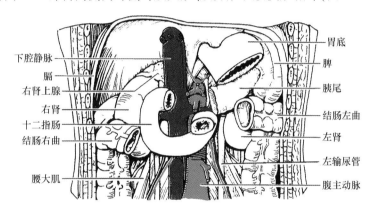

图 4-1-16　肾的毗邻

七、肾 上 腺

肾上腺suprarenal gland 位于腹膜后间隙内,脊柱的两侧,肾的内上方,平对第11胸椎体高度,与肾共同包裹于肾筋膜内。左肾上腺呈半月形,位于左肾上极前方;右肾上腺呈三角形,位于右肾上极上面。因此,右肾上腺略高于左肾上腺。除常见形态外,还可出现纺锤形、蝌蚪形、楔形和半圆形等。腺体的前面有不显著的肾上腺门,是血管、神经等出入处。肾上腺外包被膜,其实质可分为皮质和髓质两部分。

左、右肾上腺的毗邻不同:左肾上腺前面的上部借网膜囊与胃后壁相邻,下部与胰和脾血管相邻,内侧缘接近腹主动脉,上邻膈;右肾上腺的前方为肝右后叶,前面外上部无腹膜覆盖,直接与肝的裸区相邻,内侧缘紧邻下腔静脉,后上部为膈。左、右肾上腺的后方均为膈(图4-1-14)。

八、腹　　膜

（一）腹膜形成的结构

壁腹膜从腹、盆壁内表面移行到脏器表面,或从一个脏器移行到另一个脏器的过程中,常形成一些腹膜结构,如网膜、系膜和韧带等。

1. 网膜

（1）**大网膜**greater omentum:位于胃大弯与横结肠之间,覆盖于横结肠和大部分空、回肠的前面,前面与壁腹膜毗邻。大网膜动脉血管主要来自于胃网膜动脉弓(图 4-1-17)。

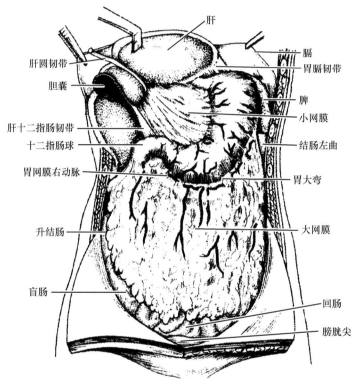

图 4-1-17　腹膜概观

（2）**小网膜**lesser omentum:位于肝静脉韧带沟和横沟至胃小弯和十二指肠上部之间,左侧大部分为**肝胃韧带**hepatogastric ligament,内有胃左、右血管、淋巴结和神经等;右侧小部分为**肝十二指肠韧带**hepatoduodenal ligament,其内有肝固有动脉、肝门静脉、肝外胆道、神经和淋巴管行走。右前方为胆总管、左前方为肝固有动脉,两者后方为肝门静脉。后方为网膜孔,肝门静脉在此隔网膜孔与下腔静脉相邻(图 4-1-17)。

网膜囊omental bursa:是位于小网膜和胃后方的前后扁窄间隙(图 4-1-18),其上壁是肝尾状叶及膈下面的腹膜;前壁为小网膜、胃后壁、胃结肠韧带;后壁为横结肠、胰、左肾和左肾上腺的前面;左侧壁为脾及脾胃韧带;向右侧经**网膜孔**omental foramen 通大腹膜腔。

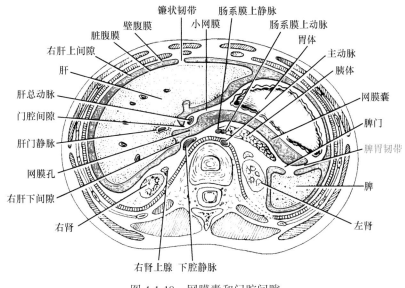

图 4-1-18　网膜囊和门腔间隙

2. 系膜　是将肠管或其他器官连至腹后壁的双层腹膜结构,其间含有血管、淋巴管、淋巴结及神经等(图 4-1-17)。主要有**肠系膜**mesentery 和**横结肠系膜**transverse mesocolon 等。肠系膜根部较短,从第 3 腰椎上份左侧行至第 4 腰椎下份右侧。

3. 韧带　是连于腹壁与脏器之间或相邻脏器之间的双层或单层腹膜结构(图 4-1-17,图 4-1-19)。主要有肝的韧带(包括肝胃韧带、肝十二指肠韧带、镰状韧带、冠状韧带和左、右三角韧带);胃的韧带(包括肝胃韧带、胃结肠韧带、胃脾韧带和胃膈韧带);脾的韧带(主要有胃脾韧带、脾肾韧带和膈脾韧带)(图 4-1-19)。

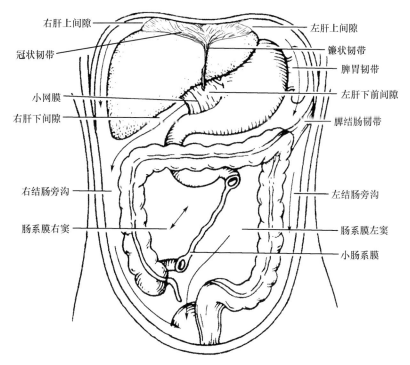

图 4-1-19　腹膜形成的结构

（二）腹膜隐窝和陷凹

在腹膜皱襞之间或皱襞与腹、盆壁之间的小凹陷称隐窝,较大且恒定的隐窝则称陷凹。

1. 腹后壁的隐窝　肝肾隐窝 hepatorenal recess 位于肝右叶后下方与右肾之间,仰卧时此隐窝为腹膜腔最低处,是液体易于存积的部位。十二指肠升部的左侧有十二指肠上、下隐窝,盲肠的后方有盲肠后隐窝,乙状结肠系膜与腹后壁之间有乙状结肠间隐窝(图 4-1-18)。

2. 盆腔的陷凹　**直肠膀胱陷凹**rectovesical pouch 为男性盆腔内膀胱与直肠之间的腹膜凹陷,躯干直立时为腹膜腔的最低处。**直肠子宫陷凹**rectouterine pouch 和**膀胱子宫陷凹**vesicouterine pouch 分别为女性盆腔内子宫与直肠、子宫与膀胱之间的腹膜凹陷。前者也称为 Douglas 腔,较深,与阴道后穹间仅隔薄层的阴道壁,为站立或半卧位时腹膜腔的最低处(图 5-1-3)。

（三）腹膜腔分区和间隙

腹膜腔以横结肠及其系膜为界,可分为结肠上区和结肠下区。结肠上区位于横结肠及其系膜与膈之间,又以肝为界分为肝上间隙和肝下间隙,肝上间隙以镰状韧带为界,分为右肝上间隙和左肝上间隙;肝下间隙以肝十二指肠韧带游离缘为界,分为右肝下和左肝下间隙;左肝下间隙以小网膜为界,分为左肝下前和左肝下后间隙,后者即网膜囊。结肠下区以升结肠、降结肠和肠系膜根部为界划分为四个间隙:右结肠旁沟、左结肠旁沟、右肠系膜窦和左肠系膜窦(图 4-1-19)。

（四）门腔间隙

肝门静脉与下腔静脉之间的空隙称为**门腔间隙**portocaval space(图 4-1-18),其上界为肝门静脉分叉处,下界为肝门静脉起始部。门腔间隙内有许多解剖结构,自上而下依次为肝尾状突、网膜孔、门腔淋巴结和胰钩突等,结构多且常变异,是影像学诊断上的易误诊之处。

九、腹膜后间隙

腹膜后间隙retroperitoneal space:位于腹后壁腹膜与脊柱腰段腹内筋膜之间,上至膈,下达骶骨岬,两侧连于腹膜下筋膜。此间隙内含有肾、肾上腺、胰、十二指肠大部、腹部大血管等重要器官及大量的疏松结缔组织、淋巴结,并经腰肋三角与后纵隔结缔组织相连。因此,间隙内的感染可向上蔓延至纵隔;同样,纵隔的感染亦可向下蔓延,造成腹膜后感染。

腹膜后间隙以肾筋膜为界可分为三个间隙:肾旁前间隙、肾周间隙和肾旁后间隙(图 4-1-20,图 4-1-21)。

1. 肾旁前间隙 anterior pararenal space　位于壁腹膜与肾前筋膜之间,内有十二指肠、胰、升结肠、降结肠、肠系膜血管、淋巴结以及脂肪组织。肾前筋膜左右延续,两侧间隙越中线潜在连通。

2. 肾周间隙perirenal space　位于肾前筋膜与肾后筋膜之间,内有肾、肾上腺、肾血管、

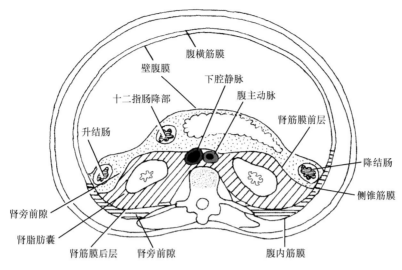

图 4-1-20　腹膜后隙横切面观

肾盂、输尿管和肾脂肪囊等。肾前筋膜在肾前方向内侧经腹主动脉、下腔静脉的前面与对侧肾前筋膜相移行,两侧肾周间隙是否连通尚存争议。肾前、后筋膜在肾周间隙的头侧合二为一,续于膈下筋膜;在外侧融合形成**侧椎筋膜**,后者向外侧经升、降结肠后方附着于结肠旁沟的腹膜,而致间隙外侧被封闭;在肾的下方,肾前、后筋膜互不融合,肾前筋膜消失于腹膜外筋膜中,肾后筋膜向下至髂嵴与髂筋膜愈着。因此,肾周间隙向下与直肠后隙相通。

3. 肾旁后间隙posterior pararenal space
位于肾后筋膜、侧椎筋膜与腹内筋膜之间,内无任何器官,仅有脂肪组织、血管和淋巴结等。间隙向外侧续腹膜外脂肪,内侧为腰大肌所限,向上续薄层膈下脂肪,向下至盆腔。

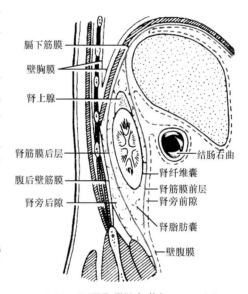

图 4-1-21　腹膜后间隙矢状切面(经右肾)

(易西南　陈成春)

第二节　X 线 解 剖

一、胃、小肠、大肠

(一) 胃

1. 胃的位置和形态　胃stomach 中度充盈时,大部分位于左季肋区,小部分位于腹上区。**贲门**位于第11胸椎左侧,**幽门**位于第1腰椎下缘右侧。胃的位置常因体型、体位、进食状况而有所变化。成年胃容量可达 3000ml。通常将胃分为 4 部:**贲门部**位于贲门附近;**胃底部**为贲门平面以上的部分,邻膈,临床上称为**胃穹隆**,立位投照时常充满气体,出现空泡状透明影,放射学上称**胃泡**。胃泡上缘常与左膈相贴,共同显示弧形薄层软组织影。胃泡透明影内可见左肝或心尖影与其右半重叠,有时可见脾影与其左半重叠。卧位投照时胃底被钡剂充填,空气散开,胃泡消失。胃体部为胃中间的大部分区域,胃小弯向下的明显转折处为**角切迹**,由角切迹向下作一垂直线至大弯侧,此线的左侧即胃体,右侧为胃窦部。胃窦部右半接近幽门称为幽门前区,长 4~5cm。幽门前区向右的突然变细是幽门或称幽门管,幽门管向右接十二指肠(图 4-2-1,图 4-2-2)。

2. 胃的分型　活体 X 线胃造影将胃分为多型:①牛角型,自胃底至幽门逐渐变细,角切迹不明显,左上宽,右下窄;②无力型或长型,因中间部分较细,分上、下两部,角切迹明显,近垂直位,右缘可降到髂嵴平面以下;③钩型,介于牛角型和无力型之间(图 4-2-3);④瀑布型,胃底较大并倾倒在胃体后方,右缘多在脐平面甚至更上方。

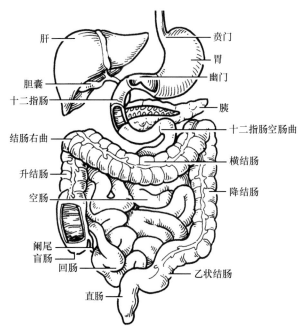

图 4-2-1　腹盆部消化器官概观

3. 黏膜皱襞　胃的病变常引起黏膜皱襞变化,因此对正常胃黏膜皱襞的了解很有实际意义。胃壁共 4 层,其中最内的一层为**黏膜层**,厚度 4~10mm,内表面可见许多细小交织成网的**胃小沟**,胃小沟将黏膜分割成许多微隆起区,称**胃小区**。胃小区表面有许多针孔状小凹,称**胃小凹**。胃处于空虚或半充盈状态时,黏膜形成许多皱襞,皱襞间的沟称**胃道**。服用钡剂后,黏膜皱襞之间的沟内存留少量钡剂,此时照片上出现白色条纹,而两白色条纹之间的黑色部分系黏膜皱襞本身,又称黏膜纹。贲门区皱襞的形状常有不同。贲门口有钡剂存留时可出现小点状影,皱襞以此点为中心呈放射状排列,有时贲门口上方有一弧形皱襞,下方有数条纵行皱襞。有时贲门周围有数毫米宽的皱襞环绕。胃底部立位时常显胃泡而不见黏膜皱襞。卧位时可见胃底黏膜皱襞,多呈不规则排列或显网状。小弯侧胃体常见 4~5 条与小弯平行之黏膜皱襞或称胃路,其宽度为 0.3~0.7cm。皱襞下行至角切迹后,一部分继续随胃小弯至胃窦部上缘,另一部分斜行经胃窦部至大弯侧。大弯侧胃体黏膜皱襞不直,也不平行,常显弯曲横行或斜行,多半比小弯侧皱襞宽,表现为锯齿状边缘。因此,锯齿的高度即代表皱襞的高度,正常人为 1cm 左右,低于 0.5cm 或高于 1.4cm 都为异常。胃窦部:黏膜皱襞很乱,纵行、横行和斜行都有,但以纵行为主。收缩期都成纵行,舒张期多见横行。此部黏膜皱襞宽为 0.2~0.4cm,超过 0.5cm 者为异常(图 4-2-4)。

胃各部黏膜皱襞的形态和宽窄颇不一致,影响其形态的因素也很多。如胃黏膜厚者皱襞较粗,薄者皱襞较细;黏膜肌层收缩时皱襞变高而厚,舒张时变低而薄;胃壁环形肌层收缩时,皱襞呈纵行并变细;纵行肌收缩时,皱襞呈横行并较粗厚。

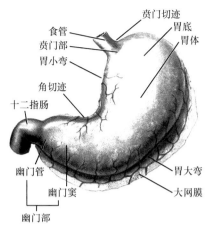
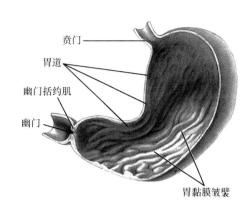

图 4-2-2 胃的形态及胃黏膜

胃壁内面最小的解剖单位为**胃小区**。胃小区的形状大小不一,周围以较浅的胃小沟为界。条件好的造影像(如胃双重造影)上可见胃小沟内填充造影剂而呈白色沟纹,从而分隔出透明的胃小区。胃小区一般呈多角形、圆形或椭圆形,直径多在 3mm 以下(图 4-2-3)。胃小沟粗细均匀,宽不超过 1mm。胃小区在胃窦部容易显影,其他部位较难看出。

4. 胃的蠕动 胃的蠕动是由胃壁环形肌有节律收缩所致,是胃壁的动态表现。透视时可见从胃体上部开始,呈波浪型收缩向幽门推进,收缩波自上而下逐步加深,到胃窦部收缩波可使胃上下缘相互靠拢。同一时间,胃自上而下可出现 2~3 个蠕动波(图 4-2-4)。每个蠕动周期 20~30s。

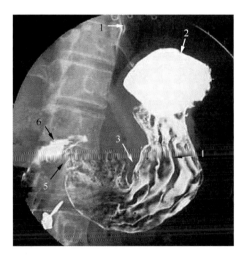

图 4-2-3 钡造影胃黏膜相
1. 食管下段;2. 胃底;3. 角切迹;4. 胃体黏膜皱襞;
5. 幽门;6. 十二指肠

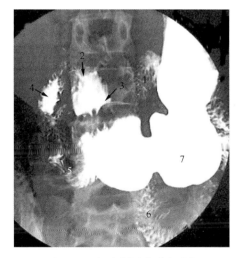

图 4-2-4 钡造影胃黏膜充盈相
1. 十二指肠空肠曲;2. 十二指肠;3. 十二指肠球;4. 十二指肠降部;5. 十二指肠横部;6. 空肠;7. 胃体

常见胃异常有:胃扭转,因胃的韧带发育异常,如先天性胃周的固定韧带松弛或缺如,再加上后天因素的作用,便可出现胃扭转。胃扭转分为纵轴旋转型和横轴旋转型。胃下垂:胃下垂是胃的纵轴向下延长,胃体左移,胃下缘明显下降,甚至可降入小骨盆腔内。造影时除见上述现象外,胃小弯亦明显下降,角切迹呈锐角,并低于两侧髂嵴连线水平,角切迹两侧的小弯缘极为接近。

(二) 小肠

影像学将**小肠**small intestine 分为 6 部:十二指肠,位于上腹中区;空肠上部,位于左季肋区;空肠下部,位于左侧腹区;回肠上部,位于腹中区(脐区);回肠中部,位于右侧腹区和腹下区;回肠下部,位于盆腔。

1. 十二指肠　十二指肠呈"C"型,分为上部、降部、横部(水平部)和升部。其中上部活动较大,其余三部位于腹膜后,活动度小。上部又分为近侧的十二指肠球和远侧的十二指肠球后部,球后部可以没有,可以很短,也可长达 4~5cm(图 4-2-1)。

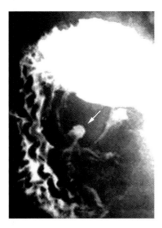

图 4-2-5　钡造影十二指肠相

吞钡造影十二指肠形态表现为从幽门至空肠间的一段向左凹陷的肠管,又称十二指肠曲。**球部**呈三角形或圆锥形影,长 30~50mm,底部宽 30mm,约在第 1 腰椎水平急转向下延续为降部,多数人球部的黏膜出现 3~4 条纵行皱襞影(图 4-2-4),其宽约 2mm。也有显示花纹状、网格状或横行皱襞者,但都少见。**降部**于第 1、2 腰椎右侧下降,至第 3 腰高度延续为横部长约 70mm,低张造影时,在降部的中段内侧缘的十二指肠大乳头表现为小透亮区影(出现率约 30%);**横部**横过第 3 腰椎前方转向上延续为升部,至第 2 腰椎左侧移行为空肠,横部和升部长约 140mm,升部多与胃窦重叠,难显其全貌。十二指肠充盈时,肠管两边缘呈锯齿状。钡剂排出后肠管松弛,黏膜皱襞常显羽毛状(图 4-2-5),有时也呈环形。当肠管收缩时,黏膜皱襞常显纵行。总之,十二指肠黏膜纹的表现常随机能活动的不同而有改变(图 4-2-5)。

2. 空肠和回肠　从位置上看**空肠**jejunum 常位于左腰区和脐区,**回肠**ileum 多位于脐区、右腹股沟区和盆腔,二者无明显分界。吞钡造影时,正常空回肠钡柱呈连续阴影,在同一时间内可出现 2~3 个收缩状皱襞影(图 4-2-6)。小肠的蠕动以始端最快,回肠末端最慢,吞钡后钡剂 2~6 小时到达盲肠,6~9 小时应全部从小肠排空。空回肠黏膜皱襞随小肠运动、肠壁肌的张力不同,而出现动态变化。小肠运动可分 3 期:①弛张期,纵行肌收缩、环形肌弛张,肠腔宽大皱襞呈弹簧状阴影;②收缩期,环行肌收缩、纵形肌弛张,肠腔变小,皱襞相呈长管状或线状影;③静止期,空肠动相对静止,皱襞呈羽毛状或膏皮状阴影。

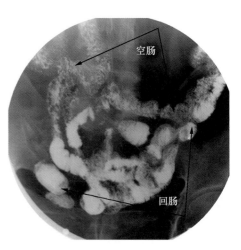

空肠

回肠

图 4-2-6　钡造影空、回肠黏膜相

此外,近侧肠管可在钡剂主流通过后出现残余斑点状皱襞像;盆腔内的回肠蠕动慢,皱襞少而浅或无皱襞,呈香肠样阴影。

小肠常见先天畸形有:空回肠憩室,憩室是由肠壁向外突出的盲囊,多发于肠管上段。常见的麦克氏憩室是在胚胎发育过程中,肠襻顶与卵黄囊之间的卵黄囊蒂未完全消失,在与肠管相连处存留下一小段,以后发展成为盲囊,它的位置在回肠下段,距回盲瓣不到1m处。憩室也有后天性的,如在肠系膜血管进入肠壁处,常为一局部薄弱点,当肠内压长期增高时,可促使此薄弱处向外膨大形成憩室。憩室的出现率在成人约占2%。空回肠憩室在平片上不显影,需要用钡剂造影进行观察。

(三) 大肠

1. 盲肠和结肠 大肠包括**盲肠**caecum、**阑尾**vermiform appendix、**结肠**colon 和**直肠**rectum。其中结肠又分为升结肠、横结肠、降结肠和乙状结肠。盲肠和结肠均具有三个明显的解剖学结构特征即结肠带、结肠袋和肠脂垂。结肠带为3条纵行的肌增厚形成;由于结肠带的收缩,致使肠管壁出现向外袋状膨出部分,即结肠袋(图4-2-1)。

盲肠位于右髂窝内,但活动度较大,可至肝下。长6~8cm,下端为盲端,左侧通过**回盲部**与回肠相接,有回盲瓣突入盲肠腔,向上续升结肠。阑尾位于右髂窝内,为一蚓状盲管,多连于盲肠后壁,长6~8cm,肠腔可完全闭锁或显示多个粪石影。升结肠沿右侧腰方肌和右肾前面上行,长约15cm。横结肠最长,达50cm,右侧起自于结肠右曲,位于肝右叶下方,中段下垂,左侧续结肠左曲,位于左季肋区,一般左曲较右曲高。降结肠沿左肾外侧和腰方肌前面下行,至髂嵴水平移行为乙状结肠,降结肠管腔较升结肠略小,位置较深,前面有小肠覆盖。乙状结肠位于左髂窝和盆腔上部,长约40cm,呈"乙"字形弯曲,到第3骶椎高度续直肠。

采用**钡灌肠**可显示大肠形态和其黏膜皱襞。结肠呈边缘光滑的串珠状阴影,结肠袋的数目和深浅随大肠活动而改变。盲肠、结肠的肝曲、脾曲较为固定,其余各部位置变化较大。正常人因某段肠管较长而呈现不同程度的弯曲,医学上称"冗长",横结肠和乙状结肠易出现冗长。生理性收缩最常见于横结肠中段(Cannon环),其他也可见于升结肠下段(Busi环)、升结肠中段(Hirsch环)、结肠脾曲(Payr-stranss环)、降结肠下端(Ball环)、乙状结肠中段(Moultier环)和乙状结肠与直肠交界处(Rossi环)。应注意生理性狭窄要与病变相鉴别(图4-2-7,图4-2-8)。

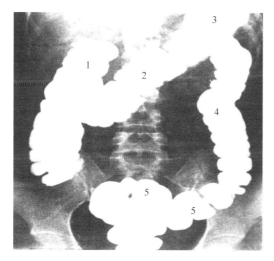

图4-2-7 钡造影大肠充盈相
1. 结肠右曲;2. 横结肠;3. 结肠左曲;4. 降结肠;5. 乙状结肠

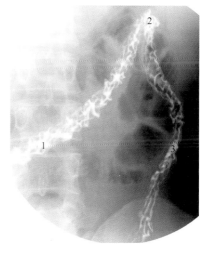

图4-2-8 钡造影大肠黏膜相
1. 横结肠;2. 结肠左曲;3. 降结肠

结肠黏膜皱襞有横行、斜行和纵行3种,大多交错呈花纹状,结肠袋处以横行为主,结肠远侧部则以纵行为主。

2. 直肠　直肠分为直肠盆部和肛管两部分。直肠在第3骶椎前方续乙状结肠,沿骶尾骨前面下行,穿盆膈移行为肛管。在矢状位观察,直肠有两个弯曲:直肠骶曲凹向前,与骶骨走行一致,距肛门7~9cm;直肠会阴曲为绕过尾骨尖的部分,凹向后,距肛门3~5cm。在冠状位上,也有3个突向侧方的弯曲,中间的一个较明显,突向左侧。直肠下份肠腔膨大,称**直肠壶腹**,其内表面有2~3个半月形黏膜皱襞称直肠横襞最上方的直肠横襞位于直肠右前壁,较恒定,距肛门7cm。充盈时直肠壶腹横径可超过小骨盆横径一半以上。

3. 肛管anal canal　长3~4cm,有6~7条纵行皱襞称肛柱,肛柱下端借肛瓣相连,并形成肛窦。肠壁的环形肌在肛管上3/4处增厚形成肛门内括约肌。

造影时,直肠的边缘光滑,没有结肠袋,但在壶腹两缘可能各有一切迹状沟影,显示出直肠内横襞的部位。直肠后壁与骶骨之间的距离为4~7mm,排空后此距离明显加大,但大于2cm时应考虑病变。

大肠常见先天畸形有:部分结肠过长,可见于横结肠、降结肠和乙状结肠。过长的肠管必然出现异常的延伸或盘曲。最多见的是乙状结肠过长,它可向右侧伸延,盘曲于右下腹部或进入盆腔。先天性巨结肠,乙状结肠尾端和直肠肠壁内的神经节细胞发育不良或未发育,则此段肠管无正常蠕动功能,排便困难,出现淤积,促使此段以上的结肠极度扩张和肠壁增厚,形成巨结肠。**先天性肛门狭窄**,在肛门或直肠下段出现局部狭窄,口径不超过2~3mm。**肛膜未破**,在前述发生过程中,肛膜破裂后直肠方能与外界相通。如果肛膜不破,肛门被一薄膜闭锁,直肠便不与外界相通。**直肠闭锁**,最为多见,它是在直肠的发育过程中,直肠末端形成盲端,在其盲端与肛门之间有些组织相隔。有的不但直肠末端形成盲端,而且肛门、肛管也都未发育,此时肛门与直肠盲端之间相隔的距离较大(图4-2-9)。

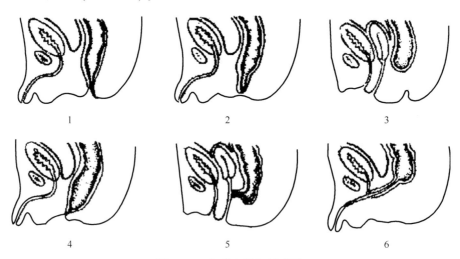

图4-2-9　各种直肠肛门畸形

1. 肛门狭窄;2. 肛膜未破;3. 直肠闭锁;4. 肛门会阴瘘管;5. 肛门直肠不发育,伴有直肠阴道瘘管;6. 肛门直肠不发育,伴有直肠尿道瘘管

二、肾

　　在腹部平片上一般能在肾脂肪囊透明层的对比下可显示双侧肾的阴影,呈蚕豆形,外侧向外突出,内侧缘中份凹陷,相当于肾门处。肾影高(长)12~13cm,相当于3个腰椎高度,宽5~6cm,厚3~4cm(图4-2-10)。

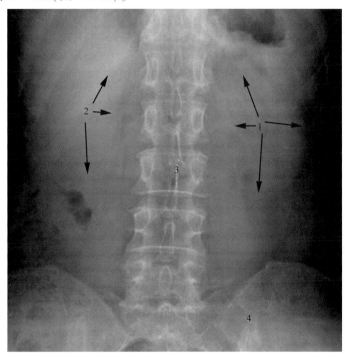

图 4-2-10　腹部平片
1. 左肾影;2. 右肾影;3. 第3腰椎体;4. 骶髂关节

　　静脉肾盂造影和逆行肾盂造影均可显示**肾盂**renal pelvis,**肾盏**renal calices 形态。一般每侧肾有6~8个肾小盏,2~3个肾小盏汇合成一个**肾大盏**,每侧肾有2~3个**肾大盏**。肾小盏充满造影剂时,呈短管状,顶端朝外,呈杯口状(图4-2-11)。

　　每一个肾大盏可分为3部:基底部为与肾盂相汇合处,峡部呈管状,顶部为小盏汇合处。3个肾大盏大致方位是上盏朝上外,中盏横立,下盏朝下外。

　　右侧肾盂正对第2腰椎横突,左侧一般较右侧高2cm,如果低于第3腰椎水平,即可认为位置异常。肾盂多数为三角形或锥形,上缘突而下缘凹,三角的基底部在肾窦之内,三角的尖端向下与输尿管相接。肾盂与输尿管相接处多呈漏斗状,但亦有壶腹形、喇叭形、分枝形等多种表现(图4-2-11)。

　　逆行造影法是通过膀胱镜把导管插入输尿管,注入造影剂。造影剂逆流上行显示输尿管、肾盂和大小肾盏。它们的X线表现与上述静脉尿路造影相似,只是由于直接注入的压力较大,所显的影像稍为大些。由于注入时的压力过大,不仅肾盂和大小肾盏很快充盈显影,有时能出现不同的"回流现象"(图6-1-4)。回流现象有下列几种:①肾盂肾小盏回流:由于压力过大造影剂进入集合管,出现毛刷状影,从肾小盏外端向外周放射;②肾盂肾窦回流:造影剂可以突破肾盏穹隆或肾盏壁进入肾窦,并沿肾盏肾盂的边缘外溢;③肾盂淋巴管

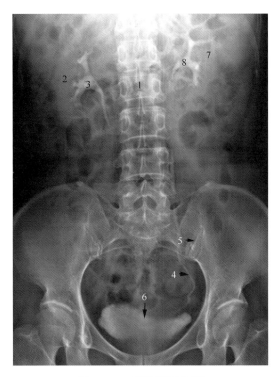

图 4-2-11 静脉肾盂造影

1. 第 2 腰椎体;2. 右肾影;3. 右肾盂;4. 骶髂关节;5. 左输尿管盆腔段;6. 膀胱;7. 左肾影;8. 左肾盂

回流:在肾盂肾窦回流的同时,偶见有线状淋巴管影自肾盏穹窿附近向肾门延伸,淋巴结表现为圆形或椭圆形的点状影,直径约数毫米,边缘比较清晰;④肾盂血管回流:在肾盂肾窦回流时,造影剂还可破入静脉引起肾盂静脉回流,或沿静脉外周回流。它们的表现与淋巴管回流相似,也呈线条状,但较淋巴管回流略粗。

三、输 尿 管

输尿管ureter 居腹膜后位,是一对细长的肌性管道,上端起于肾盂,下端终于膀胱,分为腹段、盆段和壁内段。男性输尿管长27~30cm,女性长 25 ~ 28cm,左侧比右侧长1~2cm。输尿管全长内径粗细不一,存在明显狭窄和膨大,峡部仅 2~3mm。第一狭窄在肾盂与输尿管移行处,称**上峡**;第二狭窄在骨盆上口处,名**下峡**;第三狭窄在输尿管壁内段,即穿膀胱壁处,名内峡。在上、下峡之间的膨大,即**壶腹**,内径可达 10~15mm。双侧输尿管上端相距较远,下端相距较近,全长有 3 个弯曲,第一弯曲在上端,称**肾曲**;第二弯曲在骨盆上口处,名界曲,呈"S"形;第三弯曲在骨盆内,名**盆曲**。相应的两个扩大部有:第 1 个扩大部在腰部,其宽约 6mm;第 2 个扩大部为盆部,其宽约 4mm(图 4-2-11)。肾盂造影时,输尿管呈细长条阴影,光滑整齐,可显示生理狭窄。输尿管在脊柱两侧起自肾盂,向下沿腰椎横突尖端前方下降,呈波状弯曲,越过骶髂关节入盆腔,先行向外,再向前内侧进入膀胱。实际上输尿管的管径变化很大,必须在有明显的变化时才具有临床意义。透视下可以看到输尿管的蠕动。蠕动由肾盂开始,表现为梭形的扩大,并不断地向下推移。每秒钟行进 2~3cm,两个蠕动的间隔时间 20~30s。

肾盂、输尿管常见先天畸形有:双肾盂和双输尿管、双肾盂单输尿管、单肾盂双输尿管、下腔静脉后输尿管、先天性输尿管狭窄、巨输尿管等。

(易西南 王巧玲)

第三节 血管及影像解剖

一、腹 主 动 脉

腹主动脉abdominal aorta 是腹部的动脉主干,在第 12 胸椎前方略偏左侧经膈肌主动脉裂孔进入腹膜后隙,行于脊柱左前方,至第 4 腰椎下缘水平分为左、右髂总动脉,全长 14~15cm,周径约 3cm。腹主动脉前面从上往下分别为胰、十二指肠水平部及小肠系膜根部所覆盖,后邻第 1-4 腰椎及椎间盘,右侧为下腔静脉,左侧为交感干腰段,周围还有腰淋巴结、腹腔淋巴结和神经丛(图 4-3-1,图 4-3-2)。

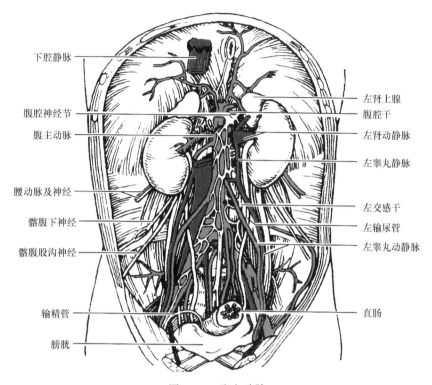

图 4-3-1　腹主动脉

腹主动脉发出的主要脏支有:

1. 腹腔干celiac trunk　起点多在第 1 腰椎上缘以上水平,从腹主动脉前壁发出,为一短干,分为**肝总动脉**、**脾动脉**和**胃左动脉**3 支,但分支的变异较多。

2. 肠系膜上动脉 superior mesenteric artery　在腹腔干稍下方平第 1 腰椎水平从腹主动脉前壁发出,从胰颈后面下行,跨十二指肠水平部前面进入肠系膜根部,呈弓形向右髂窝方向行进。其右侧伴行的是肠系膜上静脉。肠系膜上动脉主要分支有:**胰十二指肠下动脉**,行于胰腺与十二指肠之间,分前、后支,与胰十二指肠上动脉前、后支吻合。**空肠动脉和回肠动脉**,由肠系膜上动脉左侧壁发出,行于小肠系膜内,

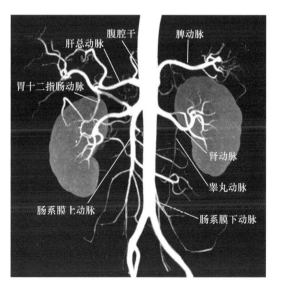

图 4-3-2　腹主动脉 DSA

反复分支吻合成多级动脉弓,由最后一级弓发出直行小支进入空、回肠管(图 4-3-3,图 4-3-4)。**回结肠动脉**,为肠系膜上动脉右侧壁发出的最下一条分支,又分数支营养回肠末端、盲肠、阑尾和升结肠。**右结肠动脉**,在回肠动脉上方肠系膜上动脉右侧壁发出,向右行,分升支

和降支,与中结肠动脉和回结肠动脉吻合,分支至升结肠。**中结肠动脉**,在胰下缘附近起于肠系膜上动脉,向前,进入横结肠系膜,分为左、右支,分别与左、右结肠动脉吻合,分支营养横结肠(图4-3-3,图4-3-4)。

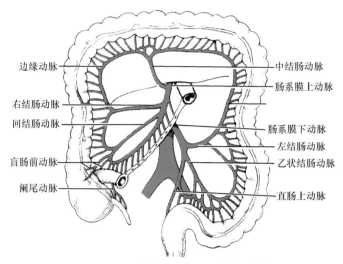

边缘动脉

右结肠动脉

回结肠动脉

盲肠前动脉

阑尾动脉

中结肠动脉

肠系膜上动脉

肠系膜下动脉

左结肠动脉

乙状结肠动脉

直肠上动脉

图 4-3-3 肠系膜上动脉和肠系膜下动脉

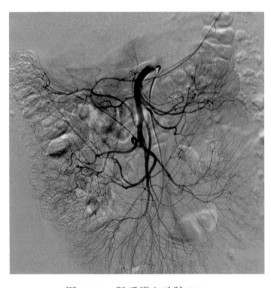

图 4-3-4 肠系膜上动脉 DSA

3. 肠系膜下动脉 inferior mesenteric artery 在第3腰椎水平发自腹主动脉前壁,向左髂窝方向行进,本干经乙状结肠系膜进入盆腔,移行为**直肠上动脉**。主要分支有:**左结肠动脉**,横行向左,至降结肠附近分升降支,分别与中结肠动脉和乙状结肠动脉吻合,分布于降结肠。**乙状结肠动脉**,有2~3支,斜行向下,进入乙状结肠系膜内,各支间相互吻合成弓,分支营养乙状结肠。**直肠上动脉**,为肠系膜下动脉的直接延续,在乙状结肠系膜内下行,至第3骶椎水平分两支,沿直肠两侧分布于直肠上部,在直肠壁内与**直肠下动脉**吻合(图4-3-3)。

4. 肾上腺中动脉 middle suprarenal arteries 成对,在第1腰椎水平起自腹主动脉侧壁,向外经膈内侧脚至肾上腺。

5. 肾动脉 renal arteries 在肠系膜上动脉稍下方,平第2腰椎高度发自腹主动脉侧壁。一般左肾动脉起点略高,较短。右肾动脉较长,经下腔静脉后方到达肾门。在入肾门之前发出肾上腺下动脉至肾上腺。双侧肾动脉在肾门外多分出后段动脉,但分支的个体差异很大(图4-3-2)。

6. 睾丸(卵巢)动脉 testicular(ovarian) arteries 在肾动脉起点稍下方起自腹主动脉侧壁,在腹膜后斜向外下方行进,越输尿管前方,在腰大肌前面下行。睾丸动脉经腹股沟管深环加入精索到达睾丸。卵巢动脉在小骨盆入口处经卵巢悬韧带分布到卵巢(图4-3-1)。

腹主动脉发出的壁支有:膈下动脉1对、腰动脉4对、骶正中动脉1支。它们从第12胸椎下部水平到第4腰椎水平呈均匀间距发出,行于腹后壁。骶正中动脉多起于腹主动脉分叉处,下行于第4、5腰椎及骶骨前面,并向两侧发出**腰最下动脉**(图4-3-1)。

二、下腔静脉

下腔静脉inferior vena cava 由左右髂总静脉汇合而成,汇合处多在第5腰椎水平,即低于腹主动脉分叉水平。下腔静脉行于脊柱右侧前方,腹主动脉右侧。经肝腔静脉沟在第二肝门处收集肝静脉后穿膈入胸腔,此处高度为第8胸椎。下腔静脉前面从上往下分别为肝、胰头、十二指肠水平部小肠系膜根部所覆盖。后面右膈脚、第1-4腰椎、右交感干、右肾动脉和腹主动脉右侧壁支。下腔静脉行程、属支个体差异较大(图4-3-1)。

三、胃 的 动 脉

胃的动脉来自腹腔干的分支,先在胃大、小弯形成两个动脉弓,再由动脉弓发出许多小分支进入胃前、后壁(图4-3-5,图4-3-6)。

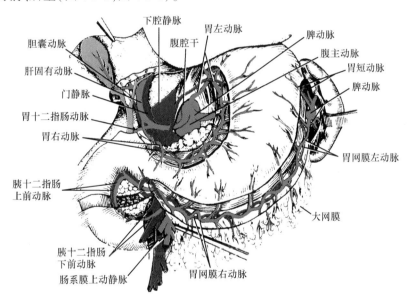

图 4-3-5　腹腔干及胃的动脉

1. 胃左动脉 left gastric artery　为腹腔干的最小分支,自腹腔干前壁发出,急转向左至贲门,沿胃小弯行向右。有分支至食管下段。

2. 胃右动脉 right gastric artery　常起源于肝固有动脉,较小,在十二指肠上方下行至幽门转向左,与胃左动脉吻合,在胃小弯形成血管弓。

3. 胃十二指肠动脉 gastroduodenal artery　在十二指肠上缘处起源于肝总动脉,在幽门下方分出胰十二指肠上动脉,**胃网膜右动脉**right gastroepiploic artery 沿胃大弯行向左侧。

4. 胃网膜左动脉 left gastroepiploic artery　起源于脾动脉末端,经脾胃韧带入大网膜,沿胃大弯向右行,与胃网膜右动脉吻合。

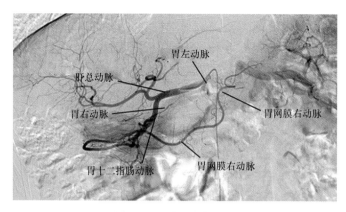

图 4-3-6　胃的动脉 DSA

　　胃网膜左、右动脉除发出分支进入胃前、后壁外,尚发出网膜支参与大网膜血管弓的形成。

　　5. 胃短动脉 short gastric arteries　起源于脾动脉,3~5 支,经脾胃韧带进入胃底部。

　　6. 胃后动脉 posterior gastric artery　出现率约 70%,起源于脾动脉,行于网膜囊后壁,经胃膈韧带到胃底部后壁。

四、胰、十二指肠的动脉

　　胰头与十二指肠的血供来源相同,共同来自于胃十二指肠动脉分支的**胰十二指肠上前动脉**和**胰十二指肠上后动脉**,肠系膜上动脉分支的胰十二指肠下动脉,后者又分支为**胰十二指肠下前动脉**和**胰十二指肠下后动脉**,行走在胰钩突的前后(图 4-3-7)。

　　此外,胰腺还有来源于脾动脉的有**胰背动脉**、**胰大动脉**、**胰尾动脉**;来源于肠系膜上动脉的有**胰下(横)动脉**和**胰十二指肠下动脉**(图 4-3-7,图 4-3-8)。

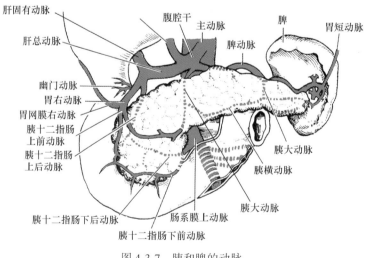

图 4-3-7　胰和脾的动脉

胰十二指肠上前动脉、胰十二指肠上后动脉和胰十二指肠下前后动脉在胰头与十二指肠间形成血管弓，并发出大量分支供应胰头及十二指肠。

五、脾 的 动 脉

脾动脉splenic artery 起自腹腔干，沿胰背侧面上部弯曲行向脾门，沿途发出胰背动脉、胰大动脉、胰颈动脉，远侧端入脾肾韧带，在脾门外发出多条分支(图4-3-7)。

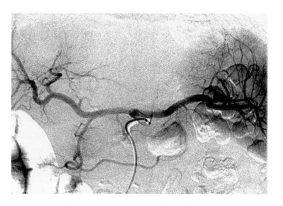

图 4-3-8　胰和脾的动脉 DSA

六、肝 的 动 脉

肝总动脉common hepatic artery 起自腹腔干，行于肝十二指肠韧带，门静脉左前方，胆总管左侧。在分出胃右动脉及胃十二指肠动脉后，改名称**肝固有动脉**proper hepatic artery，在入肝门前，分支为**肝左动脉**、**肝右动脉**、**肝中动脉**，分别进入肝门，其分支部位较门静脉分支部位低。其中肝右动脉在肝外发出**胆囊动脉**(图4-3-9)。肝固有动脉在肝内的行径及分支同门静脉。肝动脉变异较常见：包括起源变异，如肝左动脉有直接起源于腹主动脉或胃左动脉者(15%)，肝右动脉起源于肠系膜上动脉者(12%)；行程变异包括分支过早、进入肝门位置改变、与肝外胆管毗邻关系发生改变等。**迷走肝动脉**指的是肝动脉的行径改变，但起源及主要分支数目未变化；**迷走替代肝动脉**指的是因起源变异而引起行径改变(图4-3-9，图4-3-10)。

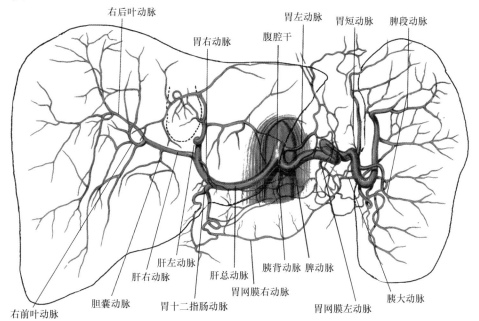

图 4-3-9　肝左、肝右动脉

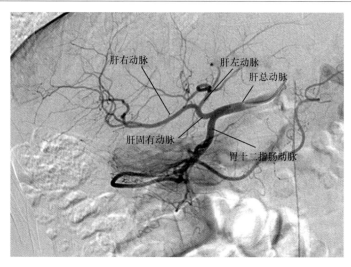

图 4-3-10 肝左、右动脉 DSA

七、肾和肾上腺动脉

1. 肾的动脉 主要来自于**肾动脉**renal artery,多为一支,两支型占 12.5%,极少为三支型。肾动脉在入肾门之前多分为前、后两干,由两干再发出肾段动脉。前干走在肾盂前方,其肾段支有上段动脉、上前段动脉、下前段动脉、下段动脉。后干入肾后行于肾盂后方并延续为后段动脉。肾动脉变异极多,不经肾门而在肾上极入肾者称**上极动脉**,其来源复杂(图 4-3-11,图 4-3-12)。

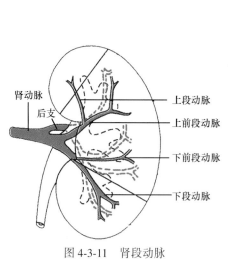

图 4-3-11 肾段动脉

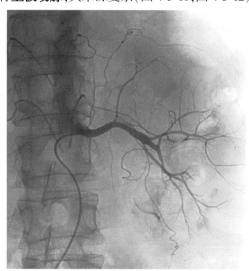

图 4-3-12 左肾动脉 DSA

2. 肾上腺的动脉 有来自于膈下动脉的**肾上腺上动脉**、来自于腹主动脉的**肾上腺中动脉**和来自于肾动脉的**肾上腺下动脉**(图 4-3-2)。

八、肝门静脉

肝门静脉hepatic portal vein 主干横径约 15mm,长 5~6cm,是由肠系膜上静脉和脾静脉在胰颈后方(第1腰椎高度)汇合而成,经胰颈和下腔静脉之间上行,进入肝十二指肠韧带,行走于胆总管和肝固有动脉后方,下腔静脉前面,至肝门处分为左、右两支进入左、右两半肝,并反复分支,最终流入肝血窦。肝门静脉的血流量占肝总血流量的70%。肝血窦含有来自肝门静脉和肝动脉的血流,最终经肝静脉流入下腔静脉。

除肠系膜上静脉和脾静脉外,肝门静脉在进入肝之前还收纳胃左静脉、胃右静脉、胆囊静脉和附脐静脉。

脾静脉是肝门静脉最大属支,起自脾门处,经脾动脉下方、胰腺后方向右行进,与肠系膜上静脉汇合成肝门静脉,在汇合前收纳肠系膜下静脉。肠系膜上静脉收集的范围为肠系上动脉的供血区,在小肠系膜根部内行走于肠系膜上动脉的右侧,直径约为伴行动脉的3倍。胃左静脉在贲门处与奇静脉和半奇静脉的属支吻合。附奇静脉起自脐周静脉网,沿肝圆韧带进入肝圆韧带沟,注入肝门静脉的左支(图4-3-13,图4-3-14)。

肝门静脉经第一肝门入肝,在肝门处分为左、右两支,在肝内的分支及走行见本章第一节。

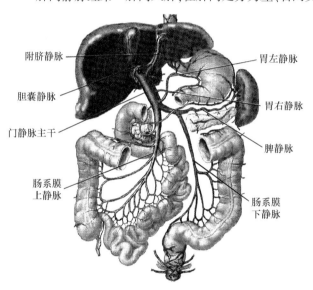

图 4-3-13　肝门静脉构成

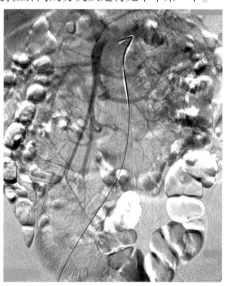

图 4-3-14　肝门静脉 DSA

(易西南　马志健)

第四节　断层解剖

腹部主要实质性器官有肝、脾、胰、肾和肾上腺等。以它们的断层影像最为重要。

一、轴位断层解剖

(一)肝静脉与肝门静脉的识别

由于肝静脉及其属支逐渐向肝的膈面汇聚,故越接近肝的膈面,肝左、肝中间和肝右静脉则管径越粗。而肝门静脉自第一肝门处进入肝内,其分支越分越细,故越接近第一肝门处,肝门静脉管径越粗,越接近肝的上部,分支越细。肝静脉走行于相邻肝叶或肝段之间,肝门静脉分支则出现于肝叶和肝段内。肝静脉及其属支与肝门静脉的分支在肝内呈十字交叉走行。在靠近第一肝门横断层面上,肝静脉断面呈圆形,肝门静脉断面呈椭圆形;而靠近第二肝门横断层面上,肝静脉断面呈椭圆形或柳叶状,肝门静脉呈圆形。肝静脉及其属支较直,在横断层面上多"爪形"或椭圆形;而肝门静脉及其分支多呈弯曲状,故断面也常呈不规则形。肝静脉管壁薄,超声回声弱,而肝门静脉的管壁较厚,超声回声强。

(二)肝裂在横断层面上的识别

1. 正中裂 在肝的上部横断层上,相当于肝中间静脉与下腔静脉左前壁的连线,该线分开左内叶(SⅣ)与右前叶上段(SⅧ);在肝的下部横断层面上,则相当于下腔静脉左前壁与胆囊窝中点的连线,该线分开左内叶(SⅣ)与右前叶下段(SⅤ)。

2. 左叶间裂 在肝的上部横断层上,相当于肝左静脉主干中点或左叶间静脉与下腔静脉左前壁的连线,或镰状韧带附着缘左侧约1cm处,该线分开左内叶(SⅣ)与左外叶上段(SⅡ);在肝的中部横断层面上,相当于肝门静脉左支矢状部长轴的延长线,该线分开左内叶(SⅣ)与左外叶上段(SⅡ)、左外叶下段(SⅢ);在肝的下部横断层面上,则相当于肝圆韧带裂,该裂分开左内叶(SⅣ)与左外叶。

3. 左段间裂 仅在肝的上部横断层内出现,相当于肝左静脉长轴的延长线,该线分开左外叶上段(SⅡ)与左外叶下段(SⅢ)。

4. 右叶间裂 在肝的横断层上,相当于下腔静脉左前壁与肝右静脉的连线,该线分开上部层面的右后叶上段(SⅦ)与右前叶上段(SⅧ)和下部层面的右前叶下段(SⅤ)与右后叶下段(SⅥ)。

5. 右段间裂 以肝门静脉右支为标志,在肝门静脉右支出现及其以上的横断层面上,右半肝被分为右后叶上段(SⅦ)与右前叶上段(SⅧ);而在此以下的横断层面上,则分开右前叶下段(SⅤ)与右后叶下段(SⅥ)。

6. 背裂 在肝的上部横断层面上,相当于肝左、肝中间静脉注入下腔静脉处与静脉韧带裂右端的连线;中部层面上相当于下腔静脉右前壁与静脉韧带裂右端所作的弧形线;下部层面上相当于下腔静脉右壁与肝门静脉中点的连线,可分开尾状叶(SⅠ)与其他相邻肝段。

(三)重要轴位断层

1. 经第二肝门横断层(经第10胸椎体) 该断层为胸腹联合断面,**膈**从脊柱两侧向外、向前延伸,膈包被之内为腹腔,膈之外围为胸腔。腹腔内右侧、中间部分被肝所占据,**胃**位于左侧部,显示的为**胃底**。肝在此层面积较大,左、右径较长。**下腔静脉**位于左、右半肝分界处的后缘,其直径约20mm。肝左、肝中间和肝右静脉腔大、壁薄、卵圆形,呈放射状排列,并汇入下腔静脉(多数情况见两支型),有时可见较细的**右后缘支**汇入。国人多数肝左静脉先与肝中间静脉合并,再汇入下腔静脉。此层面肝门静脉分支细小,难以辨认。下腔静脉左缘有肝的尾状叶,其左侧有**静脉韧带裂**。肝与膈间的间隙为**肝上间隙**,下腔静脉所在区域为**肝裸区**,肝左侧面与胃之间的间隙为**左肝下前间隙**。在肝左叶前方有**心尖**及**心包**的断面。在肝左叶后方,有膈的**食管裂孔**及**食管**。在食管后方、第10胸椎体左前方有胸主动脉,直径约15mm,在该动脉右侧、后方分别有奇静脉、半奇静脉。该层面周围部分有右肺中叶、下叶及左肺舌叶和下叶的断面。肋骨之间有肋间肌。断面前外侧壁为胸壁,依次为第5~9肋骨的断面。在第7肋软骨后内侧有胸骨体下端的断面(图4-4-1)。

肝段的划分:在该断层上,可依据肝静脉走行进行肝段的划分。

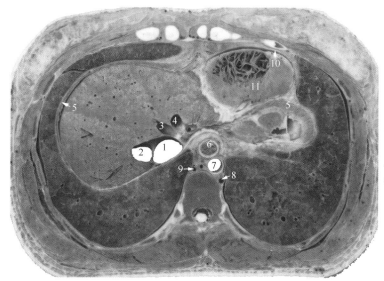

图 4-4-1　经第二肝门断层
标本和 CT 增强

a. 标本（1. 下腔静脉；2. 肝右静脉；3. 肝中静脉；4. 肝左静脉；5. 膈肌；6. 食管；7. 主动脉；8. 半奇静脉；9. 奇静脉；10. 心包；11. 室间隔）

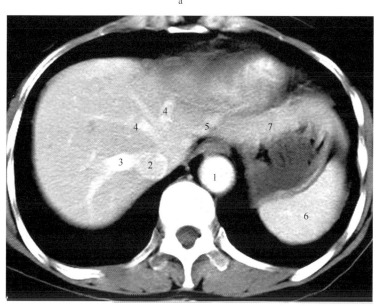

b. CT 增强（1. 主动脉；2. 下腔静脉；3. 肝右静脉；4. 肝中静脉；5. 肝左静脉；6. 脾；7. 胃）

2. 经贲门横断层（经第 10、11 胸椎间盘）　该层面膈仍分隔胸腔和腹腔。腹腔内右侧、中部及左侧大部分被肝所占据，左侧后部被**胃体**及**贲门部**充满，胃的外后方可出现半月形脾断面。**下腔静脉**位于肝**下腔静脉沟**中，其左则有**静脉韧带沟**，**肝镰状韧带**连于肝前面与膈之间，小网膜从静脉韧带沟连于胃小弯侧。肝左、肝中间和肝右静脉及属支断面呈"爪"形，以下腔静脉为中心呈放射状排列，肝门静脉断面位于几条肝静脉之间，呈类圆形，壁厚。该断面是肝面积最大的断面，其左右径、前后径均最长。胃的断面位于左半部，在肝尾状叶左侧，胃断面向右突出的部分为贲门的断面，胃的前外侧出现的膜性结构为脾胃韧带。由于镰状韧带的出现，肝上间隙被分为右肝上间隙和左肝上间隙。肝脏面与胃之间的间隙为左肝下前间隙，小网膜后为左肝下后间隙（此处为网膜囊上隐窝），尾状叶暴露在此间隙内。膈周边为肋膈隐窝及残留左、右肺下缘。胸壁仍然由第 5~10 肋骨断面、肋间肌和第 5~7 肋软骨、胸骨体下端断面所构成。胸主动脉位于椎间盘左前方。在胸主动脉右侧，椎间盘右前方的是奇静脉。胸主动脉与奇静脉之间有胸导管(图 4-4-2)。

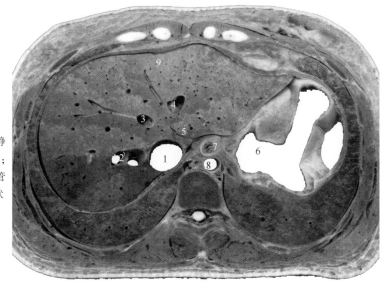

图 4-4-2 经贲门横断层
标本和 CT 增强

a. 标本(1. 下腔静脉;2. 肝右静脉;3. 肝中静脉;4. 肝左静脉;5. 静脉韧带沟;6. 胃;7. 食管(接贲门处);8. 主动脉;9. 镰状韧带)

a

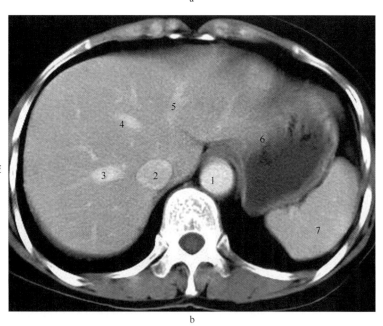

b. CT 增强(1. 主动脉;2. 下腔静脉;3. 肝右静脉;4. 肝中静脉;5. 肝左静脉;6. 胃;7. 脾)

b

　　该断层肝段的划分:下腔静脉左缘与肝中间静脉连线为肝正中裂的位置,将肝分为左、右半肝。下腔静脉左侧与静脉韧带裂之间的部分为尾状叶(SI)。静脉韧带裂与肝镰状韧带的连线为肝左叶间裂,将左半肝分为左内叶(SIV)和左外叶。在右半肝内有肝右静脉,下腔静脉右缘与肝右静脉连线为右叶间裂,其右后部分为右后叶上段(SVII),其前部为右前叶上段(SVIII)。

　　3. 经门静脉左支矢状部横断层(经第 11 胸椎体) 此层面膈消失,仅存后部的膈脚。层面的右侧半为肝的断面,呈楔形;左侧半为胃的断面。脾可出现在胃后壁与左膈脚之间,呈半月形实质团块,凸面朝膈。下腔静脉仍位于肝下腔静脉沟内,静脉韧带裂位于下腔静脉左侧。从静脉韧带裂内连于胃小弯的膜性结构为**小网膜**。肝右后叶与膈脚之间有一白色条状断面,为右肾上腺上部断面。在下腔静脉正前方,与静脉韧带沟相续的沟,走向腹前壁,为**肝圆韧带**

沟,其中可见**肝门静脉左支矢状部**及**囊部**,管径较粗,约12mm,壁厚。肝断面的中部及右部,有肝中间静脉、肝右静脉主干的断面,呈类圆形,基底部朝向下腔静脉。在二者之间及肝右静脉后方,尚可见门静脉右支分出的右前叶支、右后叶支断面,管腔不规则,壁较厚。胃的面积较大,与肝左叶、尾状叶相邻,胃贲门消失。由于小网膜的出现,左肝下间隙被分为**左肝下前间隙**(左半肝与胃前壁之间)和**左肝下后间隙**(小网膜及胃后壁后,即**网膜囊**)。双肺下缘的断面已消失。胸主动脉、奇静脉和胸导管断面位置同上一层面(图4-4-3)。胸廓由第6~11肋骨及第6、7肋软骨围成。在两侧第7肋软骨之间为剑突与胸骨体下端连结处。

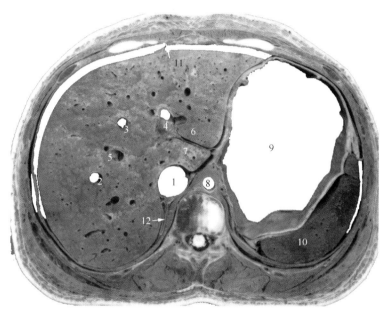

a

图4-4-3　经门静脉左支矢状部横断层标本和CT增强
a. 标本(1. 下腔静脉;2. 肝右静脉;3. 肝中静脉;4. 门静脉矢状部;5. 门静脉右前叶支;6. 静脉韧带沟及小网膜;7. 尾状叶;8. 主动脉;9. 胃;10. 脾;11. 镰状韧带;12. 右肾上腺)

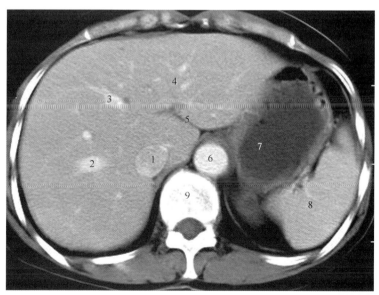

b

b. CT增强(1. 下腔静脉;2. 肝右静脉;3. 肝中静脉;4. 门静脉矢状部;5. 静脉韧带沟及小网膜;6. 主动脉;7. 胃;8. 脾;9. 第11胸椎体)

此断层肝段的划分：下腔静脉的左缘与肝中间静脉的连线为肝正中裂。在下腔静脉的右侧有肝右静脉的主干断面,直径约 10mm。下腔静脉右缘与肝右静脉连线为右叶间裂,该裂将右半肝分为右前叶上段(SⅧ)(位于肝正中裂与右叶间裂之间)和右后叶上段(SⅦ)。下腔静脉左前方与静脉韧带裂之间的部分为肝的尾状叶。静脉韧带与左前方的肝门静脉左支矢状部连线为左叶间裂,将左半肝分为左内叶和左外叶。

4. 经肝门静脉左、右支的横断层(经第 11 胸椎椎体下份)　肝的断面占该层面的右侧半,胃和脾的层面占左侧半。在肝右后叶与膈脚之间有一长的窄条状断面,为右肾上腺,面积较上一平面增大。下腔静脉位于第 12 胸椎体与肝的尾状叶之间。肝的断面内出现**肝门横沟、胆囊颈**,肝圆韧带沟、静脉韧带沟仍存在。肝门横沟位于尾状叶之前。沟内有肝门静脉主干及左支和右支,左支走向肝圆韧带裂内,右支向右进入肝右叶。有时见肝门静脉左、右支构成向前外侧开放的"U"形结构。位于肝圆韧带沟内的门静脉为左支矢状部。在第一肝门前方,有肝中间静脉的断面,其管径约为 6mm。在右半肝内,肝门静脉右支后方有肝右静脉的断面,管径约为 8mm。下腔静脉右缘与肝右静脉连线为右叶间裂,该裂将右半肝分为右前叶上段(SⅧ)和右后叶上段(SⅦ)。左外叶与胃壁相邻,胃呈弯月形;小网膜仍存在。脾断面位于在膈和胃后壁之间,较上一层面的面积增大,呈半月形,可见脾切迹。在左膈脚外侧,脾后缘的前面,可见脂肪组织内有左肾上腺剖面,呈"Y"形或"V"形,开口向后。由于镰状韧带和小网膜仍然存在,肝周间隙分布基本同上一层面。胸主动脉、奇静脉位置与上一层面类同,胸主动脉前方为左、右膈脚。胸廓由肋骨、肋软骨及肋间肌构成,在胸廓前部有第 7、8 肋软骨断面。在两侧第 8 肋软骨之间有腹直肌及白线(图 4-4-4)。

此断面肝段的划分：下腔静脉左缘与肝中间静脉连线构成了肝的正中裂,把肝分为左、右半肝。在左半肝内,下腔静脉和静脉韧带裂之间有箭头状的肝组织为尾状叶左侧段。静脉韧带裂和肝门静脉左支矢状部连线为左叶间裂,将左半肝分为左内叶和左外叶。

5. 经幽门断层(经第 1 腰椎体上份)　该断层同时出现胃窦、幽门、十二指肠降部、胰、胆囊底、双肾上部。在第 1 腰椎体与横突之间有腰大肌出现,其断面呈类圆形,横突外侧有腰方肌出现,其断面扁阔。双肾上部分别位于脊柱两侧(有时出现左肾肾门上部),双肾上腺消失。下腔静脉位于脊柱右前方,腹主动脉位于脊柱左前方。肝的断面位于层面的右侧,右肾前方。胆囊底的断面位于肝脏面,呈类圆形,接近右肋弓,左邻幽门或十二指肠球部。幽门为胃窦部向右变窄的部分,从左往右扩大的消化管为十二指肠球部。十二指肠降部紧贴右肾肾门前面(在尾状突不过长的情况下),十二指肠左侧实质团块为胰,通常横过下腔静脉、腹主动脉及左肾前面,指向脾门。在下腔静脉前方,可寻找到肝门静脉,直径约 8mm,紧贴胰头后面。在腹主动脉前面,可寻找到肠系膜上动脉。在十二指肠降部左壁和肝门静脉之间可寻找到胆总管,直径不足 3mm。在胰体后缘,可见多个圆形或梭形血管断面,为脾动脉切面,有时可见较粗的较长的脾静脉切面。胃后壁后的间隙为网膜囊(左肝下后间隙),肝右叶与右肾间的间隙为右肝下间隙(图 4-4-5)。

此层面肝段的划分：胆囊底中份左侧为左半肝,右侧为右半肝,为右前叶和右后叶的下段即 SⅤ 和 SⅥ。

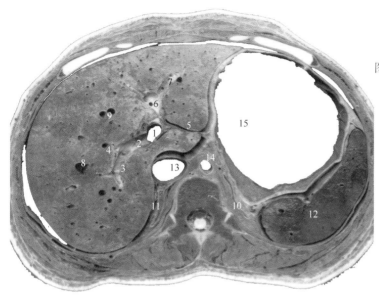

a

图 4-4-4　经门静脉左右支横断层标本和 CT 增强

a. 标本 (1. 门静脉主干；2. 门静脉右支；3. 门静脉右后叶支；4. 门静脉右前叶支；5. 静脉韧带沟及小网膜；6. 门静脉矢状部；7. 门静脉左外叶支；8. 肝右静脉；9. 肝中静脉；10. 左肾上腺；11. 右肾上腺；12. 脾；13. 下腔静脉；14. 主动脉；15. 胃)

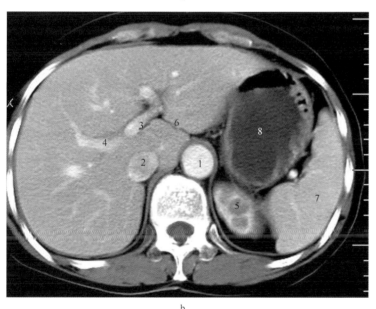

b

b. CT 增强 (1. 主动脉；2. 下腔静脉；3. 门静脉左支横部；4. 门静脉右支；5. 左肾上部；6. 静脉韧带沟及小网膜；7. 脾；8. 胃)

　　6. 经胰头钩突断层(经第 1 腰椎体下份)　椎体与横突之间有增厚的腰大肌断面。腹主动脉和下腔静脉位于脊柱前方。双肾上部位置较固定,位于脊柱和腰大肌两侧,右肾中央空腔为肾大盏,肾的周围有肾筋膜和脂肪囊。右肾前外侧仍可见肝右叶下部,胆囊消失。右肾前方肠管为**十二指肠降部**(有时二者间隔肝尾状突),后者左侧的实质团块为胰头。紧贴左肾前内侧肠管为**十二指肠升部**。有时胰尾和胰头不连续(波浪胰),位于左肾外侧为脾下部的断面,呈新月形,其外侧贴紧腹壁。在腹主动脉和胰之间可寻找到**肠系膜上动脉**(左)和**肠系膜上静脉**(右),二者所对应的胰为**胰颈**,伸入到肠系膜上动脉后方的胰实质为**钩突**,正常钩突不应向左越过肠系膜上动脉。此断面或稍上,可见脾静脉与肠系膜上静脉汇合影像。该层面肝右叶内有肝右静脉,肝右静脉与下腔静脉右缘之间的连线,将肝分为右前叶下段(SⅤ)和右后叶下段(SⅥ)。腹前部有白线、腹直肌、腹外斜肌、腹内斜肌与腹横肌的断面(图 4-4-6)。

图 4-4-5　经幽门横断层标本和 CT 增强

a. 标本(1. 胆囊;2. 十二指肠上部;3. 门静脉主干;4. 脾静脉;5. 左肾静脉;6. 下腔静脉;7. 主动脉;8. 右肾上部;9. 幽门;10. 胰体;11. 胃;12. 脾;13. 网膜囊;14. 第 1 腰椎体)

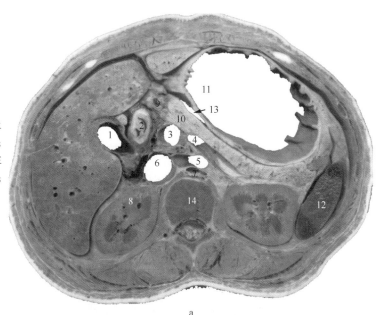

a

b. CT 增强(1. 主动脉;2. 下腔静脉;3. 门静脉;4. 胆囊;5. 十二指肠上部;6. 右肾上部;7. 腹腔干;8. 胰;9. 脾静脉;10. 左肾静脉;11. 肝右叶;12. 第 1 腰椎体)

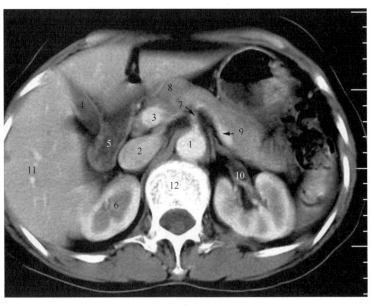

b

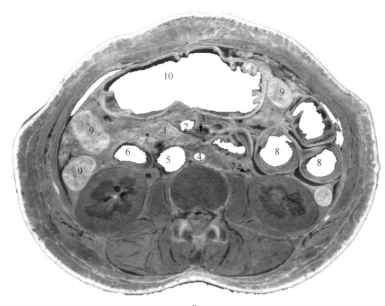

a

图4-4-6 经胰头钩突横断层
标本和CT增强

a. 标本（1. 胰头及钩突；2. 肠
系膜上静脉；3. 肠系膜上动脉；
4. 主动脉；5. 下腔静脉；6. 十二
指肠降部；7. 左输尿管；8. 结肠
左曲；9. 回肠；10. 胃）

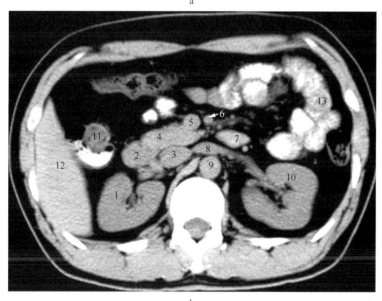

b

b. CT增强（1. 右肾肾门处；
2. 十二指肠降部；3. 下腔静
脉；4. 胰头钩突；5. 肠系膜上
静脉；6. 肠系膜上动脉；7. 胰
体；8. 左肾静脉；9. 主动脉；
10. 左肾；11. 升结肠；12. 肝；
13. 空肠）

　7. 经十二指肠水平部上份横断层（经第2、3腰椎间盘）　该断层经过双肾下部，肾门基本消失，胰消失。**十二指肠水平部**位于腹部大血管与肠系膜上动、静脉之间横过。肝实质变小，位于右肾前外侧。在腰大肌中部外缘与肾的前内缘相近处，有**输尿管**断面。升、降结肠均出现，**升结肠**定位于右肾前面，**降结肠**紧贴左侧腹外侧壁。胃、横结肠断面同时可见，靠近腹前壁，腔面大。空肠断面较多，位于左肾和横结肠断面之间，不恒定（图4-4-7）。

图 4-4-7　经十二指肠水平
部横断层标本和 CT 增强
a. 标本（1. 十二指肠水平部；
2. 肠系膜上动脉；3. 肠系膜上
静脉；4. 胃；5. 空肠；6. 降结肠；
7. 回肠；8. 腰方肌；9. 腰大肌）

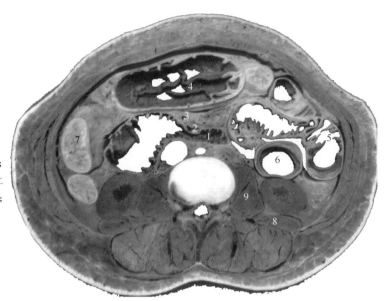

a

b. CT 增强（1. 主动脉；2. 下腔
静脉；3. 十二指肠水平部；4. 肠
系膜上静脉；5. 肠系膜上动脉；
6. 升结肠；7. 降结肠；8. 右肾）

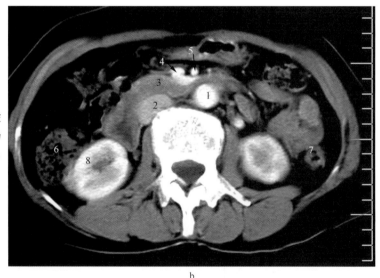

b

8. 经肠系膜下动脉起始处横断层（经第 3 腰椎下部）　椎间盘前方有腹主动脉和下腔静脉。在腹主动脉的左侧有**肠系膜下动脉**断面。在下腔静脉的右后方有腰淋巴结，在下腔静脉和腹主动脉的前方有肠系膜，其内有空肠动、静脉和肠系膜淋巴结等。空、回肠和结肠各部的排列关系类同于上一平面。椎间盘两侧有腰大肌，该肌后内侧有第 3 腰神经。腰大肌前外侧有输尿管的断面。两侧腹壁由腹外斜肌、腹内斜肌及腹横肌构成，腹前壁由腹直肌和腹白线构成（图 4-4-8）。

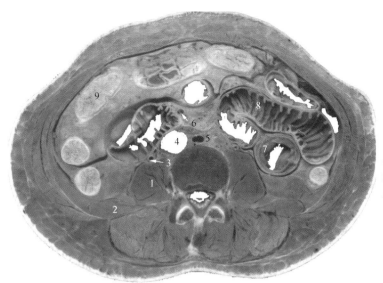

图 4-4-8　经肠系膜下动脉
根部横断层标本和 CT 增强
a.标本(1.腰大肌;2.腰方肌;
3.右输尿管腹部;4.下腔静脉;
5.主动脉;6.小肠系膜;7.降结
　肠;8.横结肠;9.回肠)

a

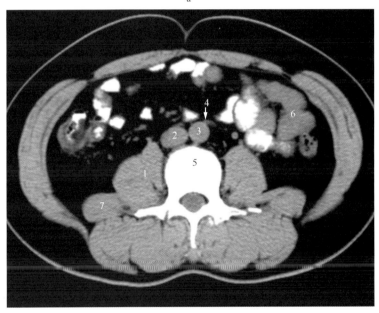

b.CT 增强(1.腰大肌;2.下腔
静脉;3.主动脉;4.肠系膜下动
脉根部;5.第 3 腰椎体下部;
　　6.小肠;7.腰方肌)

b

二、冠状断层解剖

腹部冠状层面由前向后共选 4 个层面,均为前面观。

1. 经肝门静脉左支矢状部的冠状断层　膈下面为肝和胃的断面。肝断面占据右上腹大部。中部有肝圆韧带裂,肝下缘右侧有胆囊的断面。肝圆韧带裂上端有肝门静脉左支矢状部的断面,该断面上方有一粗大血管断面为肝左静脉。胆囊切迹中点与肝中间静脉的连线为肝正中裂,分隔左、右半肝及左内叶和右前叶。肝圆韧带裂与肝左静脉的连线为左叶间裂,分隔左外叶和左内叶。肝门静脉左支矢状部的右侧有肝中间静脉断面。

肝左下方是胃断面,自左至右横行于腹上部。左侧为胃底、胃体,右侧是幽门部,其下方为横结肠。左、右髂窝处分别有乙状结肠和升结肠。该断面中部均为空肠和回肠的断面。腹壁有第8~10肋骨的断面及腹外斜肌、腹内斜肌和腹横肌(图4-4-9)。

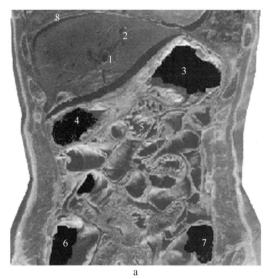 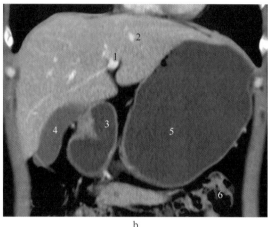

图 4-4-9　经肝门静脉左支矢状部的冠状断层标本和 CT 图像

a. 标本(1. 肝门静脉左支矢状部;2. 肝左静脉;3. 胃底;4. 胃窦部;5. 空肠;6. 盲肠;7. 乙状结肠;8. 右膈顶);b. CT 图像(1. 肝门静脉左支矢状部;2. 肝左静脉;3. 十二指肠球管;4. 胆囊;5. 胃体部;6. 空肠)

2. 经胰的冠状断层　膈下右侧大部分为肝的断面。肝下缘右侧有胆囊的断面。胆囊的左侧有肝圆韧带裂及肝门静脉左支矢状部的断面,在肝门静脉左支矢状部上方左侧有肝左静脉的断面,右侧有肝中静脉的断面。胆囊切迹中点与肝中静脉的连线为肝正中裂,分隔左、右半肝及右前叶和左内叶。肝圆韧带裂与肝左静脉的连线为左叶间裂,将左半肝分为左内叶和左外叶。膈下方的左侧为胃体的断面所占据,胃黏膜向腔内突出呈灰白绿色。胆囊下方为幽门窦,黏膜平滑。

胰体、**胰颈**和**胰头**的断面位于胃体与幽门窦之间,在胰颈下方有肠系膜上静脉及其左侧的肠系膜上动脉,该动脉左下方可见粗大的腹主动脉。腹主动脉与肠系膜上动脉之间夹持的是十二指肠水平部。幽门窦及胃体下方有横结肠的断面。右髂窝内有升结肠断面,左侧部有降结肠和乙状结肠的断面。其余均为小肠的断面。

腹壁由第8~10肋骨的断面及腹外斜肌、腹内斜肌及腹横肌的断面构成。腰大肌外侧为髂肌,自外上向内下走行,与腰大肌汇合构成髂腰肌。髂肌外侧为髂嵴的断面(图4-4-10)。

3. 经腹主动脉和下腔静脉的冠状断层　断面上方两侧为膈,中间有向下突入的**膈脚**,膈脚上方可见**食管**的断面,下方见**腹主动脉**和**下腔静脉**的断面。膈脚右侧为肝的断面。肝左侧缘有腔静脉窝,内有下腔静脉穿行,位于腹主动脉的右侧,直径约20mm,上端右侧有**肝右静脉**汇入。肝的中央近下缘处有肝门静脉右支的断面,其下方有胆囊的断面。

肝下方右侧有一大的圆形空腔,周围环绕厚层平滑肌,为幽门管的断面,其内侧与胆囊之间有一不规则的肠管断面为十二指肠球部。其内下方与下腔静脉之间有**胰头**的断面。幽门管下方有横结肠及回肠。右髂窝有盲肠的断面,内下方有髂腰肌。

膈脚的左侧有**胰体**、**胃底**和**脾**的断面。胰体紧邻膈脚,略呈三角形,近三角形的右边处,自上而下有**腹腔干**和**肠系膜上动脉**。膈脚下方、腹主动脉断面上端右侧有右肾动脉,经下腔静

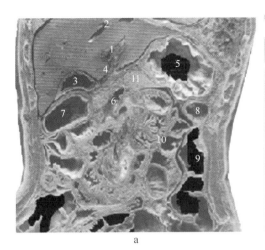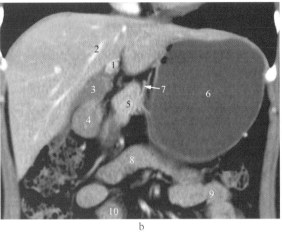

a
b

图 4-4-10 经胰的冠状断层标本和 CT 图像

a. 标本(1. 肝门静脉;2. 肝右静脉;3. 胆囊;4. 肝十二指肠韧带;5. 胃底;6. 肠系膜上静脉;7. 十二指肠上部;8. 结肠左曲;9. 降结肠;10. 空肠;11. 胰)b. CT 图像(1. 肝门静脉左支矢状部;2. 肝右静脉;3. 胆囊;4. 十二指肠上部;5. 胰;6. 胃体;7. 肠系膜上动脉;8. 十二指肠;9. 空肠;10. 空肠)

后方达右肾。与右肾动脉同一水平,腹主动脉左侧与胰体之间有**左肾静脉**,该静脉的上方,胰的断面内,肠系膜上动脉下方有一圆形的血管断面为**脾动脉**,其下方有脾静脉与其伴行。

脾下方有结肠左曲及降结肠的断面。脾与腹主动脉之间有空肠的断面。腹主动脉下方有第 4 腰椎椎体及其上、下方的椎间盘。腰椎两侧有腰大肌。第 4、5 腰椎之间的椎间盘下方的两侧有左、右髂总动脉(位于前方)和髂总静脉(位于后方)的断面(图 4-4-11)。

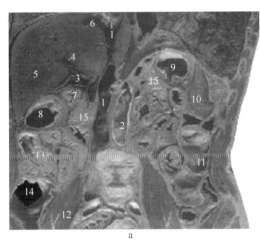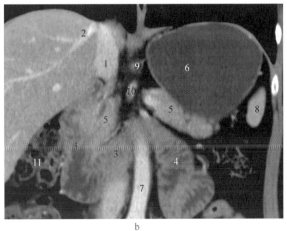

a
b

图 4-4-11 经下腔静脉冠状断层标本和 CT 图像

a. 标本(1. 下腔静脉;2. 主动脉;3. 门静脉主干;4. 门静脉左支;5. 肝右前叶;6. 肝右静脉;7. 十二指肠上部;8. 结肠右曲;9. 胃底部;10. 脾;11. 降结肠;12. 腰大肌;13. 升结肠;14. 盲肠;15. 胰)b. CT 图像(1. 下腔静脉;2. 肝右静脉;3. 十二指肠;4. 空肠;5. 胰体;6. 胃;7. 主动脉;8. 脾;9. 腹腔干;10. 肠系膜上动脉;11. 结肠右曲)

4. 经双肾门的冠状断层 层面分为中间的脊柱区和两侧的肾区。肾区:右侧膈下肝的右后叶仅剩一小部分。肝的内下方为右肾的冠状断面,**肾皮质**和**肾髓质**的界线分明。右肾内上方有三角形的**右肾上腺**断面,右肾下方有三角形的脂肪垫承托,肾门内侧有**腰大肌**和**腰方肌**向外下斜行。左肾紧贴膈下,呈卵圆形,肾皮质和肾髓质界线分明。肾窦内有肾血管、肾盂及脂肪。肾门朝向内上方,与腰大肌和腰方肌相近。左肾上端紧邻膈,下端邻小肠断面,外侧邻膈和腹壁(图 4-4-12),内下部邻长条形的左肾上腺断面。

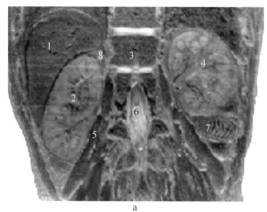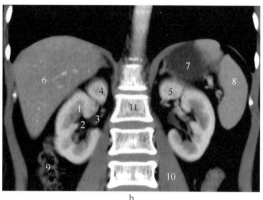

图 4-4-12　经双肾前份的冠状断层标本和经双肾门 CT 增强图像

a. 标本(1. 肝右后叶;2. 右肾;3. 第 1 腰椎椎体;4. 左肾;5. 右腰大肌;6. 椎管;7. 结肠左曲;8. 右肾上腺);b. CT 增强图像(1. 右肾;2. 肾窦;3. 右肾静脉;4. 右肾上腺;5. 左肾上腺;6. 肝右后叶;7. 胃底;8. 脾;9. 升结肠;10. 左腰大肌;11. 第 1 腰椎椎体)

三、矢状断层解剖

腹部以正中矢状层面为标准平面,自左向右选取 6 个层面介绍,均为左侧面观。

1. 经左肾门的矢状断层　膈下后部有脾的断面,其面积很小。脾断面的下方有**左肾**和**左肾上腺**的断面。肾断面前缘有**肾门**,内有**肾动**、**静脉**通过。肾门向后凹陷为**肾窦**,内有脂肪组织和血管。肾周围有脂肪囊。肾的后方紧贴腰方肌,下方有腰大肌。肾门前方与胃后壁之间有**胰体**的断面,略呈三角形,底在下方,尖向后上。在胰断面的后上部有**脾动**、**静脉**的横切面,脾动脉直径较小,脾静脉位于脾动脉的前下方,管径较粗大。胰体的下方有空肠和腰大肌的断面,肠腔内有高而密的黏膜皱襞。肝左叶位于最前方,紧贴膈下面,有冠状韧带与膈中心腱相连。肝的断面中央有肝左静脉,该静脉将肝分为左外叶上段(SⅡ)和左外叶下段(SⅢ)。

胃的断面位于肝与脾、胰断面之间,呈长方形。胃大弯下方有横结肠和大网膜的断面,横结肠下方有空肠断面,后方有肠系膜的断面,内有肠系膜血管和淋巴结断面。大网膜断面仅贴腹前壁后面,覆盖在肠管前方。

腰大肌断面较宽,其后方为竖脊肌。左肾断面后方有第 11~12 肋骨的断面。腹前壁上部有第 7~8 肋软骨断面,下部有左侧腹直肌的断面(图 4-4-13)。

2. 经食管腹段的矢状断层　膈下前部有肝左叶的矢状断面,面积较大。肝断面中部有肝左静脉,为肝段的分界线。其上方为左外叶上段(SⅡ),内有左外叶上段静脉;下方为左外叶下段(SⅢ),内有左外叶下段静脉。肝断面前方有第 7 肋软骨及腹直肌;后上方有食管腹段的断面;后下方有胰体的断面,略呈圆形。胰体断面的后上部有脾动脉和脾静脉的断面。脾动脉位于脾静脉的上方,脾静脉管径较大。脾静脉后方有左肾动脉和左肾静脉的断面。肾动脉位于肾静脉上方偏后,直径较小;肾静脉位于肾动脉下方,直径较大。肾静脉后方有粗大的第 2 腰静脉,由前向后经过第 2 腰椎椎体的两个断面之间。食管腹段后方有膈脚及腹主动脉的断面。第 3 腰椎椎体前方也有一段腹主动脉的断面。腹主动脉前方、胰体

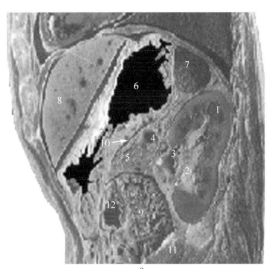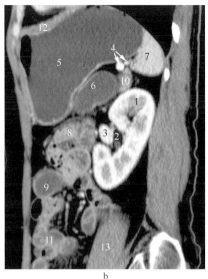

图 4-4-13 经左肾门的矢状断层标本和 CT 增强图像

a. 标本(1. 左肾皮质;2. 左肾窦;3. 左肾盂;4. 脾静脉;5. 胰;6. 胃;7. 脾;8. 肝左外叶;9. 结肠左曲;
10. 网膜囊;11. 腰大肌;12. 横结肠);b. CT 增强图像(1. 左肾;2. 左肾窦;3. 左肾静脉;4. 脾动、静脉;
5. 胃;6. 结肠左曲;7. 脾;8. 空肠;9. 横结肠;10. 左肾上腺;11. 空肠;12. 胰尾;13. 腰大肌)

下方有十二指肠水平部的横断面。肝断面下方、十二指肠水平部前方有幽门窦的横断面。十二指肠水平部下方、腹主动脉断面前方,有肠系膜及血管的断面。在肠系膜前方,幽门窦的下方、腹前壁后方有横结肠及大网膜断面。横结肠下方有空肠的断面。

层面后部有第 1~5 腰椎椎体及腰椎间盘的断面。在腰椎椎体前方可见腰动脉。在第 5 腰椎椎体前方有髂总动脉和髂总静脉的断面。在腰椎椎体后方有腰椎横突的断面,最后方有宽厚的竖脊肌(图 4-4-14)。

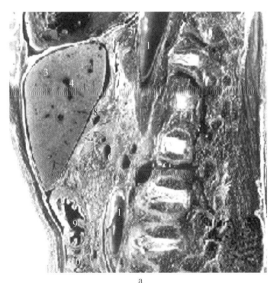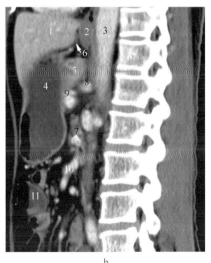

图 4-4-14 经食管腹段矢状断层标本和 CT 增强图像

a. 标本(1. 主动脉;2. 食管;3. 肝左叶;4. 肝左静脉;5. 胰体;6. 脾静脉;7. 左肾静脉;8. 胃右静脉;9. 胃窦;10. 横结肠);b. CT 增强图像(1. 肝左叶;2. 肝尾状叶;3. 主动脉;4. 胃;5. 胰;6. 小网膜;7. 左肾静脉;8. 脾静脉;9. 肠系膜上动静脉;10. 肠系膜下血管;11. 横结肠)

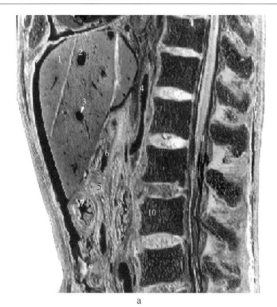

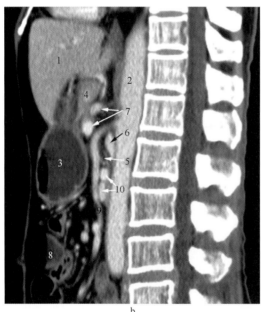

图 4-4-15 经腹部正中矢状断层标本和 CT 增强图像
a. 标本(1. 肝;2. 肝中静脉;3. 肝门静脉左支;4. 主动脉;5. 胰体;6. 门静脉;7. 胃幽门管;8. 十二指肠水平部;9. 空肠;10. 第3腰椎体;11. 脊髓圆锥);b. CT 增强图像(1. 肝;2. 主动脉;3. 胃窦;4. 胰;5. 十二指肠水平部;6. 左肾静脉;7. 脾动静脉;8. 横结肠;9. 肠系膜上动脉;10. 小肠系膜血管)

3. 经腹部正中矢状断层 此层面最大特点是十二指肠水平部紧贴第 3 腰椎前方通过。膈下方的空间大部分被肝的断面所占据,肝的断面呈楔形,上宽下窄,肝断面上部有粗大的肝左静脉的断面,管径为8mm,该静脉后上方有左后缘静脉;肝左外叶下方有胰的断面,在胰断面上方有门静脉及肝总动脉的断面。肝下方有幽门管的断面。幽门管的下方有胃网膜右动、静脉和横结肠的断面。横结肠和幽门管的后方有肠系膜的断面,内有肠系膜上动、静脉的断面,静脉比较粗大。肠系膜上动脉在胰的后方起自腹主动脉,越过十二指肠水平部的前方,在肠系膜上静脉的后方下行。

第 3 腰椎体前方有十二指肠水平部的断面,其前方有肠系膜上动、静脉和幽门管(图4-4-15)。

4. 经下腔静脉和肝门静脉左支矢状部的矢状断层 此层面最大特点是下腔静脉前方见门静脉主干。膈下大部分为肝的断面,**下腔静脉**断面位于肝断面后方,管径约15mm,在第 4 腰椎体下缘,由左、右髂总静脉汇合而成,沿第 1~5 腰椎椎体右前方上升,呈弧形注入右心房。肝断面后上部有**肝中静脉**汇入下腔静脉,其管径约 10mm。下部有**肝门静脉左支矢状部**,其后上端有左外叶上段静脉发出;前下端有左外叶下段静脉发出。肝中间静脉起始部与肝门静脉左支矢状部连线并延长,该线为左叶间裂,其前方为左内叶(SⅣ),后上部为尾状叶(SⅠ)的左侧段,前下部为左外叶下段(SⅢ)。

在第 1 腰椎体前方、肝门下方有**肝门静脉主干**的断面,管径约 10mm,其前方上部有**肝总管**的断面,下部有**肝固有动脉**的断面。在第 2 腰椎体前缘,下腔静脉后方

有**右肾动脉**的断面。

第 2 腰椎体前方,肝门静脉断面下方,有**胰头**的断面。胰头下部与幽门管之间有**胰十二指肠下动、静脉**的横断面。第 3 腰椎体及下腔静脉前方、胰头下方有**十二指肠水平部**的断面。横结肠的断面一般位于幽门管下方贴腹前壁。第 5 腰椎椎体前方有右髂总动脉和右髂总静脉的断面。在十二指肠水平部的下方,下腔静脉的前方,横结肠的后方有**肠系膜**的断面,内有肠系膜血管(图4-4-16)。

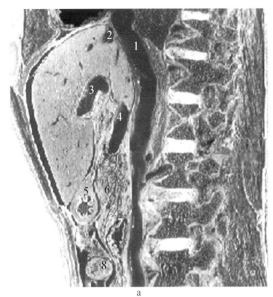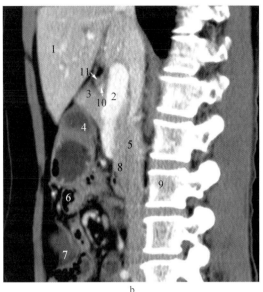

图 4-4-16 经下腔静脉矢状断层标本和 CT 增强图像

a. 标本(1. 下腔静脉；2. 肝中静脉；3. 肝门静脉左支矢状部；4. 肝门静脉；5. 胃幽门管；6. 胰；7. 十二指肠水平部；8. 空肠)；b. CT 增强图像(1. 肝；2. 门静脉主干；3. 胰；4. 十二指肠上部及降部；5. 下腔静脉；6. 空肠；7. 横结肠；8. 钩突；9. 第 3 腰椎体；10. 肝固有动脉；11. 胆总管)

5. 经胰头和右肾上端内侧份的矢状断层 此层面最大特点是胰位于胆囊、十二指肠、右肾之间。膈下空间全部被肝的断面所占据，肝断面上缘偏右有肝右静脉，管径约 8mm，其右后方有右后缘支。在肝门处有**肝门静脉**主干的断面，管径约 15mm。肝门静脉下方有**肝固有动脉**和**胆总管**的断面。肝门静脉主干前上方有**肝中间静脉**的断面，管径较粗，直径约 8mm。肝中间静脉是肝正中裂的主要标志。肝右静脉的断面是右叶间裂的主要标志(图 4-4-17)。

肝门下方有**十二指肠上部**断面，后方有胰头。胰头前方、十二指肠后方有**肝固有动脉**和**胆总管**的断面。肝右后叶下方有**右肾上部**和**右肾上腺**的断面。右肾上腺断面位于右肾与右肝断面之间，呈长条形。右肾的前下方有相互伴行的右肾动、静脉，部分人存在副肾动、静脉。右肾的上、下极有脂肪囊，右肾下方有腰大肌的断面，面积较大，其前方有十二指肠降部、横结肠及肠系膜的断面。在横结肠与腹前壁之间有自幽门下垂的大网膜断面。

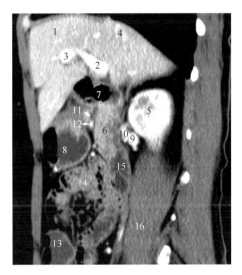

图 4-4-17 经右肾上部、胰头矢状层面 CT 成像(增强)图

1. 肝；2. 门静脉主干及右支；3. 门静脉右前叶支；4. 肝右静脉；5. 右肾上部；6. 胰头；7. 胆囊；8. 十二指肠上部；9. 右肾动脉；10. 右肾静脉；11. 胆总管；12. 胰十二指肠动脉；13. 横结肠；14. 空肠；15. 十二指肠降部；16. 腰大肌

6. 经胆囊和右肾中份的矢状断层 此层面最大特点是十二指肠降部位于右肾前面。

肝断面占据膈下空间，肝门处有**肝门静脉**右支其及分出的**后叶支**，后者斜行向后上方

（血管腔不规则，腔外有被膜），右支前方有肝门静脉右前叶上、下段支。在肝的上部，可见**肝右后上缘静脉**和**肝右静脉**，肝门静脉右后叶支下方有呈圆形的**肝右后静脉**（标本图较粗）。肝门的前下方有**胆囊**的断面。胆囊的后方、右肾前方有十二指肠降部断面。右肾断面位于腰方肌前方，面积最大。肾上端与肝之间有**右肾上腺**断面。

在腰大肌断面中部前方有阑尾的断面，直径约 4mm，为小而圆，壁较厚的管状。腰大肌前方与腹前壁之间有横结肠、回肠及肠系膜的断面。**横结肠**位于十二指肠降部前下方（图 4-4-18）。

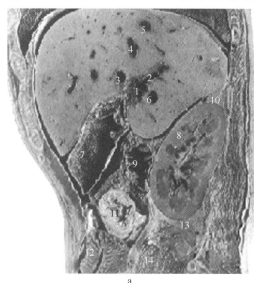
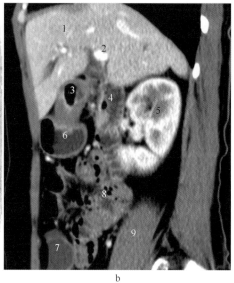

图 4-4-18　经右肾、十二指肠降部矢状层面标本和 CT 增强图像

a. 标本（1. 肝门静脉右支；2. 肝门静脉右后叶支；3. 肝门静脉右前下段支；4. 肝右静脉；5. 肝右后上缘静脉；6. 肝右后静脉；7. 胆囊；8. 右肾；9. 十二指肠降部；10. 右肾上腺；11. 横结肠；12. 空肠；13. 肾脂肪囊；14. 腰大肌）；b. CT 增强图像（1. 肝；2. 肝门静脉右支；3. 胆囊；4. 十二指肠；5. 右肾；6. 横结肠；7. 升结肠；8. 空肠；9. 腰大肌）

四、常用超声断层

1. 肝-右肾纵切面　右锁骨中线与腋前线之间的纵切面，显示肝右叶、右肾、升结肠。此断面上肝似楔形，膈面呈弧形，肝右静脉位于中央，呈卵圆形，其前后分别有两个管壁较厚的门静脉右前叶支和右后叶支（图 4-4-19）。

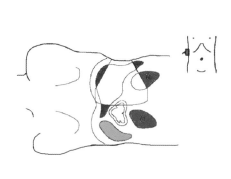
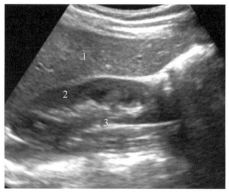

图 4-4-19　经右腋前线肋弓下纵切面（肝-右肾纵切面）

1. 右半肝；2. 右肾；3. 升结肠

2. 肝-胆囊纵切面　可显示肝、胆囊、右肾的关系。胆囊位于肝前面下部,门静脉右支主干位于切面的中央部,肾位于肝右叶后下方,邻近胆囊下方和右肾前面的为十二指肠降部(图4-4-20)。

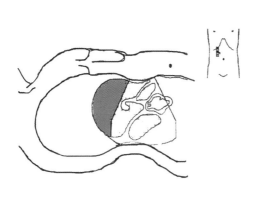
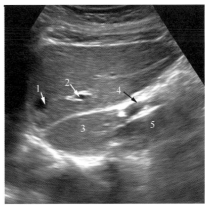

图4-4-20　经肝-胆囊纵切面
1. 肝右静脉;2. 门静脉右支;3. 右肾;4. 胆囊;5. 十二指肠

3. 剑突下横切面　显示门静脉左支及二级分支,切面高度正好为门静脉左支矢状部高度。可显示门静脉左外叶上下支、左内叶支,与矢状部构成"工"字形图像,左肝管与门静脉左支伴行,下腔静脉位于矢状部的后方(图4-4-21)。

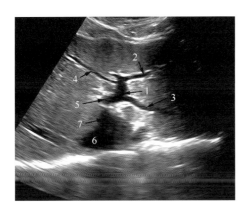
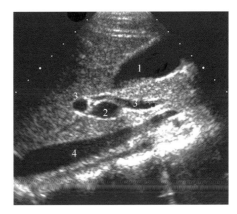

图4-4-21　经剑突下横切面(肝内门静脉切面)
1. 门静脉左支矢状部;2. 左外叶下段支;3. 左外叶上
段支;4. 左内叶支;5. 左内叶支;6. 下腔静脉;7. 肝
左静脉

图4-4-22　经右腹直肌外侧缘纵切面
1. 胆囊;2. 门静脉;3. 胆总管;
4. 下腔静脉

4. 经下腔静脉纵切面　从右肋缘的下腔静脉的纵断面(详见经下腔静脉矢状断面),此断面可测量肝的右斜径,即右肋缘至第二肝门径线,约121±11mm。通过下腔静脉纵切面,胰腺呈椭圆形。

5. 右腹直肌外侧缘纵切面　显示胆囊纵切面及肝门结构。汇管区门静脉及其分支的管壁较厚易于辨认;胆总管位于肝门静腹侧。门静脉主干直径11.5±1.8mm,下腔静脉位于肝门静脉后方,二者之间的间隙为门腔间隙(图4-4-22)。

6. 右肋间斜切面　对准第二肝门,可显示三条肝静脉以下腔静为中心呈放射状排列

（图 4-4-23）。

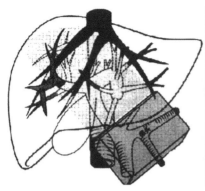
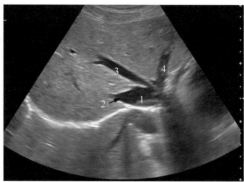

图 4-4-23 经右肋间隙斜切面
1. 下腔静脉;2. 肝右静脉;3. 肝中静脉;4. 肝左静脉

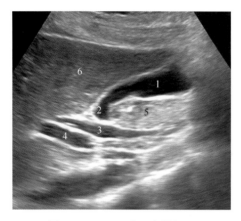

图 4-4-24 经上腹正中纵切面
1. 胃;2. 十二指肠;3. 胆总管;4. 门静脉;
5. 胰;6. 肝

7. 上腹正中纵切面 可显示肝、胆总管、门静脉主干、幽门、胰头等结构,幽门、胆总管、门静脉三者呈前后关系,胰头位于胆总管前方,胃的后下方(图 4-4-24)。

8. 经主动脉纵切面 可显示左半肝、胃体、胰(颈部)、腹腔干、肠系膜上动脉、主动脉等结构(图 4-4-25)。

9. 上腹部横切面 即沿胰腺纵轴切面,可显示胰、胰管长轴切面、胆总管横切面图像。胰位于第 1、2 腰椎平面的高度。在超声波下,胰的长轴切面(腹部横扫)呈"蝌蚪"形、"哑铃"形或"漏斗"形,胰头膨大呈椭圆形,有向左突出的**钩突**(图 4-4-26)。

10. 侧腹横切(经肾横切面) 在超声切面

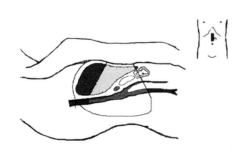
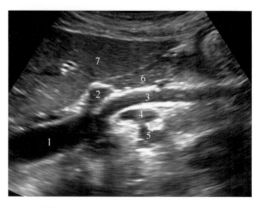

图 4-4-25 经主动脉纵切面
1. 主动脉;2. 腹腔干;3. 肠系膜上动脉;4. 脾静脉;5. 左肾静脉;6. 胰;7. 肝

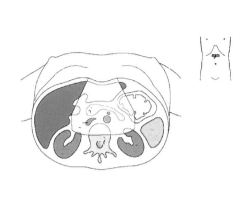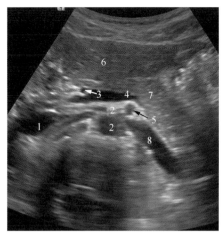

图 4-4-26　经上腹部横切面

1. 下腔静脉；2. 主动脉；3. 胆总管；4. 脾静脉及门静脉；5. 腹腔干；6. 肝；7. 胰体；8. 左肾静脉

上,肾包括**肾实质**和**肾窦**两个部分。肾实质包括肾皮质和肾髓质,厚度为 13～25mm,肾皮质厚 5～7mm,肾髓质由 8～20 个肾锥体组成,各个肾锥体在肾窦周围呈放射状排列,指状伸入髓质中的皮质为肾柱。肾窦由肾盏、肾盂、肾动脉、肾静脉及脂肪组成,呈卵圆形强回声区。侧腹纵切扫描确定肾的长度为 90～110mm;侧腹横切扫描确定肾的厚度和宽度,分别为 30～50mm,40～70mm。正常年轻人肾实质与肾窦厚度比为 1.6：1,老年人则为 1：1(图 4-4-27)。

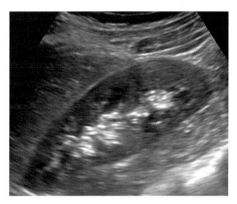

图 4-4-27　经肾横切

（易西南　赵久红）

思　考　题

一、名词解释

1. 第二肝门　2.Glisson 系统　3. 门腔间隙　4. 左肝下前间隙　5. 胰头钩突　6. 肾旁前隙

二、问答题

1. 肝分段的依据和标志分别是什么?

2. 从胰头的毗邻关系分析胰腺肿块可能侵犯的结构以及所导致的相关临床表现。

3. 试述胰的血供特点及其临床意义。

4. 下腔静脉在第二肝门处或以上位置受阻,患者可能有哪些临床表现,肝的影像学会有何改变(请查阅资料)。

第五章　盆、会阴部

第一节　基础解剖

一、境界与分区

盆部pelvis 及**会阴**perineum 位于躯干的下部,是以骨盆为支架,附以肌肉和筋膜构成。

盆部上接腹部,两侧与下肢相连,从前至后几乎完全被大腿根部和臀区结构覆盖。盆部前面以耻骨联合上缘、耻骨结节、腹股沟韧带及髂嵴前份的连线与腹部分界;后面以髂嵴后份至尾骨尖的连线与脊柱区分界。

会阴为盆膈以下封闭骨盆下口的全部软组织结构。它在两侧与股、臀区接壤,在前与腹前壁移行,在后与背部骶尾区延续。在人体断面解剖学中,男女性盆部和会阴的上界均为第 5 腰椎间盘平面,而下界男性为阴囊消失平面、女性为女阴消失平面。

二、重要体表标志

1. 髂嵴 iliac crest　髂骨翼的游离缘,两侧髂嵴最高点的连线约平第 4、5 腰椎间盘,是临床进行腰穿的标志。经此所作的横断层称嵴间平面,是腹主动脉分叉的标志平面。

2. 髂前、后上棘 anterior & posterior superior iliac spine　髂嵴前、后端的突起,经两侧髂后上棘的连线平对第 2 骶椎,是蛛网膜下腔终止的标志。

3. 耻骨联合上缘 upper border of pubic symphysis　是骨盆入口的界标之一,位于前正中线的下端、耻骨联合上方,活体直立时,耻骨联合上缘与尾骨尖在同一水平面上。

4. 耻骨弓 pubic arch　坐骨支和耻骨下支连成耻骨弓,两侧的夹角称耻骨下角,男女有差别。

5. 坐骨结节 ischial tuberosity　坐骨最低部的粗糙隆起,坐位时是支持体重的骨点。其前方可触及坐骨下支、耻骨下支和耻骨弓。

6. 尾骨 coccyx　在骶骨的下端可以扪及,位于肛门稍后方的正中线上,稍有活动性。解剖姿势时,尾骨尖平耻骨联合上缘。

三、骨盆及盆壁

(一) 骨盆

骨盆由位于两侧的髋骨和后方的骶骨、尾骨通过骶髂关节、耻骨联合和骶结节韧带、骶棘韧带等连结构成。骶骨的骶岬及其骶翼、髂骨的弓状线、耻骨梳、耻骨棘和耻骨联合上缘构成界线。大骨盆位于界线的前上部,小骨盆位于界线的后下部。女性的小骨盆兼做产道,故称产科骨盆。小骨盆的上口即界线围成,下口则由耻骨联合下缘、耻骨弓、坐骨结节、骶结节韧带和尾骨尖围成。骨盆腔即小骨盆腔是小骨盆上、下口之间的部分,为前壁短、侧壁和后壁较长的弯曲骨性管道。骨盆腔前壁由耻骨和耻骨联合构成；侧壁由髂骨、坐骨、骶结节韧带和骶棘韧带构成；后壁由骶骨、尾骨和骶尾结合构成。

（二）盆壁

盆壁pelvic wall 以骨性骨盆为基础，借骶髂关节、耻骨联合、骶结节韧带、骶棘韧带相连结，加上盆壁肌、盆膈和盆筋膜而构成盆腔。盆壁肌包括**闭孔内肌**和**梨状肌**。

盆膈pelvic diaphragm 由**肛提肌**和**尾骨肌**及盆膈上、下筋膜组成，有肛管通过。盆膈的前部有盆膈裂孔（又称**尿生殖裂孔**），男性有尿道通过，女性有尿道和阴道通过。会阴深横肌和尿道膜部括约肌及尿生殖膈上、下筋膜构成的**尿生殖膈**urogenital diaphragm，从盆膈裂孔下方封闭加固。

盆筋膜pelvic fascia 可分为盆壁筋膜、盆脏筋膜和盆膈筋膜。**盆壁筋膜**覆盖骨盆腔前、后及两侧的盆面，在耻骨联合后面至坐骨棘之间的筋膜增厚形成肛提肌腱弓，还有闭孔筋膜、梨状筋膜和骶前筋膜。**盆脏筋膜**为介于骨盆腔腹膜之外、盆膈之上和盆壁筋膜之间结缔组织，包裹盆腔内各脏器及血管、神经的表面，可形成前列腺筋膜（鞘）、直肠筋膜鞘、耻骨前列腺韧带、子宫主韧带、骶子宫韧带、直肠阴道隔、直肠膀胱隔、膀胱阴道隔和膀胱尿道隔等。**盆筋膜间隙**为盆筋膜在盆腔内形成的潜在性间隙，其内有腹膜外筋膜及血管、神经等通过，重要的间隙有：耻骨后间隙、直肠旁间隙、直肠后间隙（或称骶前间隙）等。

四、膀　　胱

膀胱urinary bladder 为腹膜间位器官，位于盆腔前部，其形态、位置随年龄、性别和充盈程度而变化。膀胱空虚时位于盆腔内，呈锥体形，可分为尖、体、底和颈四部分。膀胱尖朝前上，借脐中韧带连于脐，膀胱排空时不超出耻骨联合上缘，而充盈时则升至耻骨联合上缘以上，此时腹膜返折处随之上移，膀胱前外侧壁直接贴腹前壁（图5-1-1），故在耻骨联合上缘行膀胱穿刺或做手术切口而不伤及腹膜。膀胱底朝向后下方，呈三角形；膀胱尖与底之间的大部分为膀胱体，其上面覆盖腹膜；膀胱颈为膀胱体下部与前列腺（男性）或尿生殖膈（女性）接触的部位。

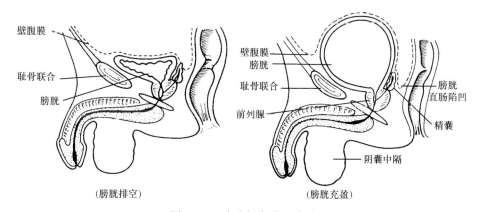

图 5-1-1　膀胱与腹膜的关系

男性膀胱底上部借直肠膀胱陷凹与直肠相邻，下部附有精囊和输精管壶腹（图5-1-2）；女性膀胱底则与子宫和阴道相贴（图5-1-3）。男性膀胱颈与前列腺相接，女性则与尿生殖膈相续。膀胱体的下外侧面紧贴耻骨后隙的疏松结缔组织、肛提肌和闭孔内肌,而前部则借耻骨后间隙与耻骨联合、耻骨支邻接。

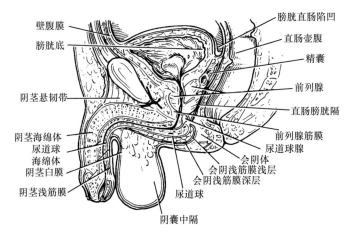

图 5-1-2　男性盆腔正中矢状面

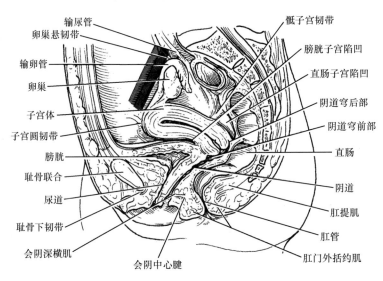

图 5-1-3　女性盆腔正中矢状面

五、直肠及肛管

　　直肠rectum 在第 3 骶椎平面于乙状结肠相连接,向下穿盆膈移行为肛管。直肠下段较为膨大称为**直肠壶腹**ampulla of rectum,直肠黏膜常有 3 条半月形的横行皱襞,称**直肠横襞**transverse folds of rectum。直肠在矢状面上有两个弯曲,上部为与骶骨一致凸向后的骶曲;下部为绕过尾骨尖凸向前的会阴曲(图 5-1-2,图 5-1-3)。直肠后方与骶、尾骨和梨状肌、尾骨肌、肛提肌相邻,其间有骶前筋膜覆盖的脂肪组织、骶静脉丛和淋巴管等。两侧借直肠侧韧带连于盆腔侧壁,其内有直肠下血管、盆内脏神经和淋巴结等结构。

　　肛管anal canal 从外面观在肛提肌入点处与直肠分界,长约3cm,内面有 6~10 条纵行皱襞称**肛柱**anal columns,肛柱上端相连的线称肛直肠线,是直肠与肛管的内部分界标志。肛门处的环形肌增厚形成肛门内括约肌,其外有骨骼肌形成的肛门外括约肌。肛管后面是密集的纤维肌组织,称肛尾韧带,把肛管与尾骨角分开;前面是**会阴中心腱**,借此与尿道膜部、尿道球和阴道下部为邻;侧面是**坐骨肛门窝**。

六、子宫及附件

  子宫uterus 为腹膜间位器官,成人未孕时呈前后稍扁、倒置梨形,可分为底、体、颈 3 部分(图 5-1-4)。子宫底为两侧输卵管子宫口以上的宽而圆隆部分。子宫颈为下端较窄呈圆柱状的部分,可分为突入阴道的子宫颈阴道部和阴道以上的子宫颈阴道上部。子宫底与子宫颈之间的部分为子宫体,子宫颈上端与子宫体连接处的缩窄部分为子宫峡。

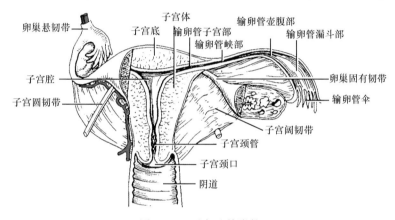

图 5-1-4 子宫及其附件

  子宫位于盆腔中部,膀胱与直肠之间,两侧与输卵管和卵巢相邻,上方与小肠袢相邻,下方接阴道,其前面隔着膀胱子宫陷凹与膀胱上面相邻,子宫颈阴道上部的前方借膀胱阴道隔与膀胱底部相邻,子宫后面隔着直肠子宫陷凹及直肠阴道隔与直肠相邻(图 5-1-3)。成人子宫呈轻度前倾、前屈位。子宫能保持正常位置除了依靠盆底肌、尿生殖膈、阴道等子宫周围结构的承托外,子宫的固定装置即:子宫阔韧带、子宫主韧带、子宫圆韧带、骶子宫韧带和耻子宫韧带也起了重要作用(图 5-1-3,图 5-1-4)。

  子宫附件是指卵巢和输卵管。**卵巢**ovary 为腹膜内位器官,成对,其形态、大小、位置均随年龄、发育成度及妊娠与否而异。卵巢常呈扁椭圆形,位于骨盆侧壁髂内动脉与髂外动脉夹角的卵巢窝内(图 5-1-3)。卵巢上端借卵巢悬韧带或称卵巢系膜(内有卵巢的血管、淋巴和神经等)连于骨盆侧壁;下端借卵巢固有韧带与子宫角相连。**输卵管**uterine tube 为一对细长的肌性管道,位于子宫阔韧带上缘内,自子宫底两侧向外至卵巢下端附近,由内向外分为子宫部、峡部、壶腹部和漏斗部(图 5-1-3,图 5-1-4)。

七、前　列　腺

  前列腺prostate 为男性的附属腺,位于膀胱颈与尿生殖膈之间,呈板栗状,分底、体和尖三部分。前列腺底上邻膀胱颈,尖下邻尿生殖膈。前列腺体的前面有耻骨前列腺韧带连接前列腺鞘与耻骨盆面,前列腺体后面中间的纵行浅沟称前列腺沟,后面借直肠膀胱隔与直肠壶腹相邻。故临床上可经肛门指诊触及前列腺和前列腺沟。前列腺后上方有输精管和精囊。精囊的排泄管与输精管壶腹合成射精管斜穿前列腺,开口在尿道前列腺部的精阜上。另外,尿道也从腺体内通过。一般把前列腺分为 5 个叶,即前、中、后和左、右侧叶。前叶较小,位于尿道前方和左右侧叶之间;中叶呈楔形,位于尿道和射精管之间;左、右叶分别位于尿道、中叶和前叶的两侧;后叶位于中叶和左、右侧叶的后方(图 5-1-5)。

还有将前列腺分为内腺和外腺,两腺间借纤维组织分开(图 5-1-6)。外腺称固有前列腺,较厚,约占前列腺的 3/4,是前列腺的主要部分,含有长而分支的主腺,相当于左、右侧叶和后叶;内腺又称尿道周围腺,约占前列腺的 1/4,由较长的黏膜下腺和位于黏膜层较小的黏膜腺组成,相当于中叶和前叶。内腺对雄、雌性激素均敏感,是良性前列腺增生的好发部位;外腺对雄性激素敏感,是前列腺癌和炎症的好发部位。

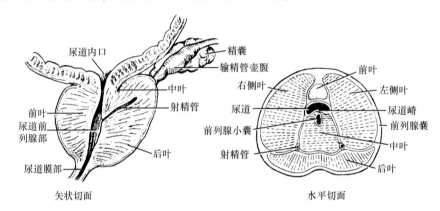

矢状切面　　　　　　　　　　　　　　水平切面

图 5-1-5　前列腺及其分叶

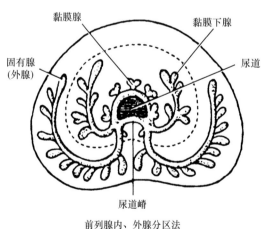
前列腺内、外腺分区法

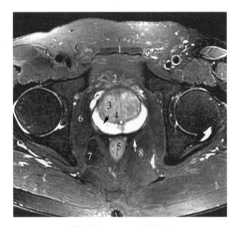
前列腺MRI T$_2$WI横断面

图 5-1-6　前列腺内、外分区法及其 MRI T$_2$WI 横断面

1. 耻骨联合;2. 耻骨后间隙;3. 内腺和尿道;4. 外腺(周围带);5. 直肠;6. 闭孔内肌;
7. 坐骨肛门窝;8. 肛提肌

前列腺表面的被膜有两层,内层为由较致密的纤维结缔组织和含少量平滑肌纤维构成的被膜,称为**前列腺囊**;外层由盆脏筋膜包裹,称为**前列腺筋膜**(前列腺鞘),二者之间有前列腺的静脉丛、神经和动脉。

八、会　阴

会阴perineum 位于两侧股部上端之间,站立时呈一矢状位的窄沟,截石位时则呈菱形。其境界与骨盆下口基本一致。会阴前端为耻骨联合,前外侧为耻骨下支和坐骨下支,两侧为坐骨结节,后外侧为骶结节韧带,后端为尾骨尖。在两侧坐骨结节之间作一连线,可将菱形的会阴分成前、后两个三角形区。前者为尿生殖区,又称**尿生殖三角**urogenital triangle,有尿道和阴道(女性)通过,并为外生殖器所占据;后者为肛区,又称**肛门三角**anal triangle 有肛管通过。在尿生殖三角内,借浅会阴筋膜、尿生殖膈下、上筋膜分隔成会阴浅、深隙。**会阴浅隙**位于浅会阴筋膜和尿生殖膈下筋膜之间,内有会阴浅横肌、坐骨海绵体肌、球海绵体肌及会阴的血管和神经的分支,男性还有阴茎脚、尿道球,女性还有阴蒂脚、前庭球和前庭大腺。此间隙的两侧在会阴浅横肌后缘处封闭,向前上与阴囊肉膜、阴茎浅筋膜和腹前壁浅筋膜的深层相通。**会阴深隙**位于尿生殖膈下、上筋膜之间,其周缘封闭,内有会阴深横肌和尿道(阴道)括约肌及会阴的血管和神经的分支,男性还有尿道膜部和尿道球腺(图 5-1-7),女性还有尿道和阴道通过(图 5-1-8)。肛门三角内主要有肛管、坐骨肛门窝和经过的神经和血管。坐骨肛门窝ischioanal fossa 呈楔形,位于肛管的两侧,其外侧壁由坐骨结节、坐骨下支、耻骨下支、闭孔内肌、闭孔内肌筋膜及会阴筋膜深层构成;内侧壁为肛门外括约肌、肛提肌、尾骨肌和盆膈下筋膜;顶向上,为内、外侧壁相交处;底朝下,为皮肤;前壁为会阴浅横肌和尿生殖膈;后壁为臀大肌及其筋膜和骶结节韧带。在坐骨肛门窝外侧壁,坐骨结节下缘上方 2~4cm 处有由闭孔内肌筋膜形成的筋膜鞘,称为**阴部管**pudendal canal 或 Alcock 管,该管包绕阴部内血管和阴部神经,并发支进入坐骨肛门窝分布于肛管。

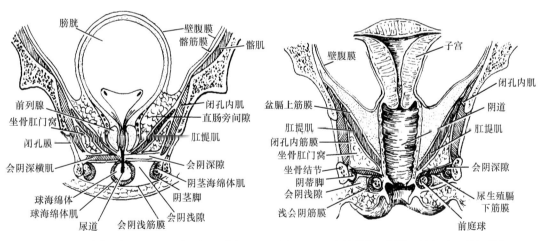

图 5-1-7　男性盆部、会阴经尿生殖区的冠状切面　　图 5-1-8　女性盆部、会阴经尿生殖区的冠状切面

　　阴茎penis 由 2 条阴茎海绵体、1 条尿道海绵体以及筋膜和皮肤构成(图 5-1-9)。**阴茎海绵体**并列于阴茎的背侧部,后端分开为阴茎脚,附于耻骨弓。**尿道海绵体**其前端膨大称阴茎头,后端膨大称尿道球。尿道球位于两阴茎脚之间,并被固定在尿生殖膈下面,尿道纵贯其全长。上述 3 条海绵体共同被阴茎深筋膜包裹,阴茎深筋膜在阴茎根处形成阴茎悬韧带,将阴茎悬吊在耻骨联合前面。**男性尿道**male urethra 起自尿道内口,止于阴茎头上的尿道外口,分为前列

腺部(穿经前列腺)、膜部(穿尿生殖膈)和海绵体部(穿尿道海绵体)(图5-1-1,图5-1-2)。

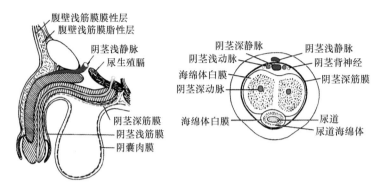

图 5-1-9　阴茎的层次

阴囊皮肤较薄而多皱褶,皮下组织内有称**肉膜**的平滑肌纤维而缺乏脂肪。在阴囊的正中面上,肉膜向深部延为**阴囊中隔**,将阴囊分为左、右两半,分别容纳两侧的睾丸、附睾、输精管的起始段及其被膜。在肉膜的深面还有睾丸和精索的被膜,即精索外筋膜、提睾肌和精索内筋膜。包被睾丸的还有来自腹膜的**睾丸鞘膜**。它分脏、壁两层:壁层衬于精索内筋膜的内面,脏层被覆于睾丸的表面,壁、脏两层互相移行围成的腔隙称为**鞘膜腔**(图5-1-10)。

阴道vagina 为由黏膜、肌层和外膜构成的前后扁平的肌性管道,内膜形成许多的横行皱褶,具有很强的伸展性。阴道前壁上部借膀胱阴道隔与膀胱底和膀胱颈邻接;中、下部借尿道阴道隔与尿道相贴。阴道后壁上部(阴道穹后方)与直肠子宫陷凹毗邻,中部借直肠阴道隔与直肠壶腹毗邻(图5-1-3,图5-1-4,图5-1-8,图5-1-11),下部借会阴中心腱与肛管相隔。

女性尿道female urethra 短、粗、直,起自膀胱的尿道内口,斜向前下并穿尿生殖膈,以尿道外口开口于阴道前庭。尿道前壁借结缔组织与耻骨联合毗邻,后壁借尿道阴道隔与阴道毗邻(图5-1-3,图5-1-11)。

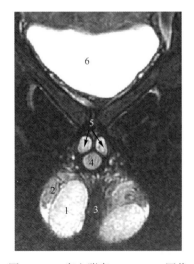

图 5-1-10　睾丸附睾 MRI T₂WI 图像

1. 睾丸;2. 附睾;3. 阴囊中隔;4. 尿道海绵体;5. 阴茎海绵体;6. 膀胱

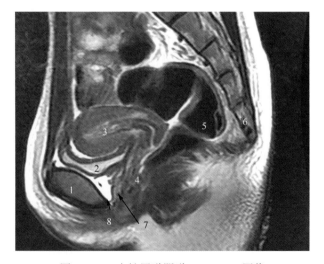

图 5-1-11　女性尿道阴道 MRI T₂WI 图像

1. 耻骨联合;2. 膀胱;3. 子宫;4. 阴道;5. 直肠;6. 尾骨;7. 尿道;8. 耻骨后间隙

九、淋　巴　结

盆部的淋巴结一般分为 4 群（图 5-1-12）。①**骶淋巴结**sacral lymph nodes：沿骶正中血管排列，收纳盆后壁、直肠、前列腺和子宫的部分淋巴。②**髂内淋巴结**internal iliac lymph nodes：沿髂内动脉及其分支排列，收纳盆腔脏器、会阴、臀区和大腿深层结构的淋巴。③**髂外淋巴结**external iliac lymph nodes：沿髂外血管排列，收纳腹股沟浅、深淋巴结的输出管及部分盆腔脏器和腹前壁下部的淋巴。

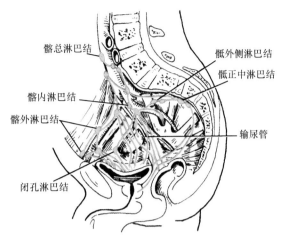

图 5-1-12　盆、腹部淋巴结

④**髂总淋巴结**common iliac lymph nodes：沿髂总血管排列，收纳上述 3 群淋巴结的输出淋巴管，然后注入腰淋巴结。

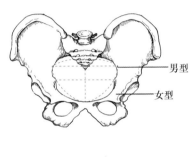

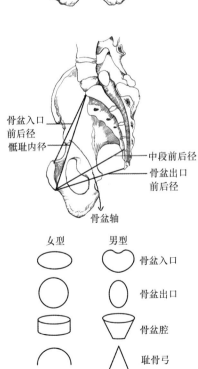

图 5-2-1　男女骨盆比较示意图

第二节　X 线 解 剖

一、两 性 骨 盆

（一）解剖描述

骨盆由左右髋骨和骶尾骨借骶髂关节和耻骨联合等构成。但男女性骨盆差异较大。在 X 线正、侧片上，各结构重叠较多。男性骨盆高而狭窄，大骨盆较狭窄，骨盆上口较小、呈心形，骨盆腔高而窄、呈漏斗形，骨盆下口较小，骶骨较窄长、弯曲度较大，骶骨岬显著，髂骨翼峭立，髂嵴弯曲度较大，髂窝较深，坐骨大切迹窄而深，坐骨结节内翻，坐骨结节和耻骨结节间距较短，耻骨下角 70°～75°，耻骨联合窄长，髋臼较大，闭孔呈卵圆形。

女性骨盆低而宽阔，大骨盆也较宽广，骨盆上口较大、近似环形，骨盆腔短而宽、呈圆桶形，骨盆下口较大，骶骨较宽短、弯曲度较小，骶骨岬不显著，髂骨翼近水平位，髂嵴弯曲度较小，髂窝较浅，坐骨大切迹宽而浅，坐骨结节外翻，坐骨结节和耻骨结节间距较长，耻骨下角 90°～100°，耻骨联合宽短，髋臼较小，闭孔呈三角形。女骨盆的这些特点主要与妊娠和分娩密切相关（图 5-2-1）。

女性骨盆的类型：

一般按骨盆上口（入口）的形态分为 4 种类型（图 5-2-2）：①女型：最常见（占 52.0%～58.0%），骨盆入口呈圆形或横位卵圆形，骨盆腔呈圆桶形，耻骨联合短而宽，耻骨下角较大，坐骨棘平坦而切迹宽阔，骶骨宽而短，骶岬突出较小；②男型：最少见（占 1.0%～3.7%），骨盆入口呈三角形，侧壁内聚，耻骨下角较小，坐骨棘向内突出，坐骨切迹狭窄并呈高弓形，骶骨前倾且较直；③猿型：占 14.2%～18.0%，骨盆入口呈卵圆形，前后径长于横径，侧壁稍内聚，耻骨弓稍狭窄，坐骨棘较突出且切迹较宽；④扁型：约占 23.2%～29.0%，骨盆入口横径大于前后径，呈扁平状，盆腔较浅，耻骨弓宽，坐骨切迹宽，骶骨短且弯曲。

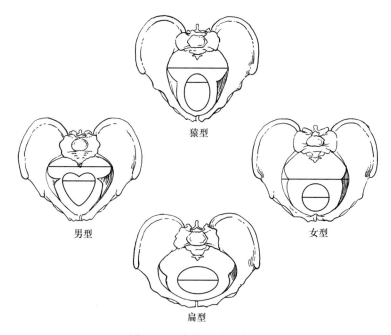

猿型

男型

女型

扁型

图 5-2-2　女性骨盆的类型

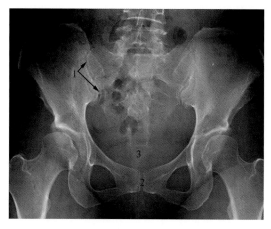

图 5-2-3　女性盆腔 X 线（前后位片）
1. 骶髂关节；2. 耻骨联合；3. 尾骨尖

（二）X 线表现

1. 骶髂关节的 X 线表现　在正位片上骶骨和髂骨重叠较多，但骶骨和髂骨的耳状面构成的骶髂关节的间隙却较大。因两骨的耳状面上下部分不在同一矢状面上，故由两骨耳状面前上部构成的骶髂关节的间隙较长居外侧，由两骨耳状面后下部构成的骶髂关节的间隙较短居内侧。骶髂关节间隙影下端多会合于小骨盆上口缘后（图 5-2-3）。

2. 耻骨联合的 X 表现　耻骨联合是由两侧耻骨的耻骨联合面与其间的纤维软骨构成，X 线片常不显影，可见耻骨联合间隙，一般宽 4～6mm，女性较男性宽，尤其是妊娠妇女更宽，约有 40% 的孕妇会出现透明的间隙（图 5-2-3）。

3. 骨盆侧位像　在骨盆侧位片上，结构重叠更多，但骶骨和尾骨显示较好。在下位腰椎和上位骶椎的前方可见髂骨翼，其后方与小部分腰骶椎重叠，其中有骶髂关节，但不显示其间隙。髂嵴上缘的髂嵴显示清楚，其前缘可见髂前上棘和髂前下棘，其骨缘走向前至耻骨联合。耻骨联合呈椭圆形，但常不很清晰。髂骨翼后下缘向前的弧形骨缘为坐骨大切迹，其下端延续为坐骨棘，再向下的结构为坐骨结节。耻骨联合与坐骨棘之间重叠的结构包括髋臼和股骨上端，显影较致密，结构难分。耻骨联合与坐骨结节之间有坐骨支和耻骨下支，其上为闭孔，常被股骨影遮盖（图 5-2-4）。

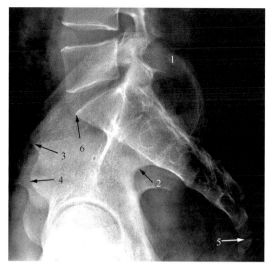

图 5-2-4　女性盆部 X 线（侧位片）
1. 髂骨翼；2. 坐骨大切迹；3. 髂前上棘；4. 髂前下棘；5. 骶尾结合；6. 骶岬

二、膀胱及男性尿道

X 线表现：排泄性尿路造影时，膀胱的大小与形态取决于膀胱的充盈程度，较满时呈椭圆形，边界光滑，横于耻骨联合上方，密度均匀一致。若未完全充盈或处于收缩状态时，粗条状黏膜皱襞使膀胱边缘呈锯齿状（图 5-2-5）。在尿路造影片上，正常男性尿道造影侧位片表现为"S"形弯曲的细管状，边缘光滑清晰管径粗细不均。女性尿道造影侧位片上则呈倒置圆锥形。

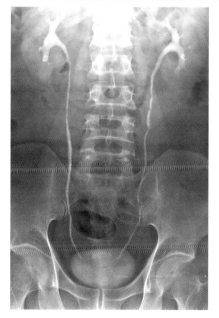

图 5-2-5　男性尿路逆行肾盂造影

三　子宫和输卵管

X 线表现：子宫和输卵管为软组织器官与周围组织缺乏自然对比，故在平片上不显影。造影检查时子宫腔呈倒置三角形，宫腔光滑整齐；子宫颈管呈长柱形，边缘呈羽毛状；输卵管自子宫角向外下走行呈迂曲柔软的线条状影，自内向外可分出子宫部、峡部、壶腹部和漏斗部，但因其蠕动充盈常不连续（图 5-2-6）。

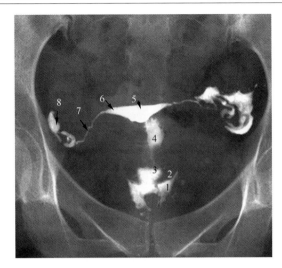

图 5-2-6 子宫输卵管造影

1. 阴道穹;2. 子宫颈壁;3. 子宫颈管;4. 子宫腔;5. 子宫底腔;6. 输卵管子宫口;

7. 右侧输卵管;8. 输卵管伞

(李 岩 李建斌)

第三节 血管解剖及影像

一、髂血管及其主要分支

髂总动脉common iliac artery 在第四腰椎体平面由腹主动脉分出,沿腰大肌内侧行向下外,于骶髂关节前面分为髂内、外动脉。**髂内动脉**internal iliac artery(图 5-3-1,图 5-3-2 图 5-1-12)分出后斜向内下入盆腔,其后内侧伴有髂内静脉,前外侧有输尿管越过,后方与腰骶干相邻。髂内动脉在梨状肌上缘分前、后两干,再分出壁支和脏支。①壁支:分布于盆壁,主要有髂腰动脉、骶外侧动脉、臀上动脉、臀下动脉和闭孔动脉。②脏支:分布于盆腔脏器和会阴,有膀胱上、下动脉,直肠下动脉,阴部内动脉和子宫动脉等。**髂外动脉**external iliac artery 沿腰大肌内侧缘下行在腹股沟韧带深面附近发出旋髂深动脉和腹壁下动脉后移行为股动脉。髂内、外静脉位于髂内、外动脉的后内侧,其属支与动脉同名同行。髂总静脉位于髂总动脉的后方,在腹主动脉分叉的右下方汇合形成下腔静脉。

二、子宫及附件的血管

子宫动脉uterine artery(图 5-3-3)由髂内动脉分出,沿盆腔侧壁向前内下至阔韧带基部,于子宫颈外侧约 2cm 处跨过输尿管的前方,达子宫颈侧缘,然后在子宫阔韧带内沿子宫侧缘上行,沿途分支至阴道、子宫和输卵管。**子宫静脉**uterine venous 源于子宫阴道静脉丛,与同名动脉伴行,汇入髂内静脉。卵巢由**卵巢动脉**ovarian artery 及**子宫动脉卵巢支**供应。卵巢动脉在肾动脉下方起自腹主动脉,下行至骨盆上口处跨过髂总血管,经卵巢悬韧带入卵巢系膜内,分布于卵巢,并有分支至输卵管。卵巢动脉向内侧与子宫动脉的卵巢支相吻合。左、右**卵巢静脉**

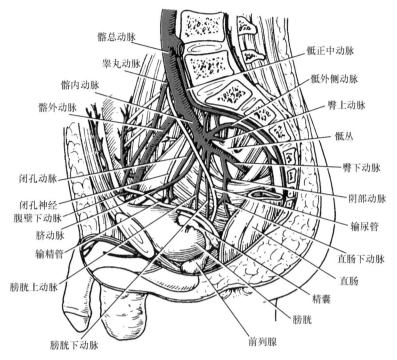

图 5-3-1 男性盆腔的血管和神经

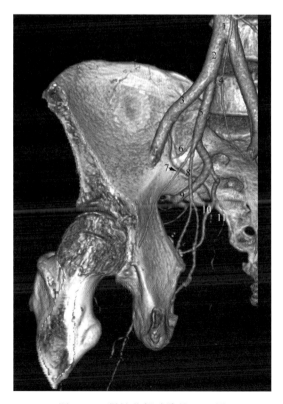

图 5-3-2 男性盆部动脉的 CTA 图

1. 腹主动脉;2. 髂总动脉;3. 髂外动脉;4. 直肠上动脉;5. 髂内动脉;6. 脐动脉及膀胱上动脉;

7. 闭孔动脉;8. 臀下动脉;9. 臀上动脉;10. 阴部内动脉;11. 直肠下动脉

ovarian venous 在盆腔内各有 2 条与动脉伴行,进入腹腔后各汇成 1 条,右侧注入下腔静脉,左侧注入左肾静脉。输卵管的子宫部和峡由子宫动脉的输卵管支供应,壶腹和漏斗由卵巢动脉供血。两条动脉之间有广泛吻合。输卵管的静脉汇入卵巢静脉和子宫静脉。

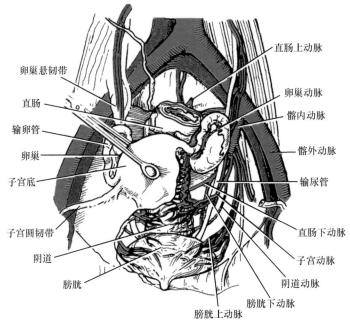

图 5-3-3 女性盆腔的血管和神经

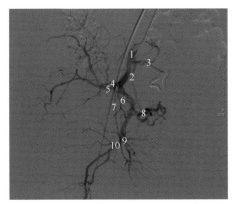

图 5-3-4 女性髂内动脉及其分支的 DSA 图

1. 髂内动脉;2. 闭孔动脉;3. 脐动脉及膀胱上动脉;4. 骶外侧动脉;5. 臀上动脉;6. 膀胱下动脉;7. 直肠下动脉;8. 子宫动脉;9. 阴部内动脉;10. 臀下动脉

三、膀胱的血管

膀胱的动脉主要有膀胱上、下动脉(图 5-3-1,图 5-3-2,图 5-3-3,图 5-3-4)。**膀胱上动脉**superior vesical artery 起自脐动脉未闭锁的始段,分布于膀胱的上部;**膀胱下动脉** inferior vesical artery 起自髂内动脉,沿盆腔侧壁行向内下,分布于膀胱下部、精囊、前列腺和输尿管盆部等。此外,直肠下动脉也发有膀胱支到膀胱后壁。膀胱的静脉与动脉同名,起于膀胱下面的膀胱静脉丛,汇入髂内静脉。

四、直肠和肛管的血管

直肠由直肠上、下动脉和骶正中动脉分布(图 5-3-1,图 5-3-2,图 5-3-3,图 5-3-4,图 5-3-5)。**直肠上动脉**superior rectal artery 为肠系膜下动脉的分支,在乙状结肠系膜根内并经骶前筋膜下降至盆腔,分左、右两支沿直肠两侧下行。**直肠下动脉**inferior rectal artery 发自髂内动脉,行于直肠侧韧带内分布于直肠下部和肛管上部。**骶正中动脉**发自腹主动脉的末端,经直肠后面分布于直肠的后壁。**肛动脉**anal artery 由阴部内动脉在坐骨肛门窝内发出,分布于齿状线以下的肛管和肛门外括约肌。直肠和肛管的静脉在黏膜下层内和肌层外互相吻合形成**直肠肛管静脉丛** rectal venous anal plexus。该丛的静脉血一部分通过直肠上静脉汇入肝门静脉,一部分通过直肠下静脉汇入髂内静脉,齿状线以下的经肛静脉汇入阴部内静脉。

(徐 飞 李建斌)

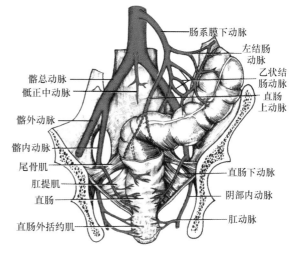

图 5-3-5 直肠和肛管动脉

第四节 男性盆部断层解剖

一、轴位断层解剖

1. 经第1尾椎体(髋关节上份)**的水平断层** 腹直肌位于腹前壁中线两侧,其外侧有腹外斜肌腱膜、腹内斜肌和腹横肌。盆腔前部有**膀胱**,其右后方为乙状结肠。膀胱的后外侧可见**输尿管**和**输精管**断面。直肠位于尾骨前方,与膀胱相贴(图5-4-1)。

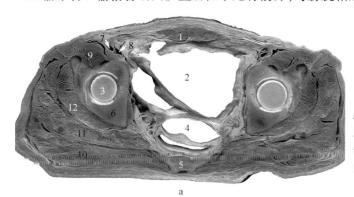

图 5-4-1 男性经第1尾骨体(髋关节上份)的水平断层

a. 标本(1. 腹直肌;2. 膀胱;3. 股骨头;4. 直肠;5. 第1尾骨体;6. 坐骨体;7. 股动脉;8. 股静脉;9. 髂腰肌,10. 臀大肌;11. 臀中肌;12. 臀小肌)

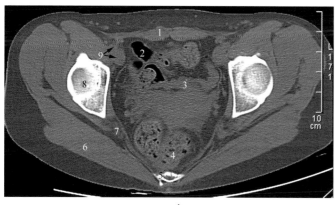

b. CT图像(1. 腹直肌;2. 乙状结肠;3. 膀胱;4. 直肠;5. 第1尾骨体;6. 臀大肌;7. 臀中肌;8. 股骨头;9. 股动静脉)

2. 经髋关节中部的水平断层 前部中线两侧有腹直肌,其前外侧有**腹股沟管**的断面,管内可见**精索**穿行;后部有尾骨及其两侧向前外斜行的**尾骨肌**;两侧为耻骨和坐骨构成的**髋臼**、股骨头及股骨头韧带。髋臼的内侧为闭孔内肌,其前方内侧有**闭孔神经**和**闭孔血管**的断面。耻骨前外侧可见**股动脉**、**股静脉**的断面。盆腔大部分被膀胱所占据,膀胱后外侧有输精管和输尿管断面。尾骨的前方为直肠(图 5-4-2)。

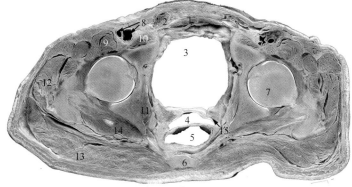

图 5-4-2 男性经髋关节中份的
水平断层

a. 标本(1. 腹直肌;2. 精索;3. 膀胱;4. 膀胱直肠陷凹;5. 直肠;6. 尾骨;7. 股骨头;8. 股动静脉;9. 髂腰肌;10. 耻骨肌;11. 闭孔内肌;12. 阔筋膜张肌;13. 臀大肌;14. 梨状肌;15. 输尿管)

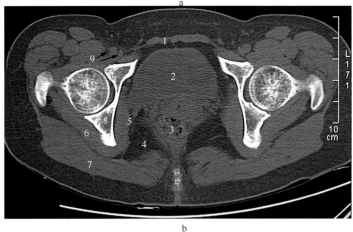

b. CT 图像(1. 腹直肌;2. 膀胱;3. 直肠;4. 坐骨肛门窝;5. 闭孔内肌;6. 梨状肌;7. 臀大肌;8. 坐骨;9. 股动静脉)

3. 经耻骨联合上部的水平断层 盆部中间部的前界为耻骨及耻骨联合;后界为尾骨、肛提肌及臀大肌;两侧界为耻骨上支、坐骨体及闭孔内肌。盆腔的前半仍被膀胱占据,**输精管壶腹**和**精囊**紧邻膀胱后壁。直肠位于精囊与尾骨、肛提肌之间。臀大肌与肛提肌、闭孔内肌之间为**坐骨肛门窝**,窝内充满脂肪组织(图 5-4-3)。

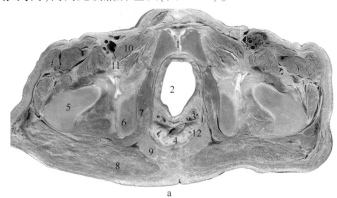

a

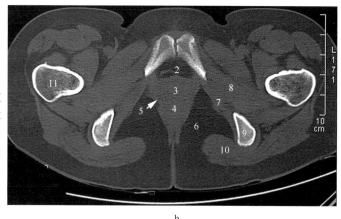

图 5-4-3　男性经耻骨联合上部的水平断层

a. 标本(1. 耻骨联合;2. 膀胱;3. 精囊;4. 直肠;5. 股骨颈;6. 坐骨;7. 闭孔内肌; 8. 臀大肌;9. 坐骨肛门窝;10. 长收肌;11. 股静脉;12. 输精管壶腹);b.CT图像(1. 耻骨联合;2. 耻骨后间隙;3. 膀胱;4. 直肠;5. 肛提肌;6. 坐骨肛门窝;7. 闭孔内肌;8. 闭孔外肌;9. 坐骨结节;10. 臀大肌;11. 股骨颈)

4. 经耻骨联合中部的水平断层　此层面**前列腺**首次出现。盆部中间部的前界为耻骨联合及耻骨支,其前方可见阴茎和**精索**断面及阴囊;后界为**肛提肌**及臀大肌;两侧界为**闭孔内肌**。耻骨上支与坐骨结节之间为**闭孔**,其间有闭孔膜封闭。盆腔脏器从前至后为前列腺、精囊及输精管壶腹和直肠。前列腺断面的中部有尿道穿过。直肠的后方及两侧有肛提肌和**坐骨肛门窝**(图 5-4-4)。

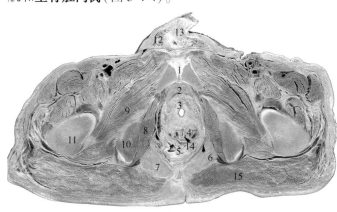

a

图 5-4-4　男性经耻骨联合中部的水平断层

a. 标本(1. 耻骨联合;2. 耻骨后间隙;3. 前列腺 4. 精囊;5. 直肠;6. 肛提肌;7. 坐骨肛门窝;8. 闭孔内肌;9. 闭孔外肌;10. 坐骨;11. 股骨;12. 精索;13. 阴茎;14. 输精管壶腹;15. 臀大肌)

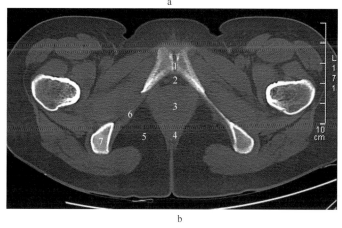

b

b.CT图像(1. 耻骨联合;2. 耻骨后间隙;3. 前列腺;4. 直肠,5. 坐骨肛门窝;6. 闭孔内肌;7. 坐骨)

5. 经耻骨下支和坐骨结节的水平断层　盆部前界两侧为耻骨下支,后界为肛提肌和臀大肌,两侧界为闭孔内肌。耻骨下支之间及其前方可见阴茎、精索和阴囊,后方有前列腺下部的剖面,其中央有尿道通过。耻骨下支与前列腺之间为耻骨后隙,内有脂肪。前列腺后面紧邻肛管。肛管后方及两侧为**肛提肌**和**坐骨肛门窝**(图 5-4-5)。

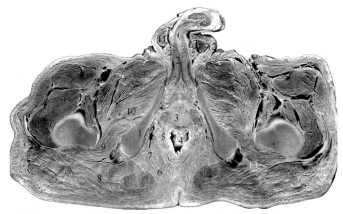

图 5-4-5　男性经耻骨下支的水平断层

a. 标本(1. 坐骨支；2. 阴茎海绵体；3. 前列腺；4. 肛管；5. 肛提肌；6. 坐骨肛门窝；7. 闭孔神经血管；8. 臀大肌；9. 股方肌；10. 大收肌；11. 精索；12. 阴囊；13. 坐骨神经)

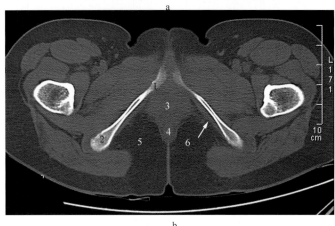

b. CT 图像(1. 阴茎脚；2. 坐骨结节；3. 前列腺；4. 肛管；5. 坐骨肛门窝；6. 坐骨海绵体肌)

6. 经坐骨支的水平断层　盆部中间部主要为会阴的结构。前方可见**阴茎**、**阴囊**及两睾丸的剖面。两侧界为坐骨支，后方可见肛管。在两坐骨支之间可见尿道球及穿经它的尿道。坐骨支内侧可见**坐骨海绵体肌**，其深面有附于坐骨支的阴茎脚。肛门外括约肌两侧为坐骨肛门窝(图 5-4-6)。

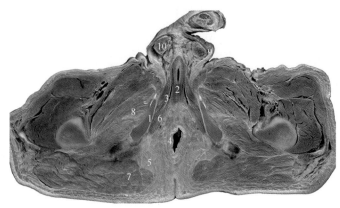

a

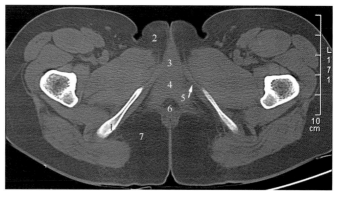

图 5-4-6　男性经坐骨支的水平
断层

a. 标本(1. 坐骨支;2. 尿道海绵体;3. 阴
茎脚;4. 肛管;5. 坐骨肛门窝;6. 坐骨海绵
体肌;7. 臀大肌;8. 大收肌;9. 阴囊;10. 睾
丸);b. CT 图像(1. 坐骨支;2. 精索;3. 阴
茎脚;4. 尿道球;5. 坐骨海绵体肌;6. 肛
管;7. 坐骨肛门窝)

二、冠状断层解剖

1. 经耻骨联合的冠状断层　断面上可见髂骨翼、耻骨上支和耻骨联合。在耻骨上支和耻骨联合上方有**膀胱剖面**,膀胱的外后方可见**髂外动、静脉**,上方有多个**回肠剖面**。髂骨翼内侧有髂肌和腰大肌,左侧髂肌上方有**乙状结肠**,右侧髂肌上方有升结肠。耻骨联合下方有**阴茎海绵体**、**尿道海绵体**、睾丸及阴囊(图 5-4-7a, b, c)。

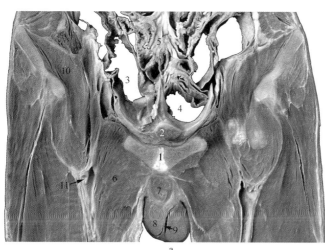

图 5-4-7　男性经耻骨联合的冠状
断层

a. 标本(1. 耻骨联合;2. 膀胱尖;3. 回肠;
4. 乙状结肠;5. 肠系膜;6. 耻骨肌;7. 阴茎
断面;8. 睾丸;9. 阴囊中隔;10. 髂肌;11. 股
动脉);b. CT 图像(1. 髂骨翼;2. 耻骨联合;
3. 膀胱尖;4. 回肠;5. 股动、静脉;6. 髂肌;
7. 耻骨肌);c. MRI 图像(1. 髂骨翼;2. 耻骨
联合;3. 阴茎断面;4. 精索;5. 股动、静脉;
6. 髂肌;7. 股直肌;8. 膀胱;9. 乙状结肠)

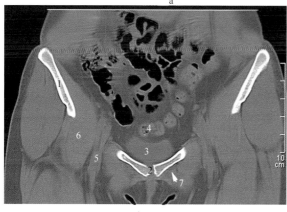

b

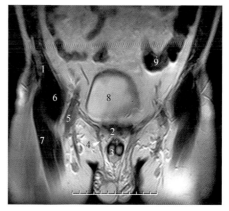

c

2. 经股骨颈中份（前列腺后份）**的冠状断层** 断面中部可见第 5 腰椎间盘，其两侧与腰大肌之间有**髂内动、静脉**，下方有**乙状结肠**和**回肠**，肠管下方有**膀胱**及**前列腺**。前列腺的下方，两耻骨下支之间为**尿生殖膈**，中间有**尿道膜部**通过，其下方有**尿道海绵体**；前列腺的上方有**精囊**和**输精管壶腹**。前列腺的外侧有闭孔内肌、闭孔外肌，两肌之间为闭孔膜。闭孔外肌横行向外止于转子窝。断面的外侧部可见髂骨翼、髋臼及股骨头、股骨颈、大转子及股骨干的剖面。髂骨翼内侧有髂肌，右髂肌的上方有盲肠，外侧有臀小肌及臀中肌；左髂肌的上方为降结肠（图 5-4-8）。

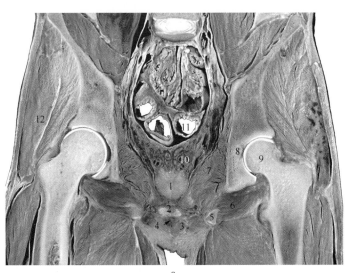

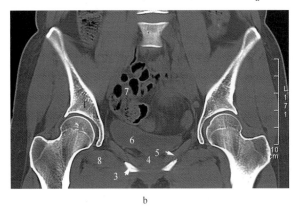

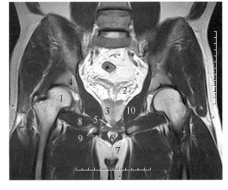

图 5-4-8　男性经股骨颈中份（前列腺后份）的冠状断层

a. 标本（1. 前列腺；2. 尿道膜部；3. 阴茎脚 4. 尿道球；5. 耻骨下支；6. 闭孔外肌；7. 闭孔内肌；8. 耻骨体；9. 股骨头；10. 精囊；11. 乙状结肠；12. 臀中肌）；b. CT 图像（1. 髂骨体；2. 股骨头；3. 耻骨下支；4. 前列腺；5. 闭孔内肌；6. 膀胱；7. 乙状结肠；8. 闭孔外肌）；c. MRI 图像（1. 股骨头；2. 精囊；3. 前列腺；4. 髂骨体；5. 尿道膜部；6. 尿道球；7. 耻骨下支；8. 闭孔外肌；9. 闭孔膜；10. 髂腰肌）

3. 经坐骨结节中份（直肠）**的冠状断层** 断面中部可见第 5 腰椎体及其椎间盘、第 1 骶椎体。骶骨的两侧与髂骨形成**骶髂关节**。盆腔中央可见回肠、**直肠壶腹、肛管**和**坐骨肛门窝**。直肠与骶髂关节之间有髂内动、静脉的分支。该断面的下外侧部可见髂骨翼、坐骨大孔、坐骨体和**坐骨结节**。在髂骨翼内侧有髂肌，外侧有臀小肌、臀中肌和臀大肌。坐骨大孔内有**梨状肌**通过。坐骨内侧为闭孔内肌和肛提肌，外侧有股方肌（图 5-4-9）。

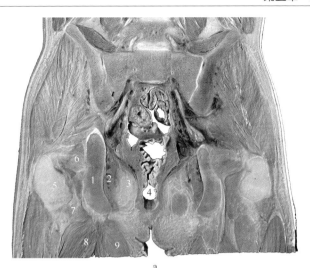

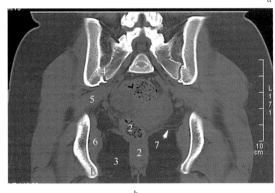
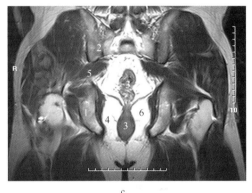

图 5-4-9 男性经坐骨结节中份(直肠)的冠状断层

a. 标本(1. 坐骨;2. 闭孔内肌;3. 坐骨肛门窝;4. 直肠壶腹;5. 股骨大转子;6. 股方肌;7. 半膜肌;8. 半腱肌; 9. 大收肌);b. CT 图像(1. 坐骨结节;2. 直肠壶腹;3. 坐骨肛门窝;4. 骶髂关节;5. 梨状肌;6. 闭孔内肌;7. 肛 提肌);c. MRI 图像(1. 坐骨结节;2. 髂骨翼;3. 直肠;4. 坐骨肛门窝;5. 梨状肌;6. 肛提肌)

三、矢状断层解剖

1. 正中矢状断层 断面后部有第 5 腰椎、第 1～5 骶椎、第 1～4 尾椎的椎体及椎间盘的断面。椎体后方为椎管和骶管,内有马尾及硬脊膜。前部为腹前壁及其下方的**耻骨联合剖面**。腹腔内可见小肠及肠系膜的断面。在骶椎前可见上部的乙状结肠和下部的直肠及直肠骶曲和直肠会阴曲,向下移行为肛管。在肛管前、后方有**肛提肌**和肛门外括约肌。耻骨联合后方有膀胱,膀胱后方有**精囊**和**输精管壶腹**,膀胱下方为**前列腺**,内有**尿道**通过。前列腺下方为**会阴深横肌**,有尿道膜部通过。耻骨联合的下方及前方可见**尿道海绵体**及尿道、阴茎海绵体、阴囊及睾丸的剖面(图 5-4-10)。

2. 经耻骨结节(精囊、输精管壶腹)的矢状断层 即旁正中矢状断层,后部有第 5 腰椎、骶骨和尾骨的断面。第 5 腰椎前方为下腔静脉、**髂总动、静脉**。在骶骨前方有回肠,其下端有乙状结肠的多个断面。在乙状结肠前上方仍有肠系膜及回肠的断面。腹前壁的后下方可见耻骨支及耻骨结节的剖面。耻骨支后方有膀胱壁的剖面,膀胱的下方为**前列腺**,后下方有**精囊**和**输精管壶腹**的剖面。耻骨下前方可见尿道球、阴茎海绵体、阴囊、附睾和睾丸的剖面(图 5-4-11)。

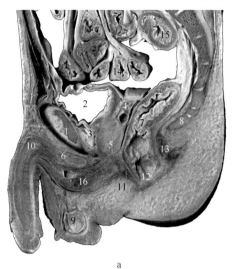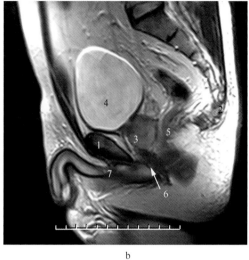

a   b

图 5-4-10　男性盆部正中矢状断层

a. 标本(1. 耻骨联合;2. 膀胱;3. 前列腺;4. 精囊;5. 尿道膜部;6. 尿道海绵体部;7. 直肠;8. 尾椎;9. 睾丸;10. 阴茎海绵体;11. 会阴;12. 肛管;13. 肛门外括约肌;14. 回肠及其系膜;15. 乙状结肠;16. 尿道球);b. MRI 图像(1. 耻骨联合;2. 尾椎;3. 前列腺;4. 膀胱;5. 直肠;6. 尿道膜部;7. 尿道海绵体部)

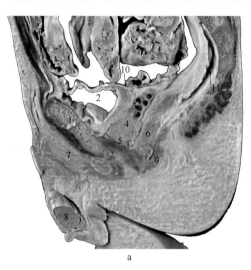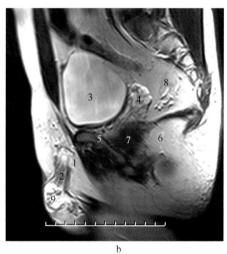

a   b

图 5-4-11　男性盆部经右侧耻骨结节的矢状断层

a. 标本(1. 耻骨;2. 膀胱;3. 精囊;4. 前列腺;5. 肛提肌;6. 肛门括约肌;7. 阴茎海绵体;8. 睾丸;9. 肛门外括约肌;10. 膀胱直肠陷凹;11. 直肠后间隙);b. MRI 图像(1. 阴茎海绵体;2. 精索;3. 膀胱;4. 精囊;5. 耻骨;6. 肛管;7. 前列腺;8. 直肠;9. 睾丸)

(徐　飞　李　岩　余清平)

第五节　女性盆腔断层解剖

一、轴位断层解剖

1. 经第 2 骶椎体(骶髂关节中份)**的水平断面**　腹直肌及其外侧的腹外斜肌、腹内斜肌和腹横肌等构成了腹前外侧壁。腹腔内肠管很多,位于右髂窝的为盲肠,左髂窝的为**乙状结肠**,其他均为回肠剖面。髂骨翼的前面为髂肌和腰大肌二肌之间有股神经。腰大肌内侧从前到后依次有**髂外动**、**静脉**,**输尿管**和**髂内动**、**静脉**。髂骨翼的后方有臀中肌和臀大肌。第 2 骶骨两侧与髂骨构成骶髂关节。骶正中嵴两侧为竖脊肌(图 5-5-1)。

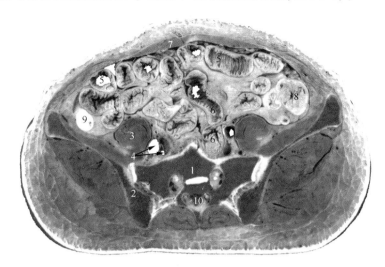

图 5-5-1　女性经第 2 骶椎体(骶髂关节中份)的水平断层
1. 第 2 骶骨体;2. 髂骨体;3. 腰大肌;4. 髂总血管;5. 回肠;6. 空肠;7. 腹直肌;8. 乙状结肠;9. 盲肠;10. 骶管

2. 经髂骨体(第 5 骶椎体)**的水平断层**　盆腔内脏器前部有回肠和**乙状结肠**,中为**子宫底**,后为直肠。子宫底两侧与**输卵管**相连,可见**卵巢**的剖面。子宫与直肠之间可见由腹膜形成的直肠子宫陷凹的断面。髂骨体呈三角形,其内侧有闭孔内肌,该肌内侧有闭孔血管、闭孔神经和输尿管。髂骨体前方有髂腰肌,该肌前内方由外至内有股神经和髂外动、静脉。髂骨体后外侧有臀小肌、臀中肌和臀大肌。骶椎体与髂骨体之间为坐骨大孔,有梨状肌穿出。梨状肌的前方有臀下动、静脉和骶丛分支的断面(图 5-5-2)。

3. 经髋关节中上份(子宫颈阴道上部)**的水平断层**　盆腔脏器从前向后依次为膀胱体、子宫颈和直肠。子宫颈内可见子宫颈管。子宫颈的两侧与闭孔内肌之间有输尿管和子宫阴道静脉丛的断面。髋臼由前部的耻骨体和后部的坐骨体构成,髋臼内有股骨头及股骨头韧带。耻骨体前方有髂腰肌和耻骨肌,髂腰肌前方由外向内有股神经、股动脉和股静脉。坐骨内侧的闭孔内肌前方有闭孔动、静脉和闭孔神经。在股骨头与坐骨体的外后方有臀小肌、臀中肌和臀大肌。坐骨体后方有一横行的肌肉为上孖肌,该肌与臀大肌之间有坐骨神经及臀下动、静脉(图 5-5-3)。

4. 经髋关节下份的水平断层　盆腔主要结构从前到后依次为膀胱(膀胱颈)、阴道和直肠。膀胱位于两耻骨上支之间。耻骨和坐骨内侧有闭孔内肌,该肌前部外侧与闭孔沟之间为闭膜管,内有闭孔神经和闭孔动、静脉穿过。在臀大肌前方,肛提肌与闭孔内肌之间为坐骨肛门窝,窝的外侧壁有阴部管,内有阴部神经和阴部内动、静脉通过。髋臼的前部为耻骨上支和耻骨体,后部为坐骨体。髋臼内的股骨头伸向后外方连结股骨颈,股骨颈的后外方有膨大的大转子。在耻骨上支前外方有耻骨肌,股骨头前方有髂腰肌,两肌之间的前方有股神经和股动、静脉。在坐骨体后方有闭孔内肌腱及其伴行的下孖肌,该肌与臀大肌之间有坐骨神经(图 5-5-4)。

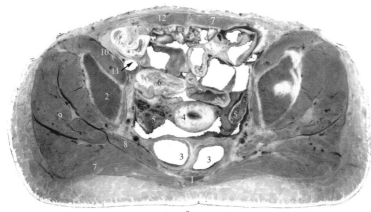

图 5-5-2　女性经骶骨体
（第 5 骶椎体）的水平断层
a. 标本（1. 第 5 骶椎体；2. 髂骨
体；3. 直肠；4. 子宫；5. 卵巢；6.
乙状结肠；7. 臀大肌；8. 梨状肌；
9. 臀中肌；10. 髂腰肌；11. 髂外
静脉；12. 腹直肌）

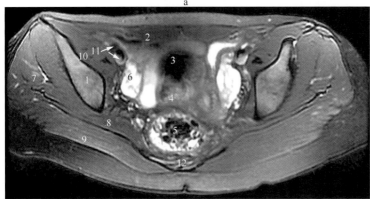

b. MRI 图像（1. 髂骨体；2. 腹直
肌；3. 膀胱；4. 子宫；5. 直肠；6.
卵巢；7. 臀中肌；8. 梨状肌；9. 臀
大肌；10. 髂腰肌；11. 髂外动静脉；
12. 第 5 骶骨）

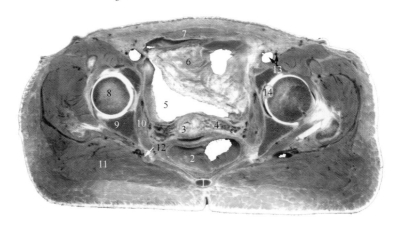

图 5-5-3　女性平髋关节中上份（子宫颈阴道上部）的水平断层
1. 尾骨；2. 直肠；3. 子宫颈阴道上部；4. 子宫阴道静脉丛；5. 乙状结肠；6. 膀胱；7. 腹直肌；8. 股骨头；9. 坐骨体；
10. 闭孔内肌；11. 臀大肌；12. 臀上血管；13. 髂外动静脉；14. 股骨头韧带

5. 经耻骨联合上部的水平断层　此断层正前方为耻骨联合及耻骨上支，后部两侧为臀
大肌、闭孔内肌。盆腔内自前向后有尿道、阴道和直肠。直肠后方及两侧呈"U"字形的肛提
肌越过阴道、尿道的两侧，向前止于耻骨。肛提肌、闭孔内肌和臀大肌之间为坐骨肛门窝。
闭孔内肌的内侧有阴部内动、静脉及阴部神经。耻骨上支与坐骨结节之间为闭孔，有闭孔
膜封闭，膜的内、外侧分别有闭孔内、外肌。股骨大转子与坐骨结节之间有股方肌，该肌与
后方的臀大肌之间可见坐骨神经及臀下动、静脉和臀下神经的分支（图 5-5-5）。

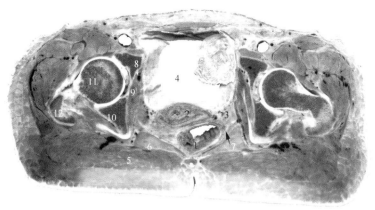

图 5-5-4 女性经髋关节下份的水平断层

1. 直肠;2. 子宫颈阴道部;3. 左输尿管;4. 膀胱体;5. 臀大肌;6. 坐骨肛门窝;
7. 肛提肌;8. 闭孔内血管;9. 闭孔内肌;10. 坐骨体;11. 股骨头;12. 大转子

图 5-5-5 女性经耻骨联合上部的
水平断层

a. 标本 (1. 耻骨联合;2. 耻骨后间隙;
3. 子宫颈 4. 阴道;5. 直肠;6. 坐骨肛门
窝;7. 臀大肌;8. 坐骨结节;9. 闭孔外肌;
10. 闭孔内肌;11. 股方肌;12. 坐骨神经)

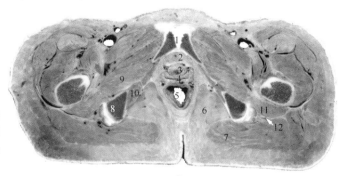

b. MRI 图像(1. 耻骨联合;2. 坐骨结节;
3. 子宫颈;4. 阴道;5. 直肠;6. 闭孔内肌;
7. 闭孔外肌;8. 坐骨肛门窝;9. 股骨颈;
10. 股方肌;11. 臀大肌)

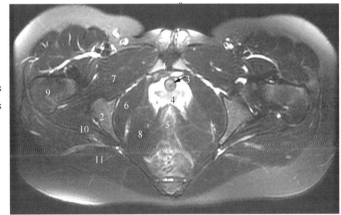

b

6. 经坐骨支的水平断层 盆腔中间部呈三角形,其前方**阴阜**、**阴蒂**和**阴蒂海绵体**,两侧
为**坐骨支**,后方为臀大肌内侧缘。**耻骨后隙**后方从前向后依次为尿道、阴道和肛管的断面。
肛提肌呈条带状位于肛管、阴道和尿道的两侧。闭孔内肌、肛提肌与臀大肌之间为**坐骨肛**
门窝(图 5-5-6)。

7. 经阴道前庭和肛门的水平断层 前方为大阴唇和阴蒂,两侧为坐骨海绵体肌的剖
面。断面从前向后可见尿道、阴道和肛管。尿道和阴道周围有球海绵体肌及其深面的前庭
球。肛管周围有肛门外括约肌,肛管两侧有三角形的坐骨肛门窝(图 5-5-7)。

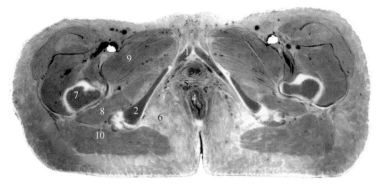

图 5-5-6　女性平坐骨支的水平断层

1. 阴蒂海绵体;2. 坐骨支;3. 阴道;4. 肛管;5. 直肠静脉丛;6. 坐骨肛门窝;7. 股骨颈;8. 股方肌;9. 短收肌;10. 臀大肌

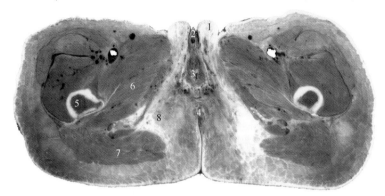

图 5-5-7　女性经阴道前庭和肛门的水平断层

1. 大阴唇;2. 阴蒂;3. 阴道;4. 肛门;5. 股骨体;6. 大收肌;7. 臀大肌;8. 坐骨肛门窝

二、冠状断层解剖

1. 经髋关节中份的冠状断层　该断面可见髂骨翼、髋臼、股骨头、股骨头韧带和耻骨下支的剖面。髂骨翼的外侧有臀中、小肌,内侧有髂肌和腰大肌,左侧两肌之间有乙状结肠,右侧两肌之间可见盲肠。腰大肌的内侧可见髂外动、静脉。盆腔内可见膀胱的剖面,其上方有**子宫**及**输卵管**,再上为回肠及肠系膜。膀胱外下方有闭孔内肌和耻骨下支。小阴唇和大阴唇位于耻骨下支下方。耻骨体与耻骨下支之间为闭孔,有闭孔膜封闭,位于该膜的内侧、外侧为闭孔内肌和闭孔外肌。闭孔外肌下方有短收肌、耻骨肌和长收肌(图 5-5-8)。

2. 经髋关节后份(骶髂关节前份)**的冠状断层**　该断层后部有第 1 骶椎体,左、右髋骨和股骨的剖面,并可见骶椎与髂骨翼构成的**骶髂关节**。髂骨翼外侧有臀中肌和臀小肌,髂骨体和坐骨体形成髋臼,容纳股骨头而构成髋关节。

盆腔中可见子宫体的断面,子宫的外侧为**输卵管**及**卵巢**,子宫的上方有回肠和乙状结肠,下方可见膀胱的断面。坐骨体和坐骨支之间为闭孔,有闭孔内、外肌封闭。闭孔外肌的下方为短收肌、大收肌和股薄肌(图 5-5-9)。

3. 经骶髂关节后份(坐骨大孔)**的冠状断层**　该断面上部可见椎管剖面。髂骨与骶骨间形成骶髂关节。髂骨翼的外侧有臀中肌及外下方的臀大肌。髂骨翼与坐骨剖面之间为**坐骨大孔,梨状肌**由该孔穿出。坐骨的内侧有闭孔内肌,外侧从上到下依次为上孖肌、闭孔内肌腱、下孖肌及股方肌。

在盆腔中有子宫体及其外上方的**卵巢**断面。子宫的上方为**乙状结肠**的断面。子宫的右下方可见直肠及肛管的剖面,其外侧为**坐骨肛门窝**(图 5-5-10)。

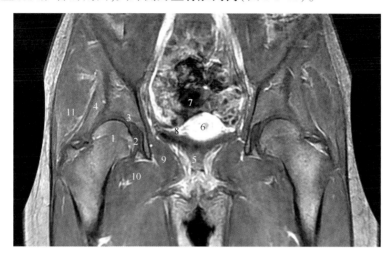

图 5-5-8　女性经髋关节前份的冠状断层 RMI T₁WI

1. 股骨头;2. 股骨头韧带;3. 髂骨体;4. 臀小肌;5. 膀胱;6. 子宫;7. 乙状结肠;8. 输卵管;9. 闭孔内肌;10. 闭孔外肌;11. 臀中肌

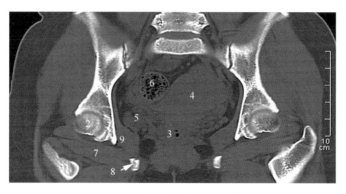

图 5-5-9　女性经骶髂关节前份(子宫)的冠状断层 MRI T₁WI

1. 骶髂关节;2. 股骨头;3. 膀胱;4. 子宫;5. 回肠;6. 乙状结肠;7. 闭孔外肌;8. 耻骨;9. 闭孔内肌

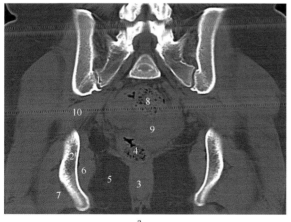 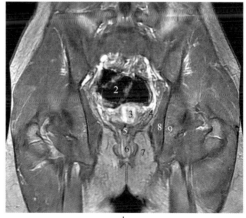

a   b

图 5-5-10　女性经平骶髂关节后份及坐骨结节(子宫体和直肠)的冠状断层

a. CT 图像(1. 骶髂关节;2. 坐骨;3. 肛管;4. 直肠;5. 坐骨肛门窝;6. 闭孔内肌;7. 股方肌;8. 乙状结肠;9. 子宫;10. 梨状肌);b. MRI T₁WI(1. 骶髂关节;2. 乙状结肠;3. 子宫;4. 输卵管;5. 直肠;6. 肛管;7. 坐骨肛门窝;8. 闭孔内肌;9. 闭孔外肌)

三、矢状断层解剖

1. 正中矢状断层　盆壁结构同男性。耻骨联合后可见**膀胱**、**子宫**及**直肠**。膀胱居于耻骨联合后方,尿道自膀胱颈部的尿道内口向下开口于阴道前庭。子宫呈前倾前屈位,子宫底朝前上,子宫颈向下伸入阴道。阴道上端包绕子宫颈阴道部,两者间形成阴道穹,阴道下行于尿道后方,也开口于阴道前庭。直肠居于骶、尾骨前面,其上部凸向后形成骶曲,而下部凸向前形成会阴曲(图 5-5-11)。

2. 旁正中矢状断层　盆壁结构与男性相同。盆腔内由前向后可见膀胱、子宫和直肠,腹膜在三者间的返折分别形成前方的膀胱子宫陷凹及后方的直肠子宫陷凹。**膀胱**位于耻骨后方,子宫显示上端圆突的子宫底及壁厚腔小的**子宫体**。**卵巢**断面呈钝圆三角形,位于子宫后上方(图 5-5-12)。

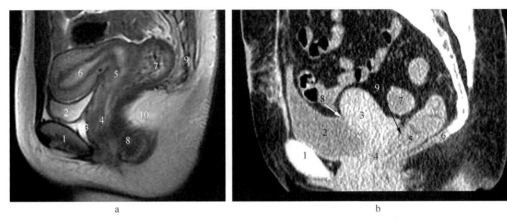

图 5-5-11　女性盆部正中矢状断层 MRI T_2WI 及 CT 图像

a. MRI T_2WI 图像(1. 耻骨联合;2. 膀胱;3. 尿道;4. 阴道;5. 子宫颈;6. 子宫体腔;7. 直肠;8. 肛管;9. 尾骨;10. 坐骨肛门窝);b. CT 图像(1. 耻骨联合;2. 膀胱;3. 子宫;4. 阴道;5. 直肠;6. 尾骨;7. 乙状结肠;8. 膀胱子宫陷凹;9. 子宫直肠陷凹)

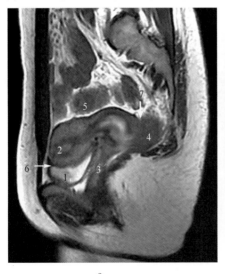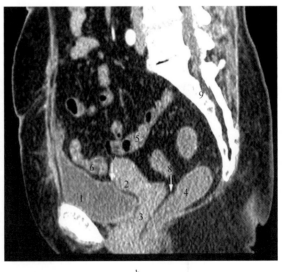

图 5-5-12　女性盆部旁正中矢状断层 MRI T_2WI 及 CT 图像

a. MRI T_2WI 图像(1. 膀胱;2. 子宫;3. 阴道;4. 直肠;5. 卵巢;6. 子宫膀胱陷凹;7. 子宫直肠陷凹);b. CT 图像(1. 膀胱;2. 子宫;3. 阴道;4. 直肠;5. 乙状结肠;6. 回肠;7. 子宫膀胱陷凹;8. 子宫直肠陷凹;9. 骶管)

四、盆部主要器官断层影像学表现

1. 膀胱

MRI 表现:膀胱壁 T_1WI 上为中等信号,表现为厚度一致的薄壁环状影,与盆壁肌肉信号相似;T_2WI 上致密的内层平滑肌为低信号,疏松的外层平滑肌为中等信号。膀胱腔内的尿液呈均匀长 T_1 低信号和长 T_2 高信号(图 5-5-13)。男性尿道 T_1WI 上呈不规整的 S 形低信号,各部显示较清晰(图 5-5-13)。

超声表现:膀胱内尿液为清晰的无回声表现。膀胱充盈时其壁呈薄而平滑的高回声光带。充盈不足时则可见膀胱壁较厚,黏膜表面毛糙。在膀胱底膀胱三角两侧可见呈小丘状的输尿管口,有时可见喷尿现象。

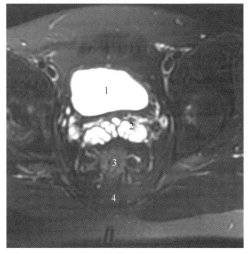

图 5-5-13　膀胱 MRI T_2WI 图像
1. 膀胱;2. 精囊;3. 直肠;4. 尾骨

2. 前列腺

CT 表现:前列腺呈栗子形,均匀软组织密度影,中老年人可见钙化。增强扫描呈中度强化。

MRI 表现(图 5-5-14):T_1WI 上呈均匀低信号,T_2WI 上由于组织结构和含水量的差异,前列腺各解剖带呈不同信号强度,前列腺内腺呈低信号;前列腺外腺的中央带呈低信号,周围带呈高信号。前列腺被膜呈杯状低信号影。

超声表现:经腹壁扫描,在正中矢状断面上呈倒置栗子形,以"V"形为特征,尿道周围组织呈条带低水平回声;在旁正中矢状断面上则呈椭圆形或近似圆形,腺体呈中等水平回声,能显示长椭圆形的精囊;经腹壁斜冠状扫描,前列腺呈扁椭圆形中等水平回声;经腹壁斜矢状扫描,主要可显示精囊长轴和前列腺的关系,隐约可见射精管和精阜的图形。

3. 子宫

CT 表现:横断面扫描,子宫体呈横置的梭形或椭圆形软组织密度影,边缘光滑,密度均匀,增强扫描子宫壁强化明显,密度高于盆壁肌肉。子宫体中心的宫腔及分泌液为较小的类圆形或 T 形低密度影,增强扫描无强化。子宫体下方的子宫颈横断面呈圆形或椭圆形的软组织密度影。增强扫描,子宫颈肌层明显均匀强化。子宫颈在横断面为扁圆形,矢

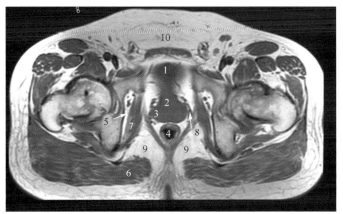

T_1WI

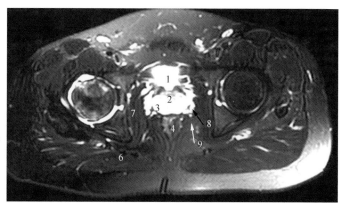

图 5-5-14　前列腺 MRI 图像

1. 膀胱;2. 前列腺;3. 前列腺外腺;4. 直肠;
5. 耻骨支;6. 臀大肌;7. 闭孔内肌;8. 前列腺静脉丛;9. 坐骨肛门窝;10. 腹壁脂肪

状面为长柱形,增强扫描时与宫体强化基本一致或稍弱于子宫体。

　　MRI 表现:T_1WI 上宫体及宫颈呈均匀稍低信号影,T_2WI 上宫体及宫颈呈分层表现。子宫体有三层信号,中心为高信号影代表子宫内膜及宫腔内分泌物,中间薄的低信号层为联合带显示子宫肌,周围呈中等信号为子宫肌外层。子宫颈自内向外有四层信号,即宫颈管内黏液的高信号、宫颈黏膜的中等信号、宫颈纤维化基质的低信号和宫颈肌层的中等信号(图 5-5-15)。T_2WI 上的这种信号分层表现与女性生理状态有关。

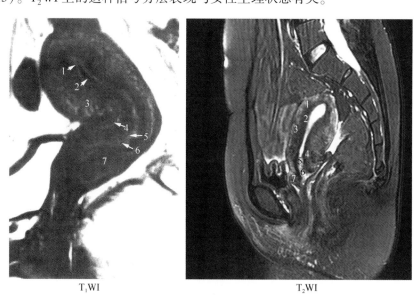

T_1WI　　　　　　　　　　　　　　　　　T_2WI

图 5-5-15　子宫正中矢状位 MRI 图像

1. 结合带;2. 子宫内膜;3. 子宫肌层;4. 子宫颈纤维化基质;5. 子宫颈管黏液;6. 子宫颈管皱襞;7. 子宫颈肌层

　　超声表现:经腹壁纵向扫描,子宫呈倒置的梨形。子宫体为实质性回声,内部呈均匀性中等强度回声,轮廓光滑清晰;围绕子宫表面类似线样强回声包膜为子宫浆膜层(外膜)。子宫腔呈线形、条状或梭形强回声,周围有内膜围绕,子宫内膜的回声因月经时期不同而不同。子宫颈回声较子宫体略强,组织较致密,宫颈管内可见带状强回声,其周围的梭形低回声为有分泌功能的宫颈黏膜上皮层。宫颈纵切面向下可显示阴道回声,其中央为高回声的气线,周围为低回声的阴道壁。

4. 卵巢

CT 表现:平扫呈卵圆形软组织密度影,与盆腔内肠道影有时不易区分,卵泡成熟期由于卵巢内有滤泡形成,CT 平扫密度可不均匀。增强扫描强化不明显。

MRI 表现:卵巢在 T_1WI 上不易显示,一般呈均匀低信号,与周围的高信号脂肪组织有明显对比,但不易与盆腔内肠道影区分。T_2WI 上,卵巢周围的纤维基质为偏低信号影,卵泡为高信号影。卵泡初期的卵巢在 T_2WI 上以低信号影的纤维基质为主,卵泡成熟期的卵巢内可见高信号的卵泡影(图 5-5-16)。绝经后因卵巢萎缩并缺少卵泡,故多难以辨认。

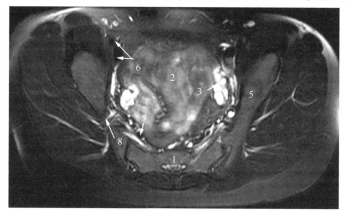

图 5-5-16　卵巢 T_2WI 图像

1.骶骨;2.子宫;3.卵巢;4.骶髂关节;5.髂骨翼;6.髂外动静脉;7.子宫动脉;8.坐骨大孔

超声表现:为呈扁椭圆形低回声的实质器官,可在子宫旁或子宫侧旁显示。生育期女性可见卵巢内有中小卵泡沿包膜整齐排列。

(徐　飞　李　岩)

第六节　胎儿超声解剖

受精后 8 周以内的人胚称胚胎embryo,是其主要结构完成分化的时期。受精后 9 周起称为胎儿fetus,是其个体器官发育渐趋成熟的时期。妊娠时间通常以孕妇末次月经第 1 日计算,全过程约为 280 日,一般以 4 周(28 日)为 1 个妊娠月,共 10 个妊娠月。

在影像检查中常用的手段为超声。胎儿解剖常用的切面为冠状切面、矢状切面和水平切面(图 5-6-1)。超声检查的最合适时间是妊娠18~20 周。此期超声检查可获得有关胎儿解剖方面的最大程度的资料,对妊娠的估价也非常准确。三维超声能全面直观、形象生动地显示胎儿器官的生长发育状况、解剖形态和相互关系,对形态表达和空间定位诊断优于二维超声。

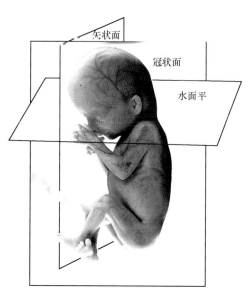

图 5-6-1　胎儿解剖常用的切面

一、早期胎儿的超声

1. 妊娠囊 妊娠囊为超声首先发现的妊娠标志。妊娠囊超声表现类圆形无回声区(绒毛腔),无回声区周边为一完整的、厚度均匀的强回声,此强回声壁由正在发育的绒毛与邻近的蜕膜组成。宫腔线局部突起变形,称**蜕膜内征**。随着妊娠囊的增大,它对子宫腔变得明显,可形成特征性的"双绒毛环征"。妊娠囊 5 周时约占宫腔的 1/4,妊娠 10 周时占满子宫腔,妊娠 9~10 周后可见早期胎盘。根据妊娠囊的大小可以估测孕龄,大约孕龄(周)= 妊娠囊平均直径(cm)+ 3(图 5-6-2,图 5-6-4)。超声检查的重点是:妊娠囊的结构是否正常,囊内有无胚胎,胚胎是否存活,发育与停经周数是否相符,有无形态异常。

2. 卵黄囊 妊娠囊内超声可见的第一个解剖结构为**卵黄囊**(胚胎学称之为**继发卵黄囊**,原发卵黄囊超声不能检出)。卵黄囊呈球形,囊壁薄呈细线状强回声,中央无回声,孕 7 周时卵黄囊最大,平均内径 5mm(图 5-6-3)。卵黄囊的出现意味着早期胎儿血循环的建立和原肠的形成,是胎儿存活的标志。

妊娠初期,受卵巢激素水平升高的影响,子宫动脉分支增多,肌层血流信号比非孕状态时丰富,彩超可观察到子宫肌层内彩色血流信号增多,着床部位彩色血流束增粗,可判断妊娠囊着床的位置;频谱多普勒可见子宫动脉舒张期成分增多,血流阻力降低,提示子宫血流灌注量增加。随着妊娠的进展,子宫动脉由屈曲逐渐变直,频谱多普勒显示子宫动脉的高阻力血流逐步演变为低阻力并伴有丰富舒张期成分的血流。

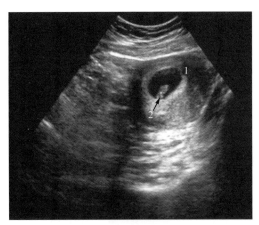

图 5-6-2 孕 6 周时妊娠囊
1. 妊娠囊;2. 胚芽

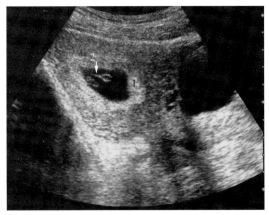

图 5-6-3 孕 7 周时妊娠囊
1. 妊娠囊;2. 卵黄囊及卵黄柄

3. 胎心搏动 8 周末胚胎已初具人形,可以区分出头部和躯干,头部能分辨出眼、耳、鼻、口、手指、足趾及生殖结节。脊柱轮廓及背部的矢状结构变得清晰。**心脏**已形成,位于肝与肺之间。B 超声可见**心脏搏动**(图 5-6-5),还可见**中肠疝**(图 5-6-6),为增厚的稍强回声。胎儿生理性中肠疝多出现于胚胎第 6 周左右,由于肠的迅速增长和肝、中肾的迅速发育,肠袢突入脐带近段的脐腔内,而形成生理性中肠疝。当胎儿生长到第 10 周左右时(图 5-6-7),腹腔增大,肠退回腹腔,肠袢以肠系膜上动脉为中轴做逆时针旋转。在第 11~12 周肠袢可完全退回腹腔。

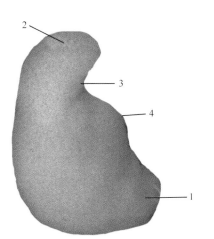

图 5-6-4 孕 6 周时胚胎

1. 尾;2. 前脑突;3. 腮弓;4. 心突

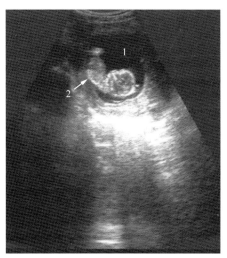

图 5-6-5 孕 8 周胚胎 B 超

1. 妊娠囊;2. 胚胎

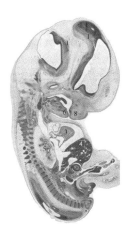

图 5-6-6 孕 8 周时胚胎正中矢状断面

1. 脑;2. 生殖结节;3. 心;4. 肝;5. 肺;6. 下颌;7. 中肠疝;8. 外鼻

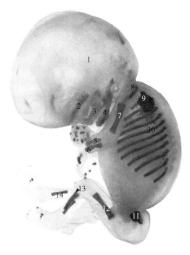

图 5-6-7 孕 10 周胎儿

1. 面骨;2. 额骨;3. 上颌骨;4. 下颌骨;5. 桡骨;6. 尺骨;7. 肱骨;8. 锁骨;9. 肩胛骨;10. 肋骨;11. 髂骨;12. 股骨;13. 胫骨;14. 腓骨

4. 脑泡 **脑泡**进一步分化发育,从前向后可以分辨为中脑、后脑和末脑,侧脑室和大脑镰形成。脑室内结构是脉络膜丛,后者呈对称性的高回声。头的矢状切面可以扫查到前脑泡,冠状切面可以扫查到未来的中脑水管、第 4 脑室和后脑,声像图上表现为较大的腔隙(图 5-6-8)。

5. 骨发育 骨发育过程中,首先骨化的部位称为**骨化中心**(图 5-6-8)。人体第一个骨化中心出现在第 8 周胎儿的**锁骨**,第 9 周的上颌骨与下颌骨,第 10~11 周的额骨。超声不但能显示胎儿

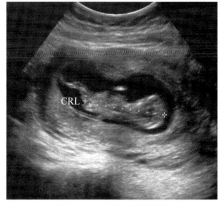

图 5-6-8 孕 12 周胎儿
B 超(CRL:顶臀长)

骨骼的骨化部分,还可显示软骨部分。

6. 顶臀长 12周末(图5-6-9):胎儿身长约9cm,顶臀长为6.1cm,体重约14g,外生殖器已发育,四肢可活动。顶臀长为胎儿头顶至臀部的距离,借此亦可以估测孕龄。妊娠天数=顶臀长(CRL)(mm)+42(图5-6-8)。

二、中、晚期胚胎的超声

1. 16周末 胎儿身长约16cm,顶臀长为12cm,体重约110g。从外生殖器可辨认胎儿性别。头皮已长出毛发,**体毛出现**。皮肤薄,呈深红色,无皮下脂肪。部分孕妇自觉有胎动。

2. 20周末 胎儿身长约25cm,顶臀长16cm,体重约320g。皮肤暗红、眼睑、眉毛、指甲都已发育很好。全身有毳毛及胎脂,开始有吞咽、排尿功能。经孕妇腹壁可听到胎心音,从第12周开始已形成四腔心。体内多数骨已出现骨化中心,颅骨回声较强,颅内可见大脑镰、脉络组织。脊柱为平行的两条串珠状高回声,四肢骨回声强,尺桡骨可显示出交叉现象。胫骨的近端较腓骨的近端要粗大得多,二者是平行的,不会出现交叉现象。孕12周以后的声像图可区分性别,可显示阴茎或大、小阴唇(图5-6-9~图5-6-14)。

　　孕20周左右,胚外体腔消失,羊膜将尿囊、尿囊血管、卵黄囊及其周围的胚外中胚层、血管包裹形成脐带。左侧尿囊静脉变为脐静脉,右侧尿囊静脉退化。两条尿囊动脉则变成脐动脉,含水量丰富的华通氏胶包裹在脐带血管的周围,起保护作用。脐带连接胎盘和胎儿,

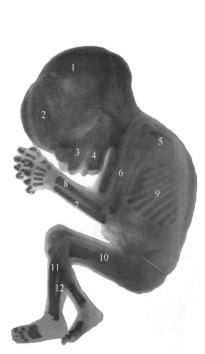

图5-6-9 孕20周胎儿(茜素红染色)

1. 顶骨;2. 额骨;3. 上颌骨;4. 下颌骨;5. 肩胛骨;6. 肱骨;7. 尺骨;8. 桡骨;9. 肋骨;10. 股骨;11. 胫骨;12. 腓骨

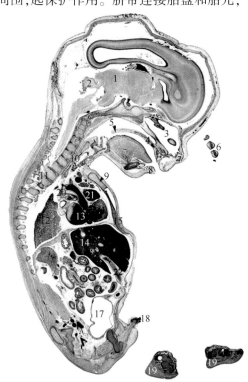

图5-6-10 孕20周胎儿矢状断面

1. 中脑;2. 小脑;3. 鼻腔;4. 硬腭;5. 软腭;6. 手指;7. 外鼻;8. 下唇;9. 胸骨柄;10. 食管;11. 椎骨;12. 肺;13. 心室;14. 肝;15. 胸骨体;16. 肠管;17. 膀胱;18. 阴茎;19. 足;20. 主动脉;21. 心房;22. 静脉导管

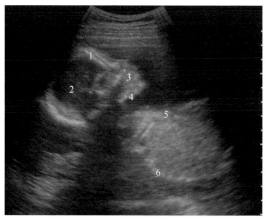

图 5-6-11　20 周胎儿面部
1. 颅骨；2. 脑；3. 上颌骨；4. 下颌骨；5. 胸骨；6. 脊柱

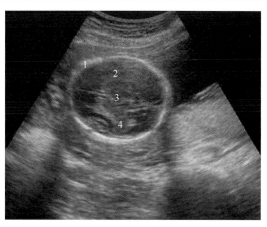

图 5-6-12　20 周胎儿颅部
1. 颅骨；2. 脑；3. 大脑镰；4. 脑室

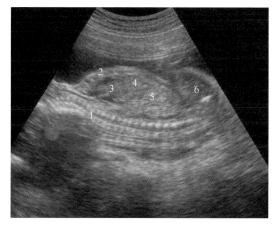

图 5-6-13　20 周胎儿躯干
1. 脊柱；2. 胸骨；3. 心；4. 肝；5. 肠管；6. 膀胱

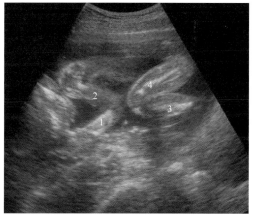

图 5-6-14　20 周胎儿上、下肢
1. 肱骨；2. 前臂；3. 股骨；4. 胫骨

胎儿通过脐带血循环与母体进行营养和代谢物资的交换。一条脐静脉与胎儿肝内的左门静脉相连。二条脐动脉绕过膀胱两侧与胎儿的髂内动脉相连。

3. 24 周末　胎儿身长约 30cm，顶臀长为 21cm，体重约 630g。各脏器已发育，皮下脂肪开始沉积，皮肤出现皱纹，出现眉毛及睫毛。

4. 28 周末　胎儿身长约 35cm，顶臀长为 25cm，体重约 1000g。有呼吸运动，生后能啼哭，出生后易患呼吸窘迫综合征。四肢活动好。

5. 40 周末　胎儿身长约 50cm，顶臀长为 36cm，体重约 3400g。宫内胎儿头颅的倾斜及旋转方向已确定。胎儿头颅位于耻骨联合上，称为头位；位于上腹部，称为臀位；位于左中腹，称为左横位；位于右中腹，称为右横位。以母体的脐与两侧锁骨作垂直线，胎儿脊柱在左锁骨中线与正中线之间，称为左枕前；在左锁骨中线与左腋前线之间，称为左枕后。右侧亦然。以胎儿腹围测量平面为标准，观察脊柱在腹围平面的位置，如果脊柱在左上方，则为左枕前；左下方，则为左枕后，右侧同理。要求要垂直腹围平面，不能斜切。一直以来，超声被作为宫内胎儿脑检查的首选，但在母体肥胖及羊水过少的情况下，超声不能做出明确的诊断，MRI 是目前唯一有效的辅助检查（图 5-6-15，图 5-6-16）。

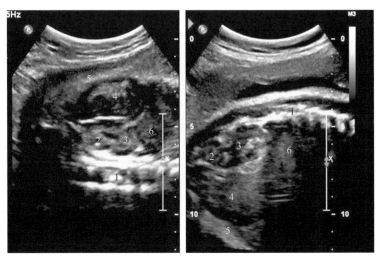

图 5-6-15　足月胎儿胸部

1. 脊柱;2. 心房;3. 心室;4. 肺;5. 胸前壁;6. 肝

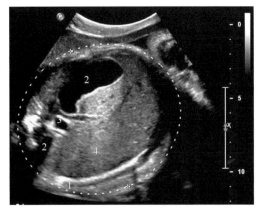

图 5-6-16　足月胎儿头部

1. 颅骨;2. 侧脑室;3. 透明隔与透明隔腔;4. 大脑

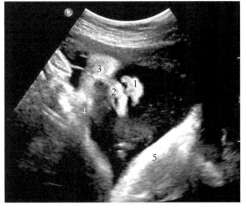

图 5-6-17　足月胎儿面部

1. 外鼻;2. 唇;3. 颊;4. 颈部;5. 前臂

图 5-6-17 中半个子宫已被切掉,显示胎儿结构。胎儿心、脑、内脏器官已发育成熟。皮肤粉红色,皮下脂肪多。胎毛已褪掉,胎垢覆盖着皮肤。脐带在腹前部中央。女胎外生殖器发育良好,男胎睾丸已下降至阴囊内。胎儿全身多数骨的次级骨化中心已出现。

(孟步亮　李建斌)

思　考　题

一、名词解释

　　1. 骶管　2. 直肠子宫陷凹　3. 膀胱子宫陷凹　4. 坐骨肛门窝

二、问答题

　　1. 简述 McNeal 前列腺分区法。

　　2. 梨状肌上、下孔的构成及通过的内容物。

　　3. 男、女性正中矢状断面显示主要脏器的异同。

　　4. 精囊、前列腺分别在什么平面观察? 各自的毗邻关系如何?

第六章 脊柱区

第一节 基础解剖

一、境界与分部

脊柱区是指脊柱及其后方和两侧软组织所组成的区域,上起自枕外隆凸和上项线,下至尾骨尖,两侧为斜方肌前缘、三角肌后缘上份、腋后襞与胸壁交界处、腋后线、髂嵴后份、髂后上棘至尾骨尖的连线。脊柱区自上而下可分为颈段、胸段、腰段和骶尾段等四部分(图 6-1-1)。

二、重要体表标志

1. 棘突 spinous process 位于后正中线上,上几个颈椎棘突位于项韧带深面,不易触及,其余棘突的位置表浅均可摸到。第7颈椎棘突较长,常作为确认椎骨序数的标志;胸椎棘突斜向后下,呈叠瓦状;腰椎棘突呈水平位,各棘突间隙较宽;骶椎棘突退化融合为骶正中嵴。

2. 肩胛冈 spine of scapula 为肩胛骨背面突起的骨嵴,外侧端称肩峰,是肩部最高点,两侧肩胛冈内侧端的连线平第3胸椎棘突。

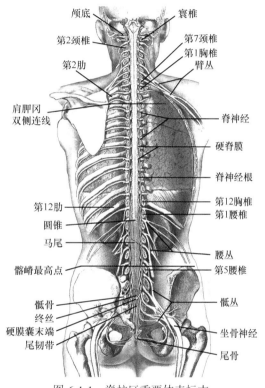

图 6-1-1　脊柱区重要体表标志

3. 肩胛下角 inferior angle of scapula 上肢自然下垂时,易于触及,平对第7肋或第7肋间隙,两肩胛下角的连线,平第7胸椎棘突。

4. 第 12 肋 the twelfth rib 为背部与腰部的分界标志,在竖脊肌外侧可触及。

5. 髂嵴 iliac crest 髂骨翼的上缘,两侧髂嵴最高点的连线平对第4腰椎棘突。

6. 髂后上棘 posterior superior iliac spine 髂嵴后端的突起,两侧髂后上棘的连线平第2骶椎。

7. 骶管裂孔 sacral hiatus 和骶角 sacral cornu 由第4、5骶椎背面的切迹与尾骨围成的孔为骶管裂孔,是骶管的下口。裂孔两侧向下的突起为骶角,易于触及,是骶管麻醉进针的定位标志。

8. 尾骨 coccyx 由4块退化的尾椎融合而成,位于骶骨下方及肛门后方,有肛尾韧带附着,其尖与耻骨联合上缘位于同一水平面上。

9. 竖脊肌 erector spinae　棘突两旁的纵行肌性隆起,该肌外侧缘与第 12 肋的夹角为脊肋角,肾门位于该角的深部。

三、椎管及其内容物

脊柱是力传导的中轴,躯干运动的枢纽。脊柱在活动较大的部位与较固定部位的交界处,如颈、胸和腰、骶交界处易损伤;长肌因协调运动时应力不足而易劳损。椎管内容纳有脊髓及其被膜等,椎间孔内有脊神经根等通过,如骨质增生、骨折等均可引起脊髓损伤和神经根受压而产生一系列症状。

（一）椎管

椎管 vertebral canal　由椎骨的椎孔借骨连结围成的骨纤维性管道,上接枕骨大孔与颅腔相通,下终于骶管裂孔,内有脊髓及其被膜、脊神经根、血管和少量结缔组织等。

1. 椎管壁的构成　椎管是一骨纤维管道(图 6-1-2),其前壁为椎体、椎间盘和后纵韧带,后壁为椎弓板、黄韧带和关节突关节,两侧壁是椎弓根和椎间孔。椎管骶段由骶椎的骶孔连接而成,为一骨性管道。构成椎管壁的任何结构发生病变,如椎体骨质增生、椎间盘突出和黄韧带肥厚等因素,均可使椎管腔变形或狭窄,压迫其内容物而产生一系列症状。

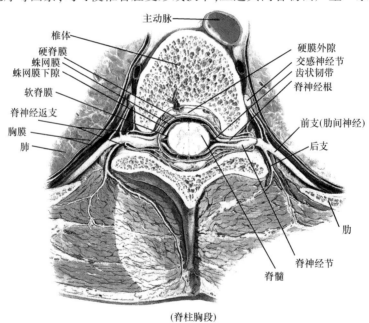

图 6-1-2　椎管及其内容

2. 椎管腔的形态　在横断层面上,各段椎管的形态和大小不完全相同,这些差异与椎管内脊髓的形态及马尾等内容物相适应。

颈段的上部接近枕骨大孔处近似圆形,向下为三角形;前后径短、横径长,寰椎前后径为 16~27mm,枢椎以下为 12~21mm,小于 12mm 应考虑为椎管狭窄症。

胸段椎管大致呈圆形(图 6-1-3),直径 14~15mm。

腰段椎管的形态不一,第 1、2 腰椎管的横断面多呈圆形或卵圆形,其横径大于或等于前后径;第3、4腰椎管的横断面多呈三角形,其横径大于前后径;第5腰椎管呈三叶形(图6-1-4)。CT测量其前后径的正常值为15~25mm。椎管以第4~6胸椎处最狭窄,颈段以第7颈椎处,腰段以第4腰椎处较狭小。骶管呈扁三角形,常有变异,近半数人的骶管后壁呈部分开放或存在裂缝。

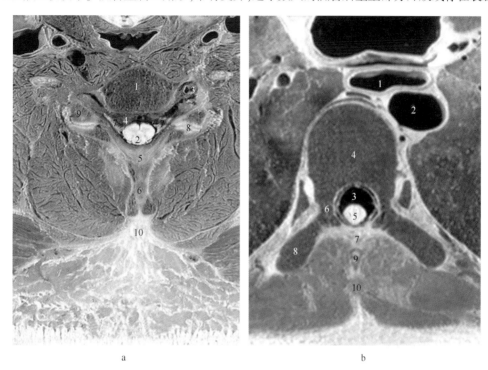

图 6-1-3 颈、胸段椎管的横断面形态

a. 颈椎椎间孔(1. 椎体;2. 脊髓;3. 横突孔及椎动、静脉;4. 硬膜外隙;5. 黄韧带;6. 棘突和棘间韧带;7. 颈神经根;8. 关节突关节;9. 下关节突;10. 项韧带);b. 胸椎椎孔(1. 食管;2. 胸主动脉;3. 硬膜外隙;4. 椎体;5. 脊髓;6. 椎弓根;7. 黄韧带;8. 横突;9. 棘突;10. 棘上韧带)

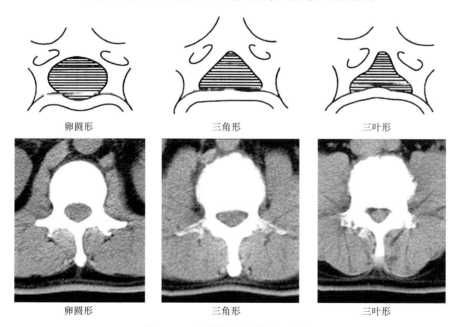

卵圆形 三角形 三叶形

卵圆形 三角形 三叶形

图 6-1-4 腰段椎管的横断面形态

3. 椎管分部 椎管可分为**中央椎管**和**侧椎管**两部分,中央椎管为硬脊膜囊所占区域,侧椎管为神经根的通道。硬脊膜囊是硬脊膜包裹脊髓所形成的囊状结构,上附于枕骨大孔,下于第2骶椎处包绕终丝,下端附着于尾骨,位于椎管中央,呈卵圆形或三角形,在第5腰椎以下明显缩小,并位于椎管的后部。硬脊膜囊前面与椎管前壁紧密相邻,但在椎体中部平面和后纵韧带一起与椎体分开;硬脊膜后面与椎板上部相贴,与黄韧带之间有脂肪充填。硬膜外隙内充满脂肪。

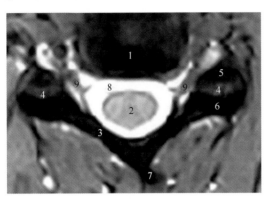

图 6-1-5　椎管内硬膜外隙

1. 椎体;2. 脊髓;3. 椎弓板;4. 关节突关节;5. 上关节突;
6. 下关节突;7. 棘突;8. 硬膜外隙;9. 脊神经根

硬膜外脂肪在 MRI T_1 加权像上呈白色高信号,与脊神经根有良好的对比作用,能清晰地显示脊神经根(图 6-1-5)。

椎内静脉前丛较后丛发达,位于硬脊膜囊的前方和前外侧。蛛网膜下隙的终池内有脊髓圆锥、终丝及其周围的马尾。脊髓圆锥多位于第1腰椎平面,其矢、横径分别为 5~8mm 和 8~11mm。在 CT 和 MRI 图像上,脊髓圆锥和周围的腰、骶神经根呈四足蜘蛛状,终丝和马尾呈分散的小圆形结构,位于硬脊膜囊的后部。

侧隐窝lateral recess 位于椎管的外侧部,是椎管的最狭窄处,腰椎侧隐窝较为明显,尤以第5腰椎和第1骶椎处最明显。侧隐窝的前壁是椎体后外侧部,后壁为上关节突和黄韧带,外侧壁是椎弓根内面,向下外延续于椎间孔,内有腰神经根通过,也是神经根至相应椎间孔的通道。椎体后缘至上关节突前缘间的距离为侧隐窝的矢(前后)径,正常值为 3~5mm,如小于 3mm 则认为狭窄,大于 5mm 肯定不狭窄。侧隐窝的矢径越小,则其横(左右)径越大,即矢、横径成反比关系。由于椎弓板和上关节突向前倾斜,因而侧隐窝在椎弓根的上缘较下缘处更狭窄。

腰神经根从离开硬脊膜囊至椎间管外口经过一骨纤维性管道,称为腰神经通道,可分为内、外两段,内侧段为神经根管,外侧段为**椎间管**。神经根管位于椎管两侧,从腰神经穿出硬脊膜囊处至椎间管内口。此管由四段构成:①盘黄间隙:位于椎间盘与黄韧带之间。椎间盘突出时,可自椎体后方向四周膨出,如同时有黄韧带肥厚,将使盘黄间隙更为狭窄;②上关节突旁沟:上关节突关节面内缘的浅沟,腰神经经过,上关节突关节面如呈球形增大,其与椎体后面之间的距离变窄,可卡压腰神经根;③侧隐窝:是椎管的最狭窄处;④椎弓根下沟(图 6-1-6):位于椎弓根内下缘与椎间盘之间。

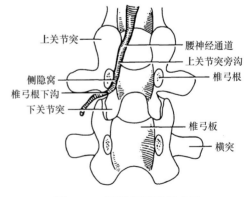

图 6-1-6　腰神经通道模式图

上关节突 —— 腰神经通道
上关节突旁沟
侧隐窝 —— 椎弓根
椎弓根下沟
下关节突
椎弓板
横突

(二) 脊髓

脊髓spinal cord 位于硬脊膜囊内,呈前后稍扁的圆柱体,长 42～45cm,其各段大小和外形不同(图 6-1-7),在横断层面上,上颈髓呈圆形,下颈髓和上胸髓呈卵圆形,下胸髓和腰、骶、尾髓呈圆形。

脊髓前面稍平,其前缘正中形成一条深沟称前正中裂;后面隆起,后正中沟不明显。上端平枕骨大孔处与延髓相续;末端变细为脊髓圆锥,于第 1 腰椎体下缘(小儿平第 3 腰椎体)处延续为无神经组织的终丝,止于尾骨的背面。全长有两个膨大部位,即颈膨大和腰骶膨大,分别发出支配上、下肢的神经。

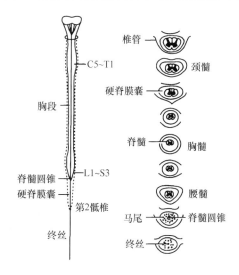

图 6-1-7　脊髓及其各部横断面形态

每一对脊神经前、后根的根丝附着脊髓的范围为一个脊髓节段,因胚胎时期人体脊柱的生长速度较脊髓快,脊髓和脊柱的长度不等,因此成人脊髓节段与椎骨并不完全对应,脊髓节段与椎骨的对应关系为:上颈髓(C1～4)与同序数椎骨相对应;下颈髓节(C5～6)和上胸髓节(T1～4)较同序数椎骨高 1 个椎体;中胸髓节(T5～8)较同序数椎骨高 2 个椎体,下胸髓节(T9～12)较同序数椎骨高 3 个椎体,腰髓节(L1～5)约平第 10、11 胸椎,骶、尾髓节(S1～5、Co)约平第 12 胸椎和第 1 腰椎(图 6-1-8)。因此,腰、骶、尾神经的前、后根须在椎管内向下走行一段较长的距离,才能经相应椎间孔出椎管,这些在脊髓末端下行的脊神经根称马尾。

(三) 脊髓的被膜

脊髓被膜自外向内依次为硬脊膜、蛛网膜和软脊膜,对脊髓有支持、保护和营养功能(图 6-1-2)。

1. 硬脊膜　由致密结缔组织构成,厚而坚韧,包裹着脊髓形成一长筒状的囊腔称硬脊膜囊,内有脊髓和 31 对脊神经根等,其上端附着于枕骨大孔边缘,向下约平第 2 骶椎高度形成盲囊,包裹终丝,逐渐变细,末端附于尾骨。硬脊膜与椎管内面的骨膜之间的间隙称硬膜外隙,内含疏

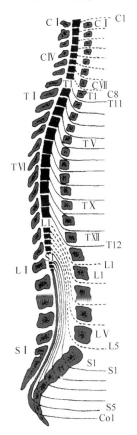

图 6-1-8　脊髓节段与椎骨对应关系

松结缔组织、脂肪、椎内静脉丛和淋巴管,并有脊神经根和伴行血管通过,呈负压,不与颅腔相通。硬膜外隙借脊神经根分为前、后两腔,前腔窄,后腔大,均有结缔组织连于椎管前、后壁。腰骶部的硬膜外隙内脂肪组织较丰富,主要分布于前外侧和后方,CT 扫描表现为低密度区,MRI 图像则表现为高信号(图 6-1-9),使硬脊膜囊、腰神经根和椎内静脉丛得以很好显示。硬脊膜与脊髓蛛网膜之间有潜在的硬膜下隙,内含少

量液体。硬脊膜在椎间孔处与脊神经外膜相延续。

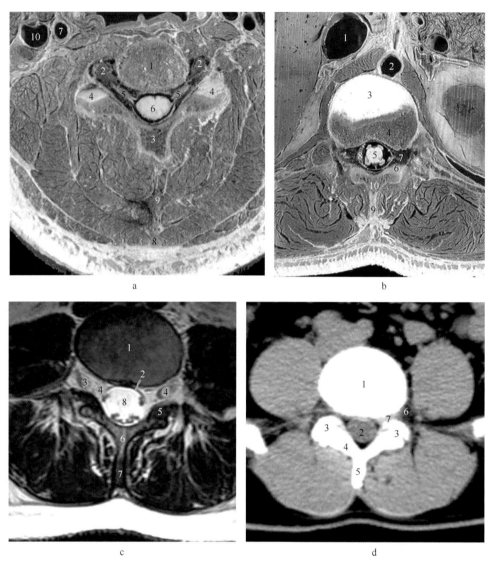

图 6-1-9　脊髓的被膜

a. 脊柱颈段横断面(1. 椎体;2. 横突孔及椎动、静脉;3. 椎弓板;4. 关节突关节;5. 椎间孔及颈神经;6. 硬膜囊及脊髓;7. 颈内动脉;8. 项韧带;9. 棘间韧带;10. 颈内静脉);b. 脊柱腰段横断面(1. 下腔静脉;2. 腹主动脉;3. 椎间盘;4. 椎体;5. 脊髓;6. 黄韧带;7. 脊神经根;8. 硬脊膜;9. 棘间韧带;10. 椎弓板);c. 脊柱腰段横断面 MRI(1. 椎体;2. 硬膜外隙;3. 椎间孔及腰神经;4. 侧隐窝;5. 关节突关节;6. 椎弓板;7. 棘间韧带;8. 脊髓);d. 脊柱腰段横断面 CT(1. 椎体;2. 硬膜囊;3. 关节突关节;4. 椎弓板;5. 棘突;6. 腰神经;7. 椎间孔)

2. 脊髓蛛网膜　紧贴于硬脊膜内面,在 CT、MRI 和脊髓造影上,硬膜下隙不能显影,故两层膜成像为一层结构。脊髓蛛网膜与软脊膜之间有宽阔的蛛网膜下隙,两层间有许多结缔组织小梁相连,隙内充满脑脊液;此隙下部的脊髓下端至第 2 骶椎水平扩大为终池,内有马尾和终丝。

3. 软脊膜　紧贴于脊髓表面,镜下可见其与脊髓之间为软膜下隙。软脊膜在两侧脊神经前、后根之间形成齿状韧带,至脊髓下端延续为终丝。

（四）脊髓的血管

1. 动脉 脊髓的动脉有两个来源，即发自椎动脉的脊髓前、后动脉和起自节段性的根动脉（图6-1-10）。

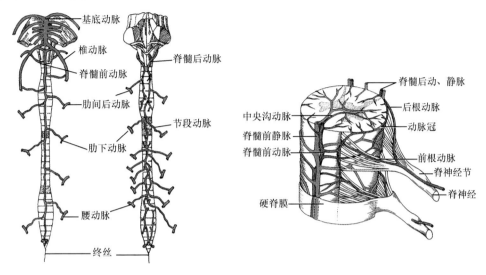

图 6-1-10 脊髓的血管

（1）脊髓前动脉：由左、右椎动脉末端在颅内发出，向内下行经枕骨大孔入椎管后合为一干，沿前正中裂下行至脊髓下端，沿途发出分支营养灰质前角、侧角、灰质连合、后角基部、前索和侧索，脊髓前动脉在脊髓下端变细，在脊髓圆锥高度向两侧发出圆锥吻合动脉，向后与脊髓后动脉吻合；圆锥吻合动脉是脊髓动脉造影时确定脊髓圆锥平面的标志。

（2）脊髓后动脉：有2条，发自椎动脉颅内段，出颅后沿脊髓后外侧沟下行，可合为一干，沿途分支相互吻合成网，营养脊髓灰质后角和后索。

（3）根动脉：源自节段性动脉的脊支，颈段主要来自颈深动脉、颈升动脉，胸段发自肋间后动脉、肋下动脉，腰段起于腰动脉，骶尾段起于骶外侧动脉等，该动脉随脊神经穿椎间孔入椎管，分为前根动脉、后根动脉和脊膜支。

1）前根动脉：沿脊神经前根至脊髓，发出分支与脊髓前动脉吻合，且分出升支和降支连于相邻的前根动脉。前根动脉营养脊髓颈节以下腹侧2/3区域。其中两支较粗大，称大前根动脉或Adamkiewicz动脉。一支出现在C5~8和T1~6，称颈膨大动脉，营养C1~T6；另一支出现在T8~12和L1，以T11为多见称腰骶膨大动脉，营养T7以下的脊髓。在主动脉造影时，若从腰骶膨大动脉注射，有引起脊髓的血液供应障碍导致截瘫的危险。

2）后根动脉：沿脊神经后根至脊髓，与脊髓后动脉吻合，分支营养脊髓侧索后部。

在脊髓表面有连接脊髓前、后动脉，前、后根动脉和2条脊髓后动脉间的血管，吻合形成环状称动脉冠，分支分布于脊髓周边部。因供应脊髓的动脉来源不同，在T4和L1节段的血管吻合较差，血液供应不够充分，易出现血液循环障碍。

2. 静脉 脊髓表面有6条纵行静脉，分别行于前正中裂、后正中沟和前、后外侧沟内，有许多交通支相互吻合，可经前、后根静脉或有支穿硬脊膜注入椎内静脉丛。

（五）椎管内脂肪组织

椎管内脂肪位于硬膜外隙,各部椎管内的脂肪数量不一,以腰段最多,颈、胸段较少。脂肪组织多见于以下三个部位(图 6-1-12)：①硬膜外隙的前部及外侧部前方;②硬膜外隙后部及外侧部后方;③侧隐窝内。这些部位的脂肪可厚达 3~4mm,围绕在硬脊膜囊周围,为CT 扫描提供了一环形中低密度区,MRI 图像则表现为高信号,使硬脊膜囊得以较好显示。当椎管内脂肪组织的形态发生变化,则提示其周围组织结构发生了病变。

四、椎间孔(管)及脊神经根

（一）椎间孔

1. 椎间孔的构成 除第 1 对**椎间孔**intervertebral foramina 外,其他椎间孔前壁是相邻椎体的后外侧面和椎间盘,后壁为关节突关节,上、下壁分别为相邻椎弓根的椎上、下切迹(图 6-1-11)。椎间孔内有脊神经根和血管通过。因为椎间孔有一定的长度,故也称**椎间管**intervertebral canal。

椎间孔的前、后壁在不同部位其构成有些差异,在脊柱颈段其前壁有椎体钩参与构成;脊柱胸段的椎间孔其前外侧有肋颈和肋椎关节;脊柱腰段的后壁有黄韧带外侧缘参与构成。

2. 椎间孔的形态 椎间孔呈椭圆形或卵圆形,其上下径较长、前后径较短,前后径与上下径之比约 1：1.2。侧面观椎间孔仅比穿过的脊神经根和血管稍大,因此,椎间孔周围的组织结构发生病变时可压迫脊神经根而产生相应症状(图 6-1-11)。

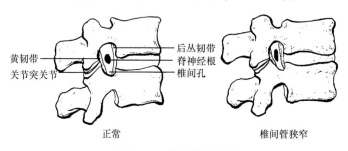

黄韧带 —— 　　　　　—— 后丛韧带
关节突关节 ——　　　　—— 脊神经根
　　　　　　　　　　　　—— 椎间孔

正常　　　　　　　　　　椎间管狭窄

图 6-1-11　椎间孔的形态

（二）脊神经根

1. 脊神经根的行程及分段 脊神经前根为运动性,附于前外侧沟。后根为感觉性,附于后外侧沟,根丝离开脊髓后,即横行、斜行或垂直下行于蛛网膜下隙内,到达其相应的椎骨平面后,穿蛛网膜囊和硬脊膜囊,行于硬膜外隙中。脊神经根行于硬脊膜囊以内的部分称蛛网膜下隙段,穿出硬脊膜囊的一段称硬膜外段(图 6-1-2)。脊神经蛛网膜下隙段较松弛,在脊柱运动、脊髓稍有移位时,可有一定弯曲。硬膜外段较短、较直。前根和后根在椎间孔处合成脊神经干,穿椎间孔出椎管。后根较前根略粗,后根在椎间孔附近有椭圆形膨大的脊神经节。

2. 脊神经根与脊髓被膜的关系 脊神经根丝离开脊髓时被软脊膜包裹,当穿过蛛网膜和硬脊膜时,又带出此蛛网膜和硬脊膜形成蛛网膜鞘和硬脊膜鞘,这三层被膜向外于椎间孔处与脊神经外膜、神经束膜和神经内膜相延续(图6-1-2、图6-1-12)。硬脊膜鞘紧密连于椎间孔周围,可固定硬脊膜囊,维持脊髓在椎管正中位置,保护鞘内的神经根不受牵拉,但此段在椎间孔处最易受压。

在脊神经根周围的蛛网膜下隙一直延伸到脊神经节近端即封闭消失,不与脊神经的神经周围间隙和淋巴管相通。但有时可延伸超过脊神经节至脊神经近侧部,在行脊柱旁注射时药物有可能进入蛛网膜下隙内。

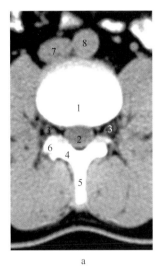
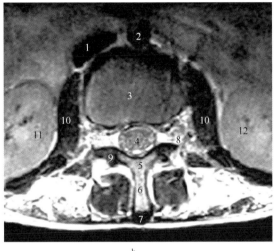
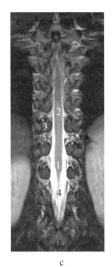

a   b   c

图 6-1-12　正常腰椎神经根

a. 腰椎 CT 横断面平扫(1. 椎体;2. 硬膜囊及脊髓;3. 脊神经根;4. 椎弓板;5. 棘突;6. 关节突;7. 下腔静脉;8. 腹主动脉);b. 腰椎 MRI T$_2$WI 横断面图像(1. 下腔静脉;2. 腹主动脉;3. 椎体;4. 硬膜囊及脊髓;5. 椎弓板;6. 棘突;7. 棘上韧带;8. 脊神经根;9. 关节突关节;10. 膈脚;11. 左肾;12. 右肾);c. 腰椎 MRI 冠状断面 T$_2$WI 图像(1. 圆锥;2. 胸髓;3. 椎弓根;4. 马尾;5. 脊神经根)

3. 脊神经根与椎间孔、椎间盘的关系　第1颈神经通过寰椎与枕骨之间穿出椎管,第2~7颈神经在同序数颈椎上方的椎间孔穿出椎管,第8颈神经通过第7颈椎下方的椎间孔穿出椎管;胸、腰、骶和尾神经均在同序数椎骨下方穿出椎管。因此,颈神经多自相应椎骨的上方穿出,所以,当颈椎间盘向后外侧突出压迫颈神经时,除第1、2颈神经外(寰椎与枕骨之间、寰椎与枢椎均无椎间盘),受压的颈神经序数应为突出的椎间盘序数加1。而胸、腰神经根丝在椎管内下行一段后至相应椎骨下方合成胸、腰神经,由椎间孔穿出,故当腰椎间盘向后外侧突出进入腰神经通道时,压迫的神经应为突出椎间盘序数下1~2位的腰神经。如第4、5腰椎间盘突出,被压迫的则是第5腰神经或第5腰神经和第1骶神经(图6-1-13)。

4. 脊神经根的通道

(1)颈神经通道:颈椎椎间孔(管)有6对,除第1对椎间孔由寰枢外侧关节后方、黄韧带和寰枢后膜、寰椎后弓和枢椎椎弓根围成外,其他椎间孔的前内侧壁为下位

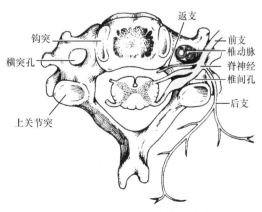

图 6-1-13　椎间孔及脊神经分支

椎骨的椎体钩后面、椎间盘和上位椎骨的椎体下部,后外侧壁为上关节突的内侧部,其上、下壁分别为相邻椎骨的椎弓根。颈椎间孔呈水平位,长4~5mm,其长轴与冠状面呈45°角(图6-1-11)。因此,显示椎间孔及其间的颈神经根的最佳方位是与冠状面或矢状面呈45°角的斜断层扫描。颈椎椎体钩、横突和关节突三者构成的复合体,称**UTAC**(unco、transverso、articular complex),是颈椎的关键部位,颈神经根和椎动、静脉通过其中,脊髓也相距较近,该复合体任何部分的病变,均可引起较严重的神经、血管压迫症状。

钩椎关节又称 Luschka 关节(图6-1-14),由第3~7颈椎体上面侧缘向上的突起称椎体钩,下面侧缘的相应部位呈斜坡样骨嵴称唇缘,两者相接而形成的关节。此关节不是恒定的滑膜关节,5岁以后随着脊柱颈段的运动而逐渐形成。椎体钩可限制上一椎体向两侧移位,增加颈椎椎体间的稳定性,并防止椎间盘向外后方脱出。在正常情况下,位于下颈段的第5~7颈椎的椎体钩受力最大。椎体钩外侧为椎动、静脉及其周围的交感神经丛,后方有脊髓颈段,后外侧部参与构成颈椎间孔的前壁。故椎体钩发生不同方向的骨质增生可分别压迫上述结构。此关节增生肥大会压迫脊神经而引起颈椎病。

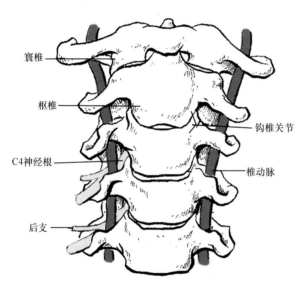

图6-1-14　钩椎关节及其毗邻结构

颈椎间孔分上、下两部分,上部含椎间静脉和硬膜外脂肪,下部通过颈神经根,其中,颈神经后根和脊神经节偏上,前根居下,且常低于椎间盘平面,在 CT 图像上,后根靠近上关节突,前根则贴近椎体钩和椎间孔底。

(2) 腰神经通道:腰、骶、尾神经根离开脊髓后形成马尾,几乎垂直下行;腰、骶、尾神经根离开硬脊膜囊后被硬脊膜、蛛网膜包绕形成神经根鞘。腰神经根自离开硬脊膜囊直至经椎间孔(管)外口经过的一条狭窄骨纤维性管道,称为**腰神经通道** canal of lumbar nerve(图6-1-6)。此通道可分为神经根管和椎间管两段。

1) 神经根管:腰神经根自硬脊膜囊穿出至椎间管内口之间的通道称神经根管 canal of nervousm,有几个狭窄的腔隙,即盘黄间隙、侧隐窝、上关节突旁沟和椎弓根下沟(图6-1-6),可使神经根在走行过程中遭受卡压。

2) 椎间管:前壁为椎体后外侧缘和椎间盘,后壁为上关节突前面和黄韧带外侧缘,上、下壁分别为相邻椎骨的椎弓根(图6-1-11)。腰神经根自内上斜向外下穿过椎间管,愈向下愈倾斜,因而腰神经根在椎间管内的长度要较椎间管长。椎间管被一条连接椎间盘纤维环与关节突关节的纤维隔分为上、下两部分,上部宽,位于椎体与关节突关节之间,有腰神经根、根动脉和椎间静脉上支通过;下部窄,位于椎间盘与上关节突根部之间,有椎间静脉下支通过。

五、椎旁软组织

椎旁软组织主要位于脊柱的后方及两侧,除了血管、神经外,主要是脊柱周围的肌肉,包括颈深肌群、背肌、腹肌后群,此外还有胸、腹前外侧肌群和胸腰筋膜等。由浅入深依次为皮肤、浅筋膜、深筋膜、肌层、血管神经等软组织。

皮肤厚而坚韧,移动性小;浅筋膜致密而坚韧。

1. 胸腰筋膜 又称腰背筋膜,为包裹竖脊肌和腰方肌的深筋膜,胸背区较为薄弱,覆盖于竖脊肌表面。在腰部则明显增厚,并分为浅、中、深三层(图6-1-15)。浅层覆盖于竖脊肌后面,作为背阔肌和下后锯肌的起点,向内侧附着于棘上韧带,向外侧于竖脊肌外侧缘与中层愈合形成竖脊肌鞘,向上续于项韧带,向下附于髂嵴。中层位于竖脊肌与腰方肌之间,其内侧附着于腰椎横突和横突间韧带,外侧于腰方肌外侧缘与前层愈合形成腰方肌鞘,向上张于第12肋,在第12肋与第1腰椎横突间形成腰肋韧带,向下附着于髂嵴。深层为腰方肌筋膜,覆盖于腰方肌前面,其内侧附着于横突尖,向上增厚形成内、外侧弓状韧带附于第12肋,向下附着于髂腰韧带和髂嵴后缘。腰部活动度大,在剧烈运动时胸腰筋膜常被扭伤,尤其腰部的损伤更常见,是引起腰腿痛的原因之一。

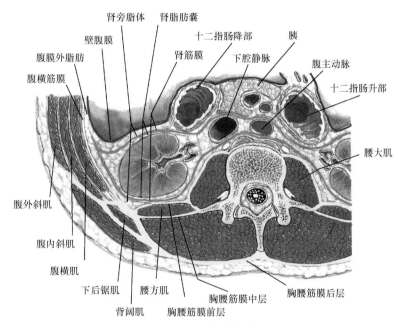

图6-1-15 胸腰筋膜

2. 腰神经后支 在椎间孔处分出后行向后方,穿骨纤维孔至横突间肌内侧缘分为内侧支和外侧支(图6-1-16)。内侧支在下位椎骨上关节突根部的外侧斜向后下,穿骨纤维管至椎弓板后方转向下行,分布于背深肌和脊柱。外侧支在下位横突上方进入竖脊肌,在不同部位穿出该肌,斜向外下行。因外伤等可致神经炎而引起腰腿痛。

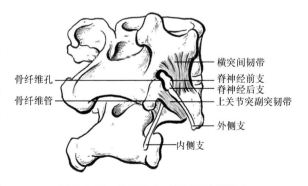

图6-1-16 骨纤维孔、管和腰神经后支

六、脊柱静脉

椎静脉系是独立于人体的腔静脉系、肺静脉系和肝门静脉系以外的静脉系,沿整个脊柱在椎管的内、外形成复杂的静脉丛,可分为**椎外静脉丛**、**椎内静脉丛**和**椎体静脉**三部分(图6-1-17)。无瓣膜,吻合广泛,通过节段性的侧支与胸、腹腔静脉广泛吻合,且向上与颅内静脉相通,向下与盆腔静脉吻合,是构成颅内静脉与颅外静脉、上腔静脉与下腔静脉的交通途径之一。故腹、盆腔的感染,寄生虫或肿瘤细胞可不经肺循环而直接转移或扩散到颅内。

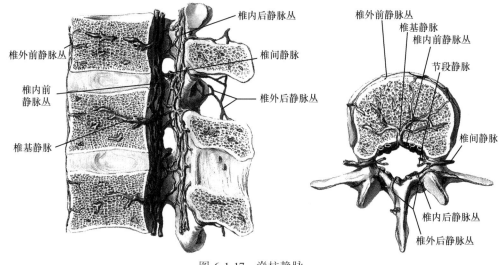

图 6-1-17　脊柱静脉

1. 椎外静脉丛　椎外静脉丛 external vertebral venous plexus 位于脊柱外面,可分为椎外前静脉丛和椎外后静脉丛(图6-1-17)。**椎外前静脉丛**呈网状,位于椎体前面,在颈部较发达,引流椎体周围的静脉血,与椎体静脉有吻合。此丛的血液不仅流入肋间后静脉和腰静脉,部分还注入奇静脉和半奇静脉。**椎外后静脉丛**围绕椎弓、横突、棘突和黄韧带的背侧,引流椎骨和背深肌的静脉血,在寰椎周围尤为发达,伸延到乳突后方,可经黄韧带附近的静脉丛与椎内静脉丛相连通。

2. 椎内静脉丛　椎内静脉丛 internal vertebral venous plexus 位于硬膜外隙内(图6-1-17),上经枕骨大孔与颅内的基底静脉丛相连直至海绵窦,向下达骶骨下端,其间有丰富的交通支,主要引流脊髓和椎骨的静脉血。椎内静脉丛可分为**椎内前静脉丛**和**椎内后静脉丛**。椎内前静脉丛沿椎管全长分布,位于椎体、椎间盘后面及后纵韧带两侧,通常由4条纵行静脉及其间的吻合支组成;其中位于椎间盘处的管腔比较细小,在椎体处比较粗大,在椎体背面有横吻合支相交通,横吻合支接受椎体静脉。椎内后静脉丛位于椎弓和黄韧带的前面,由2条纵行静脉及其间的吻合支构成。自枕骨大孔向下延伸到骶管内。该丛借黄韧带间静脉与椎外后静脉丛有交通,借外侧支与椎内前静脉丛相连。椎内静脉丛在枕骨大孔周围形成一个密集的静脉网,与椎静脉、枕窦和乙状窦、基底静脉丛、舌下神经管静脉丛和枕髁导静脉交通;在椎间孔和骶前孔处,与相应的椎间静脉交通,其吻合血管在第5腰椎至第1骶椎平面最明显,其次是第4腰椎至第5腰椎平面。

在 CT 扫描图像上,椎内前静脉丛可显影,每侧一对,常出现在腰骶段,其密度近似椎间盘,易误认为椎间盘突出,可作静脉造影以资鉴别。在 MRI 图像上,椎内前静脉是恒定存在的结构,尤其在枢椎平面,在横断面上表现为硬膜外隙前外侧部呈高强信号的两对纵行管道。椎间盘突出或其他病变可使椎内前静脉丛移位或扭曲。

3. 椎体静脉 椎体静脉basivertebral vein 位于椎体的骨松质内,是一些大而弯曲的管道,类似颅骨的**板障静脉**,影像学上称之为**椎静脉管**。在椎体中部的前、后面均有椎体静脉通过的小孔,椎体静脉可以回流至椎体前静脉丛,向后可以形成 1~2 个短干的椎体内静脉的横行属支,椎体静脉可随着年龄的增长而膨胀,CT 图像上表现为皮质不连续,并在骨松质内呈"Y"形或树枝状的低密度条状影,易误认为骨折线(图 6-1-17)。

4. 椎间静脉 椎间静脉intervertebral vein 与脊神经根伴行通过椎间孔,引流脊髓和椎内、外静脉丛的静脉血,可分别注入椎静脉、奇静脉、半奇静脉和腰静脉等。颈部注入椎静脉,胸部注入奇静脉和半奇静脉,腰部注入腰静脉,骶部注入骶外侧静脉(图 6-1-17)。

(罗 刚 李长兴 李建华)

第二节 X 线 解 剖

X 线正位片上,脊柱位于躯干中央,由椎体连续排列成纵柱状,呈一直线形,自上而下椎骨逐渐增大,至骶骨以下迅速变小;侧位片上呈自然柔和的曲线,有四个生理弯曲:颈曲、腰曲凸向前,胸曲、骶曲凸向后。椎间盘不显影,呈透明的椎间隙。

一、颈椎 X 线解剖

(一) 脊柱区颈段侧位像

正常**颈椎**cervical vertebrae 在侧位片上(图 6-2-1),椎体排列整齐,形成向前微凸之颈曲。椎体呈四方形。椎体上缘皮质平坦清晰,于椎间隙内隐约可见有半月形突起影,此为椎体钩显影。椎体下缘皮质呈向上的弧形弯曲,其前后两端各成一钝圆的向下突起,此为椎体下端与椎体钩形成钩椎关节之唇缘。在各椎体之后上部,有密度较深之横突影重叠,可见第 3、4、5 颈椎的横突阴影分为前、后结节,在其上方还有较透明的横突孔影。椎体向后可见一菱形阴影,为椎弓根及上、下关节突共同形成。菱形阴影中部是椎弓根,上端为上关节突,下端为下关节突。上位颈椎之下关节突与下位颈椎之上关节突构成椎间关节,两关节面之间可见明显的斜形裂隙,为关节腔。椎弓根后方为椎弓板,椎弓板显影较淡,呈竖直位的长方形。

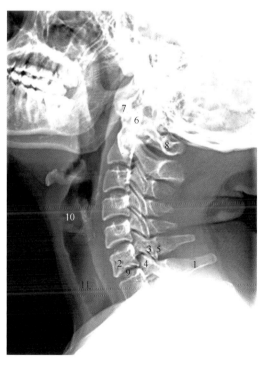

图 6-2-1 正常颈椎 X 线侧位片

1. 第 7 颈椎棘突;2. 椎体;3. 下关节突;4. 上关节突;5. 椎弓板;6. 齿突;7. 寰椎前弓;8. 寰椎后弓;9. 椎间盘;10. 喉;11. 气管

椎弓板向后延为棘突,棘突的形态各异,长短不一,一般第3、4颈椎棘突较短,第5、6、7颈椎棘突逐渐加长。X线片上往往显示出棘突的矢状剖面影,其周缘骨密质影致密,内部骨松质影稀疏透明,棘突后端偶可见棘尖的分叉。棘突前界高密度线是棘突连于椎弓板处,也是两侧椎弓板的汇合处,它与椎体后缘之间的距离为椎管的范围。

寰椎在侧位片上呈斜的横位条状影,寰椎侧块影与枢椎齿突影重叠,显影多不清晰。寰椎前弓及其前结节在齿突前方呈三角形高密度影,在寰椎前弓与枢椎齿突之间可见一狭细间隙是寰齿前关节腔。此关节间隙正常宽度为1~2mm,齿突后方之横行长条状影为寰椎后弓。若两侧后弓重叠不好则出现双影,后弓后端膨大处为后结节,齿突后缘至后结节前缘之间为其椎管的管腔范围。

枢椎椎体较高,其上方的齿突向上伸入寰椎前弓后方水平。在齿突与椎体移行区,有上关节突和横突共同构成一较大的椭圆形环高密度重叠阴影,其平坦的上缘为上关节面,而下部属横突。横突外形略尖,其内可见较透明的横突孔。椎体后方的椎弓板呈斜位长方形的阴影,椎弓板下缘向下突出部分为下关节突,呈高密度直线影,它与第3颈椎的上关节突构成关节突关节,椎弓板后方为棘突影。枢椎棘突影特别宽大,可作为读片时识别椎骨序数的标志,其高密度的前界与椎体后缘之间为椎管的管腔范围。

在正常颈椎侧位片上,7个颈椎排列整齐,曲度自然,自齿突前缘向上画一直线,正好通过枕骨大孔前缘,可据此判断齿突是否移位。此外,分别通过各颈椎椎体的前缘、后缘和棘突前缘各作一条连线,各线均呈凸面略向前的弧形,而且彼此大致平行。当颈部屈曲时,颈曲减小或消失,但上述三线的平行位置关系不变,如果发生变化,应考虑有病变。

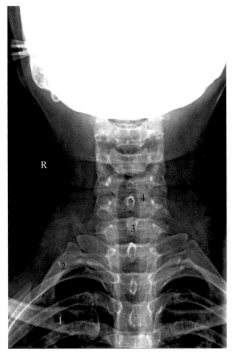

图 6-2-2 正常颈椎 X 线正位片
1. 锁骨;2. 第 1 肋;3. 棘突;4. 关节突关节

各颈椎椎体之间的椎间盘都不显影,因此出现透明之椎间隙。颈椎椎体上、下面并不平整,椎间隙的宽度也不一致,正常颈椎椎间隙之前部比后部稍宽,下位椎间隙又比上位椎间隙略宽。侧位片上,上位椎骨之下关节突与下位椎骨之上关节突之间的椎间关节都较明显,而各椎间孔都被上关节突掩盖,常不明显。

（二）颈椎前后位像

颈椎正位片上（图 6-2-2）,颈椎椎体呈长方形,其上、下缘都显高密度线影,椎体钩为椎体上缘两侧端之向上的翘起,它与上位椎体下缘侧面之唇缘相对应,两者之间留有间隙,构成钩椎关节。在椎体下缘致密线的下方,另有一较淡的边缘,它是向下的椎体前缘影。在各椎体影内,两侧各有一明显的椎弓根断面影。上位椎弓根较细,显影为一对小白点,下位椎弓根断面较大,显影成一对小白圈。两侧椎弓根内缘之间的距离为椎管之范围。颈椎椎弓板影虽然大部分与椎体影重叠,但可辨认其轮廓,它是椎体影内密度较深的部分并在中线会合,会合处常见圆形的棘突断面影或末端分叉影。椎体两侧各有致密的横突影向外延伸,横突影内有时可见透明的横突孔,横突上、下方分别为上、下关节突,它们显影较淡,而且上关节突与上位椎骨之下关节突重叠,下关节突与下位椎骨之上关节突重叠,因此它们各自界限不清,关节间隙都不显影。有人在横突外端有单独向上突出的部分是其前结节,但一般显影不清。

在下位颈椎椎体影内由上向下的宽带状透明影是气管腔影,因管腔内充满空气而对比显著。此透明影上端,在第4颈椎水平突然缩细成为窄缝,显示出声门裂的部位。此透明窄缝很易误认为在第4颈椎之椎体或椎弓根上的竖行骨折线,应注意识别。此外,有时在中段颈椎两侧之横突和上下关节突的阴影内,可见有细柱状致密影重叠,它是甲状软骨板的后缘影。

(三)寰、枢椎开口位像

在寰、枢椎前后位片上(图6-2-3),寰、枢椎因受下颌骨阴影蔽盖都难看出,必须采用开口位片进行观察。在开口位片上,枢椎显影比较明显,其椎体居中央,**齿突**向上伸入寰椎平面。在椎体两侧上缘各有平坦的斜行平面,为上关节面。它与寰椎下关节面平行,构成**寰枢外侧关节**,关节间隙一般都很明显。在其下方有向下突起之下关节突,因它与第3颈椎之上关节突重叠,常显影不清。枢椎两侧的椎弓板都呈宽带状阴影,由上下关节突之间开始伸向内下,并在中线会合,会合处多居椎体影下方,常显分叉的棘突断面影。有人在下关节突外侧可见伸向外下的横突影,有人不明显。

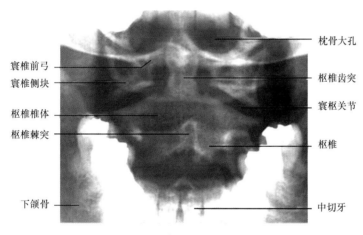

图6-2-3 寰、枢椎开口位像

寰椎两侧之侧块显影浓密,呈方形,分居枢椎齿突两侧。其下关节面平坦,与枢椎成关节,其上面为上关节突,因与枕骨髁重叠而显影不佳。寰椎前弓影常与齿突重叠,后弓位置较低,一般弧形重叠于枢椎之椎体。此外,由侧块向外伸出之细长结构为其横突影。在寰枢椎开口位片上,可作以下画线和测量用以判断关节是否脱位:①连接两侧寰椎下关节突外缘的水平线称为**寰椎底线**,此线中点的垂直线为寰椎轴线,正常齿突之中轴线应与寰椎轴线相重叠。②测量齿突至寰椎下关节突内缘的距离,正常两侧应当相等。如有脱位则齿突出现侧向移位,齿突轴线与寰椎轴线分离,齿突至两侧寰椎下关节突内侧面之距离不相等,寰枢关节的关节面也不平行。

二、胸椎X线解剖

(一)胸椎前后位像

从整体看,12块胸椎排列整齐竖直或稍向右屈。每个胸椎椎体都呈方形,上位椎体较小,向下体积逐渐加大。椎体上下两缘致密平坦,有时出现双影。双影是椎体前后缘分别显影的结果。椎体两侧缘略凹,使其上下端各显外突。在每个椎体影内,两侧椭圆形的致密圈是椎弓根断面影。另在胸椎正中线上有大小不同的棘突末端断面影,由于胸椎棘突都较细长且倾斜度不同,以致棘突末端位置各异。一般上、下位胸椎之棘突倾斜较小,其末端断面影常重叠于本椎体之下缘;而中位胸椎之棘突倾斜较大,其末端断面影多落于下位椎体之上半。沿各末端断面影向上,可以看出各自棘突的形状。在棘突上端与两侧椎弓根影之间都有较致密的斜行椎弓板影,椎弓板影大部与椎体重叠。两侧椎弓板之上缘共同形成一下凹弧形,此弧形上缘的两端伸至两侧椎弓根影上方,并形成上关节突。在椎体两侧下角附近,椎弓板影下缘向下突出,形成下关节突。两相邻胸椎之上下关节突重叠构成椎间关节,因其关节面都是冠状位,所以不显关节间隙。椎体两侧各有向外突出之横突影,其末端钝圆,一般都与相应之肋骨小头影部分重叠。椎体间的椎间盘都不显影,只显示出透明的椎间隙。所有椎间隙都较整齐,其中上位之间隙较窄,向下逐个略有加宽(图6-2-4)。

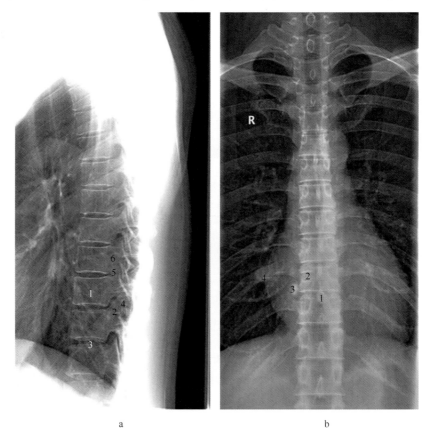

a   b

图 6-2-4 正常胸椎 X 线片

a. 侧位片(1. 椎体;2. 上关节突;3. 椎间盘;4. 下关节突;5. 椎间孔;6. 椎弓根);

b. 正位片(1. 棘突;2. 椎弓根;3. 横突;4. 肋骨)

(二)胸椎侧位像

在侧位片上,整个胸部脊柱略有后突,构成胸曲。如沿各胸椎椎体前缘作一连线,可显椎体序列整齐,胸曲之弧形自然。各胸椎椎体呈长方形,其上、下缘都较致密平直,有时也现双边影,双边影系左右两缘的分别显影。在双边影中,一条与椎体重叠则显影致密,另一条不与椎体重叠则显影较淡,因此,对一个椎体来讲,椎体上缘的密线与椎体下线之淡线同属一侧,而椎体上缘之淡线与椎体下缘之密线同属另一侧,在测量椎间隙的宽度时应注意这种关系。一般椎体之前缘较平直,有人其中部稍凹陷,使其上下两端略向前突。随着年龄增长,前突逐渐明显,则称上、下唇。椎体后缘也较平直,其中部常有皮质线中断现象,它是椎体滋养血管穿通而造成,不应误认为病变。在侧位片上,椎体向后延为椎弓根。椎弓根与肋骨小头重叠,多半显影不清,唯其下缘即椎弓根下切迹显影明显。因此,上位椎骨之椎弓根下切迹与下位肋颈之间的透明区,即为椎间孔范围。椎弓根上部虽与肋影重叠,但仔细观察仍能隐约看出其上缘,上缘后端向上延为一尖形突起,即上关节突。椎弓根下缘明显,它向后下也延为一尖形突起,即下关节突。两椎相邻的上下关节突构成椎间关节,可见竖直的关节间隙。上、下关节突之间为椎弓板,它只显示较窄的影像,其后方向后下的突起为棘突。棘突也与肋影有重叠,只有根部显影比较清晰。此外,胸椎之横突因与椎弓板重叠,所以一般不显影(图6-2-4)。

三、腰椎 X 线解剖

(一) 腰椎前后位像

腰椎 5 个(图6-2-5),排列整齐竖直,各椎体较大都呈横位长方形,而且由上向下逐个加宽。椎体上、下缘显影致密,有时可见双影,双影也是由前后两缘分别显影所致。椎体之左右侧缘清晰,其中段明显内凹,使其上、下角向外突出。在椎体影内,左右各有椭圆形的椎弓根断面影,两侧椎弓根内缘之间的距离为椎管的范围。在腰椎正中线上有水滴状棘突断面影,上位腰椎的棘突比较下倾,其断面影下端可与下位椎体之上缘重叠;下位腰椎棘突比较平直,其投影多在本椎体范围内。在棘突与两侧椎弓根之间都有宽而斜行的椎弓板致密影。椎弓板上缘向外上延至椎弓根上方,并形成圆形之上关节突。在棘突两旁,由椎弓板下缘向下突出成为下关节突,下关节突与下位椎骨之上关节突对应成关节,并留有明显的椎间关节间隙。由于腰椎椎间关节间隙呈弧形,在前后位片上所显示的间隙只是其呈矢状位的后部,而其前部间隙因近冠状位故不显影。由椎体侧缘向外突出者为横突影,一般第1、2横突较短,第3横突最长,第4横突也较短而稍有上翘,第5横突最宽,其外缘倾斜,显其外端向外上突出。在腰椎中,第5腰椎的形状比较特殊,其特征是椎体明显扁而宽,椎弓板与棘突的位置都不下倾,甚至出现上翘。横突外端指向外上方,下关节突与骶骨上关节突构成关节等。

一般腰部椎间隙比颈、胸部椎间隙宽,也是由上至下逐渐加宽,但第5腰椎与骶骨上缘之间的腰骶椎间隙还因体位关系显影较窄或完全不显影。

(二) 腰椎侧位像

在侧位片上(图6-2-5),5个腰椎排列构成前突的腰曲。正常人腰椎的序列整齐,腰曲之弧形自然。各腰椎椎体都有长方形,其上、下缘致密,也常呈双影。前缘平直或略有凹陷,后缘皮质线有时也因有血管通过而中断。由椎体后延的椎弓根较清晰,椎弓根上、下切迹都很明显,相邻的上下切迹之间构成椎间孔。腰椎椎间孔特大,而且与椎间隙相延续,椎弓根后端向后上突出为上关节突,向后下延伸为椎弓板。椎弓板下端与下位椎骨之上关节突重叠的部分为下关节突,有时在其前方可见椎间关节之间隙。由椎弓板向后方延伸的棘

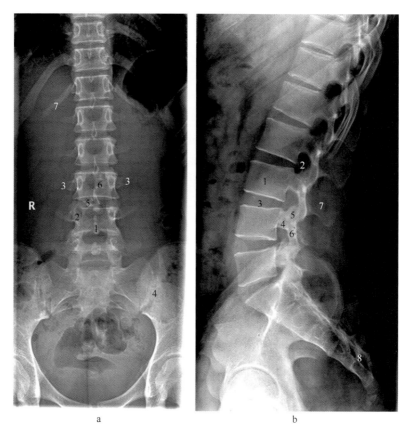

图 6-2-5　正常腰椎 X 线片

a. 正位片(1. 棘突;2. 椎弓根;3. 横突;4. 骶髂关节;5. 椎间盘;6. 椎体;7. 第 12 肋);b. 侧位片
(1. 椎体;2. 椎间孔;3. 椎间盘;4. 椎弓根;5. 上关节;6. 下关节突;7. 棘突;8. 骶管裂孔)

突呈长方形,一般显影较淡,只有其上缘前部骨质较厚,显示出尖端向后的三角形致密影。腰椎横突与椎弓根后端重叠,常显影不清。有时在此部位出现较致密的圈影,乃横突之断面影。

　　腰椎之椎间隙特别明显,而且由上至下逐渐加宽。椎间隙前部比后部稍宽,以适应腰曲的形成。腰骶间隙常不及第 4 腰椎间隙的宽度,因其后部比前部窄得多,故出现楔形之间隙影。由于形态的特点和力的传导作用,腰骶间隙容易出现脱位。常可沿骶椎上缘作一直线,再过骶椎前上角作一与此线相交之垂直线,如第 5 腰椎前下角在此垂直线后方 0~10mm 为正常位置;如已伸出垂直线前方,则说明第 5 腰椎向前滑脱(Garland 法)。

四、骶、尾骨 X 线解剖

(一) 骶、尾骨前后位像

　　骶骨由 5 块骶椎融合而成。在前后位片上骶骨呈三角形,其底朝上与腰椎相接,尖朝下与尾椎相连。在正中线上,可见愈合后之骶椎棘突致密影,一般可见 3~4 个,排列成行,组成骶中嵴。此嵴下端消失,并续为密度较淡的骶管裂孔影。骶管裂孔之两侧由密质围绕故显影清晰,此裂之长度因人而异,有时相差很大。在骶中嵴和骶管裂孔两侧的骨质较为致密,其内还有不整形的浓白结构排列成行,组成骶关节嵴(骶中间嵴),此嵴下端向下突出成为骶骨角。骶关节嵴外侧为一由上至下疏密相间区域,其中显影稀疏的部位为骶前、后孔的重叠,一般可见 4 对。由此区再外侧便是骶翼,骶翼大部分与髂骨翼重叠并构成骶髂关节。

在骶骨上缘(相当两侧骶骨上方)向上的突起为骶椎上关节突,它与第 5 腰椎之下关节突重叠构成腰骶关节。由于体位关系,骶骨的岬并不构成骶骨影上缘,有时可见它重叠于第 1 骶椎椎体影内。骶骨下端与第 1 尾椎相接,一般两者之间留有间隙,但也见骨化愈合者(图 6-2-5)。

尾骨一般由 4 个尾椎组成,其中只有第 1 尾椎较大,椎体呈横位长方形,其上缘有一对向上的小突起,称为尾骨角,尾骨角与骶骨角相对应。椎体两侧向外逐渐变细成为横突,横突与椎体之间并无明显的界限。其余的尾椎已经退化,都呈小团块状,而且由上至下逐个减小。各尾椎间的软骨永存,但不显影,所以在照片上各尾椎影之间都不连接。

(二) 骶、尾骨侧位像

侧位片上,骶骨呈向后凸的骶曲。骶骨上部与髂骨重叠而显影不清,但能看出整个骶骨的轮廓。骶骨虽由 5 块骶椎愈合而成,但在侧位片上一般仍能看出椎体之间的界限。各椎体都呈竖立的长方形,上位者较大,向下逐个减小。在第 1 骶椎前上缘显影明显的前突为岬,在全部椎体后方与其平行的致密带是各骶椎椎弓板的融合,此带与椎体之间的透明区为骶管的范围,骶管下端向后开口即骶管裂孔。在骶管影内,由上向下重叠着疏密交替排列的阴影,其中较密的部分为骶椎之横突影,较透明的部分为骶后孔影。在椎弓板融合带后方还有退化的棘突影,它们越向下形体越小,有的很难看出。

沿第 1 骶椎上缘所作的直线与水平线之间的夹角称腰骶角。国人此角正常值为 29.5°,如角度增大是脊柱不稳定的表现。各尾椎游离,共同排列成凹面向前的弧形,该弧度有大有小,因人而异,但它们的序列应是整齐的。第 1 尾椎较大,常呈方形,其后上角突出明显为尾骨角。其他各椎皆呈团块状,各椎之间的间隙不整齐,有的两椎部分重叠,有的相距较远(图 6-2-5)。

五、脊髓及其被膜 X 线解剖

一般 X 线平片上只显示骨性椎管,椎管内的结构都不显影,必须用造影术才能看出硬脊膜的形态和脊髓及其神经根的影像。椎管造影又称脊髓造影,是将造影剂注入蛛网膜下隙,并在 X 线下进行观察或摄像的一种检查方法。脊髓造影有碘剂脊髓造影和气脊髓造影两种。脊髓造影术是一种侵入性、创伤性操作,近年来随着核磁共振和 CT 等无创伤性影像诊断技术的不断完善及在脊柱外科中的广泛应用,脊髓造影的应用范围越来越小。只是对于某些不能做核磁共振检查的病人,脊髓造影仍不失为一种良好的检查方法。

(一) 脊髓碘剂造影的 X 线解剖

脊髓碘剂造影碘剂有碘油和水溶性碘造影剂两种,碘剂可注入小脑延髓池或终池。可使碘油上行或下行于脊髓周围的蛛网膜下隙内,从而对比显示出蛛网膜下隙的形态和脊髓及其神经根的轮廓。

1. 脊髓碘油造影正位像 脊髓碘剂造影正位像上,注入蛛网膜下隙的碘剂是乳白色的柱状影。因蛛网膜与椎管之间有血管、硬脊膜和硬膜外隙内的结缔组织填充,所显示的碘剂柱影要比椎管的宽度(即两侧椎弓根之间的距离)小。而且注入的碘剂量不能过大,碘剂柱影只能是较短的一段。必须不断调节体位,使碘油移位,从而分段显示不同部位的蛛网膜下隙的形态。如果采用黏度较低的造影剂时,在乳白的碘剂柱影内可出现带状的相对透明影,此乃脊髓影,其两侧的致密碘油柱为脊髓两侧的蛛网膜下隙。观察椎管内各段的显影:可见脊髓两侧的蛛网膜下隙以下颈段和上胸段最宽,中胸段最窄,至下胸段又渐加宽。脊髓影则以颈、腰两膨大处最宽,中胸段最细,下颈段最易显影。在蛛网膜下隙影的外缘处,有许多分别随各脊神经根外延形成并伸向相应椎间孔的三角形突起影,左右对称,称**神经根袖**。因神经根袖数目众多,使蛛网膜下隙影的两侧缘呈锯齿状。颈部的神经根袖较短小,略向外上或水平伸出(图 6-2-5);胸腰段的较大,斜向外下发出;腰骶段的常较浅、短,呈树根状伸展(图 6-2-6)。在神经根袖内偶尔可见有透明的神经根影。在颈部根袖内可显示两条以上的神经根影,而其他各部通常只显一条神经根影。在第 1 腰椎水平以下,脊髓消失,蛛网膜下隙为终池(或称盲管)。造影剂较浓时,终池内显影均匀致密,造影剂较淡时,则可见其中有多条细长的线状透明影,自上而下垂直排列,是为马尾影。终池的形状有个体差异,有的容积较大,两缘平整呈圆柱形;有的在相当于每个椎体平面,碘剂柱影两侧缘对称地向内凹陷,称双凹型;有的介于前二者之间,即碘柱影呈圆柱形,同时两侧缘也有轻微凹陷,故称中间型,此型为数最多。终池末端在第 2 骶椎水平,但有些人可较高,最高者可达第 5 腰椎之下缘。终池下端的形态也不尽相同,多数为圆锥形,也有呈球形,其末端或尖或钝,也可呈裂口状(图 6-2-7)。

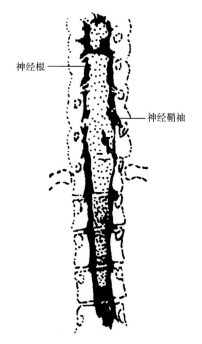

图 6-2-6　颈胸段脊髓造影正位片

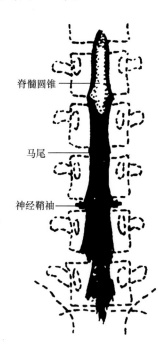

图 6-2-7　腰骶段脊髓碘油造影正位片

2. 脊髓碘剂造影侧位像　颈部脊髓碘剂造影侧位像上(图 6-2-8),碘剂柱状影略向后弯,其前缘整齐而锐利,几乎贴于椎体后缘。在平椎间盘高度可有轻微凹陷,自凹陷至椎体后缘连线之间应小于 2mm。特别是在枢椎齿突后方,碘剂柱状影前缘出现的后凹较明显,它是由齿突后方的齿突横韧带压迫形成。在碘剂柱状影后缘,平黄韧带高度也都有凹陷,使其后缘呈波浪状。此外,颈部的齿状韧带较发达,在侧位片上有时也可显影,它们显示为在碘剂柱状影内细而纵行的条状透明影,位于碘剂柱状影纵轴线稍后方。此处有时还可见与碘剂柱状影纵轴相交叉的神经根透明影。

在胸部,碘剂柱状影与脊柱胸曲相适应略向前弯。其细微表现不及颈部明显。

在腰部(图 6-2-9),碘剂柱状影之前缘紧贴腰椎椎体之后,其平椎间盘高度的凹陷要比颈、胸段明显,凹底至椎体后缘连线的距离约 2mm,最大不超过 4mm。平腰骶椎间盘高度的凹陷可更深一些。

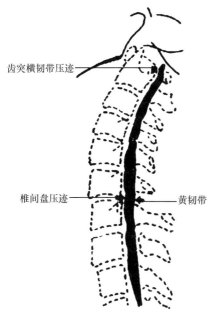

齿突横韧带压迹

椎间盘压迹 黄韧带

图 6-2-8 颈胸段脊髓碘油造影侧位像

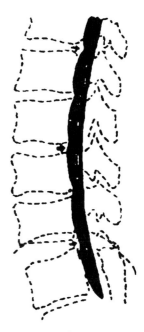

图 6-2-9 腰骶段脊髓碘油造影侧位片

(二)脊髓空气造影的 X 线解剖

脊髓空气造影spinal cord air opacification 多取侧位片观察。在颈段脊髓空气造影时(图 6-2-10),如取俯卧侧位拍照,因空气上升,颈髓背侧的蛛网膜下隙显示为一宽 2~4mm 的透明气柱影。其中以第 3 颈椎水平最窄,向上逐渐加宽,并与小脑延髓池相通连,向下也逐渐增宽。此狭长气柱影的前缘整齐而锐利,显示出颈髓背面的形状。如系仰卧侧位拍照,由于空气上升,颈髓腹侧的蛛网膜下隙显示为 2~5mm 透明气柱影,其上下宽度相一致。此气柱影前缘因有后纵韧带,故与椎体后缘间相隔 1~2mm。气柱影后缘整齐而锐利,可显示颈髓腹面的形状。如果注入的空气较多,颈髓前后气柱可同时显影,它们之间的长条状软组织影便是颈髓影。正常颈髓的前后径为 8~10mm,其上段要比下段稍粗些。

在胸段造影时,气柱影内的胸髓一般显示较差。

在腰段造影时,可显示出宽阔的透明气柱影(即终池影),其下段逐渐变细,终于第 2 骶椎水平。在侧位片上,气柱影前缘至椎体后缘的距离约 2mm,至椎间盘(上下椎体后缘的连线)的距离稍宽,但一般也不应超过 4mm。其中至腰骶椎间盘的距离可更宽些。在整个宽阔的透明气柱影内,可见多条垂直的细线状影,为马尾。

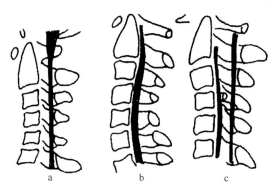

图 6-2-10　颈髓充气造影侧位像

a. 颈髓后气柱；b. 颈髓前气柱；c. 颈髓前后气柱

（罗　刚　李　芳）

第三节　断层解剖

一、脊柱区结构的断层解剖学特点

根据切割或扫描的层面不同,脊柱的横断层面主要有三：①经椎弓根的横断层面；②经椎体下部的横断层面；③经椎间盘的横断层面。脊柱的矢状层面大致可分为脊柱正中矢状层面和脊柱旁正中矢状层面。脊柱的冠状层面因在临床上较少使用,故本章不予叙述。

1. 经椎弓根的横断层　该层面主要特征是椎管为完整性骨环,由椎体、椎弓根和椎弓板构成。各段椎管的形状及大小存在差异。颈段椎管较宽,多呈三角形；胸段椎管呈圆形,较窄；腰段椎管形态不一。硬脊膜囊占据椎管的中央部分,其周围主要为硬膜外隙。神经根将硬膜外隙分为前、后两隙,前隙窄小,有椎内前静脉丛通过；后隙较大,有椎内后静脉丛通过。脊髓位于硬脊膜囊内,由于蛛网膜下隙内脑脊液低密度影的对比,CT 和 MRI 上可较好地显示脊髓的形态结构(图 6-3-1)。

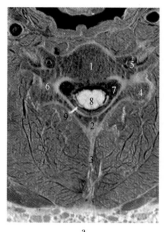

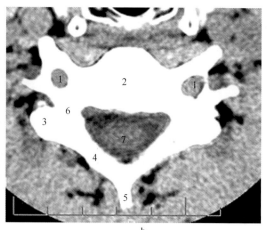

颈椎

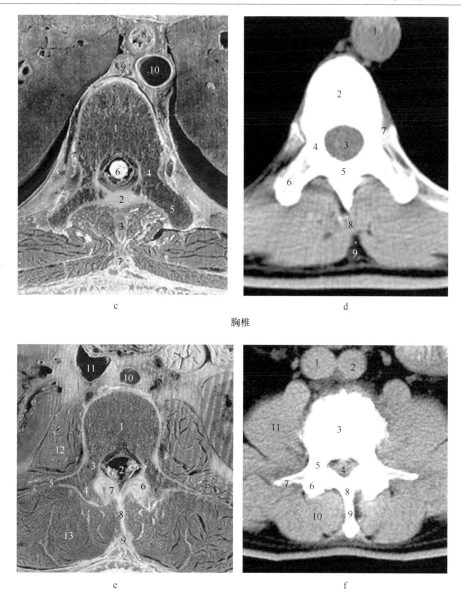

胸椎

腰椎

图 6-3-1 经椎弓根的横断层面

a. 颈椎标本(1. 椎体;2. 椎弓板;3. 棘间韧带;4. 上关节突;5. 横突孔及椎动、静脉;6. 关节突关节;7. 神经根管;8. 脊髓;9. 黄韧带);b. 颈椎 CT 图像(1. 横突孔及椎动脉;2. 椎体;3. 关节突关节;4. 椎弓板;5. 棘突;6. 椎弓根;7. 脊髓);c. 胸椎标本(1. 椎体;2. 黄韧带;3. 棘间韧带;4. 椎弓根;5. 横突;6. 脊髓;7. 棘上韧带;8. 食管;9. 奇静脉;10. 胸主动脉);d. 胸椎 CT 图像(1. 胸主动脉;2. 椎体;3. 脊髓;4. 椎弓根;5. 椎弓板;6. 横突;7. 胸肋关节;8. 棘间韧带;9. 棘上韧带;腰椎);e. 腰椎标本(1. 椎体;2. 硬膜囊与马尾;3. 椎弓根;4. 上关节突;5. 横突;6. 关节突关节;7. 黄韧带;8. 棘间韧带;9. 棘上韧带;10. 腹主动脉;11. 下腔静脉;12. 腰大肌;13. 竖脊肌);f. 腰椎 CT 图像(1. 下腔静脉;2. 腹主动脉;3. 椎体;4. 硬膜囊;5. 椎弓根;6. 关节突;7. 横突;8. 椎弓板;9. 棘突;10. 竖脊肌;11. 腰大肌)

2. 经椎体下部的横断层 该层面经过椎弓根下方、椎间孔上部,其主要特征是椎管为不完整的骨性环,其断开处为椎间孔上部。椎间孔因有一定长度,也称为椎间管,其前界为椎体后外侧缘,后界为下关节突,颈段椎间孔内有椎间静脉,胸、腰段椎间孔内有脊神经根和节段性的根动脉向下穿行。椎管内的结构与椎弓根层面基本相似(图 6-3-2)。

3. 经椎间盘的横断层 该层面为显示椎间盘和椎间孔下部的最佳层面,椎管呈不完整的骨性环。椎间盘由髓核、纤维环、软骨板和 Sharpey 纤维环构成。由于存在生理性弯曲,经椎间盘的横断层面有时可见上、下位椎体。该层面椎间孔的前、后界与经椎体下部的层面不同,通过椎间孔的结构也不同。其前界为椎间盘,后界为关节突关节和黄韧带,颈段椎间孔有脊神经根,而胸、腰椎间孔内有静脉通过。不同的部位上、下关节突的位置各不相同,颈、胸段的上关节突在前,下关节突在后;腰段的上关节突在内侧,下关节突在外侧。黄韧带位于椎板内面,呈 V 形,向前外侧延伸至关节突关节内侧,加固关节囊,并构成椎间管的后壁、在 CT 扫描图像上,黄韧带 CT 值与肌相似;在 MRI 图像上,其信号强度与周围脂肪组织的信号易于区别。椎管内的结构与椎弓根和椎体下部的层面基本相似(图 6-3-3)。

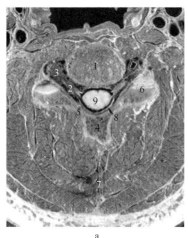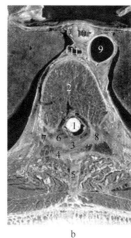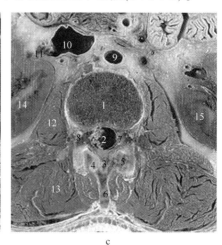

a   b   c

图 6-3-2 经椎体下部的横断层面标本

a. 颈椎(1. 椎体;2. 椎间孔和颈神经;3. 横突孔和椎动、静脉;4. 椎弓板;5. 黄韧带;6. 关节突关节;7. 棘间韧带;8. 硬脊膜囊;9. 脊髓);b. 胸椎(1. 脊髓;2. 椎体;3. 黄韧带;4. 椎弓板;5. 棘间韧带;6. 侧隐窝;7. 椎间孔与胸神经;8. 椎弓根;9. 胸主动脉;10. 食管;11. 奇静脉);c. 腰椎(1. 椎体;2. 马尾;3. 黄韧带;4. 椎弓板;5. 关节突关节;6. 棘突;7. 侧隐窝;8. 椎间孔与腰神经;9. 腹主动脉;10. 下腔静脉;11. 右肾静脉;12. 腰大肌;13. 竖脊肌;14. 右肾;15. 左肾)

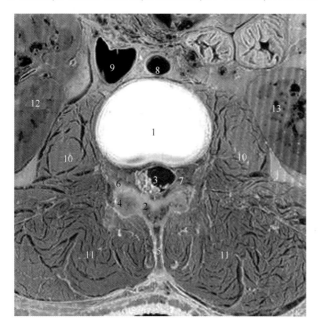

图 6-3-3 经腰椎间盘的横断层面标本

1. 椎间盘;2. 黄韧带;3. 马尾;4. 关节突关节;5. 棘突;6. 椎间孔与腰神经;7. 侧隐窝;8. 腹主动脉;9. 下腔静脉;10. 腰大肌;11. 竖脊肌;12. 右肾;13. 左肾

4. 经脊柱正中的矢状层 该层面经过椎体正中,主要显示脊柱前部、脊柱后部、椎管及其内容物。椎体为方形,自第 2 颈椎到第 3 腰椎逐渐增大,第 4、5 腰椎大小有差异,在骶、尾椎迅速变小。椎间盘位于相邻的椎体之间,不同区域厚度不同,颈部较厚;中胸部最薄,尤其是上胸椎;腰部最厚。成人颈曲前凸,自寰椎至第 2 胸椎,最凸处位于第 4、5 颈椎之间;胸曲后凸,自第 2~11 胸椎,其最凸处位于第 6~9 胸椎;腰曲前凸,自第 12 胸椎至腰骶角,其最凸处位于第 3 腰椎水平,骶曲自腰骶结合到尾骨尖。前、后纵韧带分别位于椎体和椎间盘的前、后。椎管的弯曲与脊柱弯曲一致,脊髓位于椎管的硬脊膜囊内,上端在枕骨大孔处与延髓相连,末端变细,于第 1 腰椎椎体下缘(小儿平第 3 腰椎)处续为无神经组织的终丝。脊髓前、后方有脑脊液,硬脊膜囊外为硬膜外隙,内有脂肪组织填充。脊柱后部由椎板及其连接的黄韧带,棘突及其连接的棘间韧带和棘上韧带组成。

5. 经脊柱的旁正中矢状层 该层面通过椎间孔,可较好地显示椎间孔结构,因各椎体的大小不一,故该矢状层面的结构变化较为复杂。椎间孔位于相邻椎上、下切迹之间,但在不同部位,其形态及前、后壁的构成略有小同。颈椎间的椎间孔呈椭圆形,上部内有静脉,下部容纳脊神经根;胸椎及腰椎间的椎间孔呈卵圆形,其上宽下窄,上部有脊神经根向下穿行,下部有静脉通过。因椎间孔内有丰富的脂肪组织,故在 CT 和 MRI 上能很好地显示脊神经根和椎间静脉。第 1 颈神经经枕骨和寰椎之间离开椎间孔,第 2~7 颈神经经同序数椎骨上方的椎间孔离开,第 8 颈神经经第 7 颈椎与第 1 胸椎之间的椎间孔离开,第 1 胸神经~第 5 腰神经经过相同序数椎骨下方的椎间孔离开椎管。

二、脊柱区结构的断层影像学表现

(一) CT 断层表现

脊柱区 CT 检查以横断层扫描为主,显示的主要解剖结构包括:椎体及其附件、椎间盘、脊髓及神经根、椎间孔、椎管、韧带及脊柱周围软组织等。各种结构在 CT 断层图像上表现不一,CT 扫描典型层面包括:椎弓根、椎体下部(椎间孔)和椎间盘层面。

1. 脊椎及附件骨 CT 图像上可以很好地观察脊椎及附件骨结构的骨皮质和骨小梁,包括椎体、椎弓根、椎板、棘突、横突和关节突关节(椎小关节)等,骨皮质表现为致密、连续的线状或带状影,位于椎体及附件的边缘部;骨松质表现为细密的网格状影,边缘清楚,位于骨结构的中央部。网格间隙内充填的骨髓组织表现为软组织密度影。关节突关节在脊柱各段方位不同,颈段近似于水平位排列,胸段近似于冠状位排列,腰段近似于矢状位排列。正常关节面光滑、完整,关节间隙宽度为 2~4mm。

2. 椎管及内容物　正常椎管 横断层面呈类圆、椭圆或近似三角形,由椎体、椎弓根、椎板和黄韧带围成,椎管内容纳硬脊膜囊和脊髓等结构。硬脊膜囊在低密度硬膜外脂肪组织的衬托下,呈圆形或椭圆形软组织密度影,囊内含有蛛网膜下隙内的脑脊液和脊髓,CT 平扫三者不能清晰区分。CT 脊髓造影(CTM)可以显示脊髓的形态与大小:颈髓的前后径正常为 6~8mm,横径 7~12mm,颈膨大的横径可达 12~15mm;胸、腰髓的前后径为 5~7mm,横径 7~9mm。脊髓圆锥轻度增粗,向下逐渐变细成终丝。侧隐窝呈漏斗状,其前方是椎体后外面,后方为上关节突,侧方为椎弓根内壁,其前后径不小于 5mm,内有软组织密度的脊神经通过,周围为低密度的脂肪组织。椎内静脉丛位于硬膜外脂肪间隙内,在 CT 平扫上不能单独显示,增强扫描呈点状高密度影,以颈区较明显。

3. 椎间孔 呈裂隙状位于椎管前外侧,前方为椎体和椎间盘,后方为关节突关节,上、下方为椎弓根,内侧与侧隐窝相连。其内的脊神经根呈软组织密度,周围有低密度的脂肪组织环绕。

4. 椎间盘 呈软组织密度影,CT值为(70±5)HU,不能区分髓核和纤维环,其外缘连续、光滑,不超出椎体的外缘(图6-3-4)。颈区椎间盘后缘平直,自颈部向下至下腰部,椎间盘后缘呈不同程度的向腹侧凹陷,至L4~5水平又变为平直,而L5~S1水平向背侧轻度膨隆。

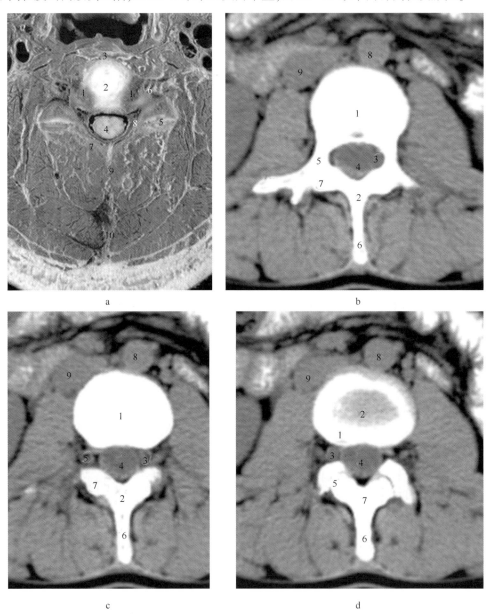

图 6-3-4 颈椎和腰椎的横断层面

a. 颈椎(1. 钩突;2. 椎间盘;3. 前纵韧带;4. 脊髓;5. 关节突关节;6. 横突孔与椎动、静脉;7. 黄韧带;8. 神经根管;9. 棘间韧带;10. 项韧带);b. 经椎弓根横断面CT图像(1. 椎体;2. 椎板;3. 侧隐窝;4. 硬膜囊与马尾;5. 椎弓根;6. 棘突;7. 关节突关节;8. 腹主动脉;9. 下腔静脉);c. 经椎间孔横断面CT图像(1. 椎体;2. 椎弓板;3. 侧隐窝;4. 硬膜囊与马尾;5. 椎间孔与腰神经;6. 棘突;7. 关节突关节;8. 腹主动脉;9. 下腔静脉);d. 经椎间盘横断面CT图像(1. 椎体;2. 椎间盘;3. 腰椎间孔与腰神经;4. 硬膜囊与马尾;5. 关节突关节;6. 棘突;7. 椎弓板;8. 腹主动脉;9. 下腔静脉)

5. 脊椎韧带　前、后纵韧带均较薄,CT 上不能单独显示。黄韧带较厚(正常时≤3mm),位于椎弓板和关节突的内面,密度高于硬脊膜囊和硬膜外脂肪,显示较清晰。棘上和棘间韧带也呈细条状软组织密度影。

6. 椎旁软组织　脊柱各段椎旁软组织(主要为肌)名称各不相同,CT 上均表现为软组织密度结构,CT 值 40~50HU,其间的间隙含有低密度脂肪组织,容易显示与区分(图 6-3-4)。

(二) MRI 断层表现

1. 脊椎与附件　在横轴位、冠状位和矢状位上均可清晰显示,但以矢状位和横轴位显示较好。MRI 成像方法主要包括自旋回波序列 T_1 加权成像(SE T_1WI)和有(无)脂肪抑制的快速 SE T_2 加权成像(FSE T_2WI)。骨皮质和骨小梁在 T_1WI 和 T_2WI 上均呈低信号,前者连续、光滑,后者呈网格状。椎体及附件内骨髓在 T_1WI 上呈高信号,T_2WI 上呈中高信号,由于其内的黄骨髓分布不均匀,常导致其信号不一致。

2. 椎管及内容物　在横轴位和矢状位上均可清晰显示。在 T_1WI 或 T_2WI 上,脊髓位于椎管中心呈中等信号影,脊髓周围蛛网膜下隙内的脑脊液在 T_1WI 上呈低信号,T_2WI 上呈高信号影,在其衬托下脊髓显示更清晰。高分辨横轴位 T_2WI 上,脊髓灰质结构位于脊髓中央部呈蝶形略高信号影,白质纤维束呈略低信号影;而 T_1WI 上常显示不清。脊神经根在蛛网膜下隙内脑脊液衬托下呈中等信号条状或圆点状影。硬膜外脂肪组织在 T_1WI 上呈连续条状或带状高信号,T_2WI 上呈中高信号,其内的椎内静脉丛呈网状略低信号影。硬脊膜囊在硬膜外脂肪组织和蛛网膜下隙内脑脊液的衬托下呈略低信号影,但 T_1WI 上显示不清(图 6-3-5)。

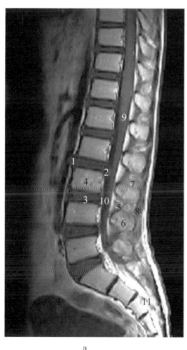
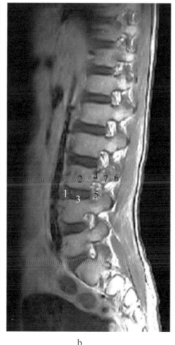
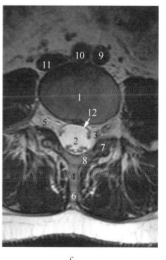

a　　　　　　　　　　b　　　　　　　　　　c

图 6-3-5　腰椎 MRI

a. 正中矢状面(1. 前纵韧带;2. 后纵韧带;3. 椎间盘;4. 椎体;5. 黄韧带;6. 棘突;7. 棘间韧带;8. 棘上韧带;9. 脊髓圆锥;10. 马尾;11. 骶管);b. 旁正中矢状面(1. 前纵韧带;2. 椎体;3. 椎间盘;4. 椎弓根;5. 椎间孔与腰神经;6. 棘突;7. 椎弓峡);c. 横断面(1. 椎体;2. 硬脊膜囊;3. 侧隐窝;4. 棘突;5. 椎间孔与腰神经;6. 棘间韧带;7. 关节突关节;8. 黄韧带与椎弓板;9. 左髂总动脉;10. 右髂总动脉;11. 下腔静脉;12. 后纵韧带)

3. 椎间孔 以横轴位和旁正中矢状位像显示最佳。椎间孔大部分被脂肪组织充填而呈高信号,走行于其中的脊神经根呈圆形、长圆形,低或等信号影。

4. 椎间盘 在横轴位、冠状位和矢状位上均可清晰显示,其信号强度和椎体骨髓相似或略低。髓核在矢状位 T_2WI 上呈较高信号,但中心区常可见水平状低信号线,为退行性纤维化。椎间盘周边纤维环 Sharpey 纤维、上及下缘透明软骨板在 T_1WI 和 T_2WI 上均显示为低信号。椎间盘高度以腰椎最大,8~12mm,但 T5~S1 椎间盘较低(常<5mm),其次为颈椎间盘,胸椎间盘高度最低(图 6-3-6)。

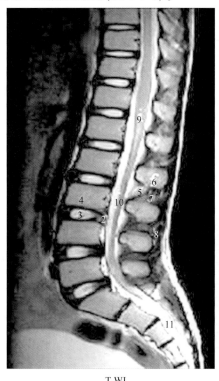
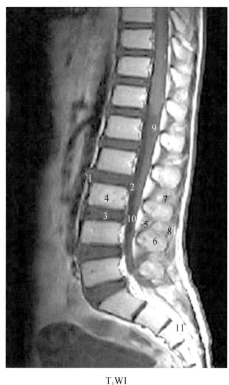

T₂WI   T₁WI

图 6-3-6 腰椎正中矢状面 MRI

1. 前纵韧带;2. 后纵韧带;3. 椎间盘;4. 椎体;5. 黄韧带;6. 棘突;7. 棘间韧带;8. 棘上韧带;9. 脊髓圆锥;10. 马尾;11. 骶管

5. 脊椎韧带 韧带含水量较少,在 T_1WI 和 T_2WI 上均呈低信号。前、后纵韧带较薄,均呈线样低信号,与椎体前、后缘骨皮质、纤维环低信号不易区分。黄韧带较厚,横轴位上容易显示。棘上、棘间韧带在周围脂肪组织衬托下呈分散束状低信号。

6. 椎旁软组织 椎旁肌在 T_1WI 和 T_2WI 分别呈低信号和中低信号。肌与肌、肌束与肌束之间通常含有脂肪间隔,在 T_1WI 和 T_2WI 上呈中-高信号,与低信号的肌形成自然对比,可以辨认不同的肌,并且肌束间间隔使每块肌断面呈花纹样外观。椎旁其他结构请参见相应部分断面和影像解剖图。

三、脊柱颈段断层解剖

(一) 颈段横断层解剖

1. 经寰枕关节的横断层 该层面属颅椎连接区,主要显示寰枕关节。该关节由枕骨髁与寰椎侧块上关节面构成,关节面呈弧形,枕骨髁在内侧,寰椎侧块的上关节面在外侧包绕枕骨髁,寰椎侧块之间有一椭圆形的断面为齿突上端。在 CT 上呈高密度影,MRI 为低信号。若层面偏低,可见在齿突前方呈弧形的寰椎前弓;若层面偏高,则主要显示颅底后部的枕骨基底部和枕骨大孔。由于蛛网膜下隙内充满脑脊液,与脊髓形成鲜明对比,故 CT 和 MRI 上较好地显示脊髓的形态结构。颈髓横断面呈扁圆形,矢状径小于横径。在 CT 和 MRI 影像上,硬脊膜囊在椎管内硬膜外丰富的脂肪组织衬托下,显示的较为清晰。椎动脉的位置变化比较复杂,若层面偏高时,可见其位于椎管内,层面偏低时,则位于椎管外。头外侧直肌位于寰枕关节前外侧,颈内动、静脉和舌咽神经、迷走神经、副神经等重要结构位于两者前方,而枕下三角位于两者之后。在枕下三角内有枕下脂肪,有时口可见有椎动、静脉和枕下神经。枕下三角周围肌有头后小直肌、头后大直肌和头下斜肌等枕下肌群。枕下肌群后方为头半棘肌和头夹肌,外侧为二腹肌后腹和头最长肌。头前直肌位于关节前外侧,该肌与咽壁之间有头长肌。颞骨茎突和颞骨乳突分别位于寰椎侧块外侧前和后方(图 6-3-7)。

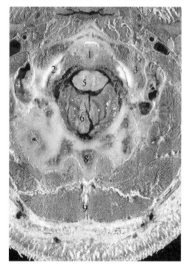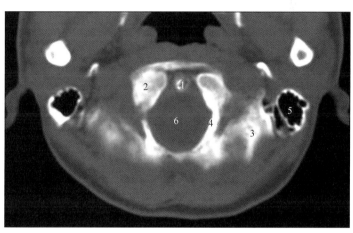

a   b

图 6-3-7 经寰枕关节横断层面

a. 标本(1. 齿突;2. 寰枕关节;3. 枕骨髁;4. 椎动脉;5. 延髓;6. 小脑扁桃体;7. 硬脑膜;8. 枕外隆凸;9. 项韧带);b. CT 图像(1. 齿突;2. 枕骨髁;3. 上项线;4. 枕骨大孔;5. 乳突;6. 脊髓)

2. 经寰枢关节的横断层 面该层而显示寰枢关节。寰椎呈环状,没有椎体和棘突,主要由前、后弓及两个侧块组成。前弓较短,前面正中有前结节,后面正中有小的关节凹,称为齿突凹,与枢椎的齿突相关节。后弓较长,后面正中处,有一粗糙的隆起,称为后结节。寰椎前弓与枢椎齿突之间可见寰齿关节前间隙。齿突居中,两侧为寰椎侧块,齿突外侧缘与两寰椎侧块内缘间的距离应等长,否则应考虑病变所致。

自寰椎侧块向外延伸的角形部分为寰椎横突,横突一般见于寰椎侧块的中部层面。颈内动、静脉位于横突前外侧,舌咽神经、迷走神经、副神经和舌下神经位于颈内动、静脉内后方,横突前内侧有交感干的颈上神经节和头长肌。因寰椎前弓较后弓稍高,在以 0°角进行连续横断层扫描时,寰椎前弓通常在较高的上一层面先于后弓出现。若层面偏高,见位于后弓上方的椎动脉沟及椎动脉。寰椎后弓与寰椎横韧带之间为椎管,椎管内结构与寰枕关节层面相似。脊柱周围肌与寰枕关节层面相似(图 6-3-8)。

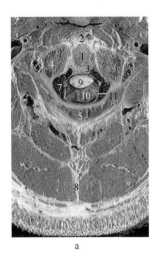 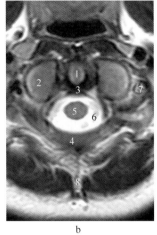 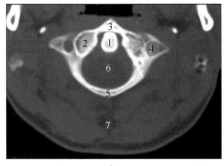

a   b   c

图 6-3-8 经寰枢关节横断层面

a. 标本(1. 齿突;2. 寰椎前弓;3. 寰椎横韧带;4. 寰椎侧块;5. 寰椎后弓;6. 横突孔及椎动、静脉;7. 硬膜外隙;8. 项韧带;9. 脊髓;10. 小脑扁桃体;11. 硬脊膜);b. MRI 图像(1. 齿突;2. 寰椎侧块;3. 寰椎横韧带;4. 寰椎后弓;5. 脊髓;6. 硬膜外隙;7. 横突孔及椎动、静脉;8. 项韧带);c. CT 图像(1. 齿突;2. 寰椎侧块;3. 寰椎前弓;4. 横突孔及椎动、静脉;5. 寰椎后弓;6. 脊髓;7. 项韧带)

3. 经颈椎椎弓根的横断层 该层面的特征是椎管为完整骨性环。椎弓根短,向后外侧突,与矢状面约成 45°角。椎弓板薄,自椎弓根后端伸向后内侧,与椎体、椎弓根形成完整骨性环。棘突短,末端分叉为两个不等大的结节,其上有项韧带和许多背深肌附着,包括棘突间肌,多裂肌和半棘肌等。横突位于椎体两侧,可见横突孔和横突前、后结节,第 4~6 颈椎横突前结节较长而粗糙,有前斜角肌、头长肌和颈长肌附着,后结节为颈夹肌、颈最长肌、颈髂肋肌、肩胛提肌、后斜角肌和中斜角肌附着。椎管近似一尖端向后的三角形,矢状径短,横径长,寰椎平面椎管的矢状径为 16~27mm,下颈段椎管的矢状径为 12~21mm,平均为 18mm,矢状径小于 12mm 应考虑椎管狭窄症。一般第 1~3 颈椎段的椎管由上而下逐渐减小,呈漏斗状;第 4~7 颈椎段的椎管大小基本相等。椎管内结构与寰枕关节、寰枢关节层面相似。颈髓横断面呈扁圆形,矢状径小于横径。一般颈髓的矢状径为 6~8mm,中颈段略小;横径一般为 7~11mm,颈 5 最宽,可达 12~15mm。

椎旁肌的配布为颈深肌内侧群(椎前肌群)位于椎骨的前外侧;外侧群(斜角肌群)位于椎骨外侧。自第 5 颈椎水平向下,前斜角肌与中、后斜角肌渐行渐远,形成斜角肌间隙,内有臂丛和锁骨下动脉通行。背部浅层肌包括斜方肌和肩胛提肌,位置表浅,斜方肌位于椎骨后方,肩胛提肌位于椎体两侧。背部深层肌包括夹肌(头夹肌和颈夹肌),竖脊肌(自外侧向内侧包括颈髂肋肌、头最长肌和头棘肌)、横突棘肌(自浅而深包括头半棘肌、颈半棘肌、多裂肌和回旋肌)和棘间肌。头半棘肌是辨别背部深层肌的重要标志,其后方为夹肌,外侧为头最长肌和颈最长肌,深方为颈半棘肌。棘突间肌位于棘突之间(图 6-3-9)。

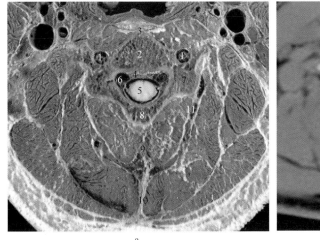
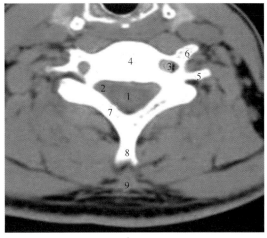

a

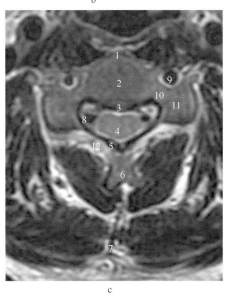

图 6-3-9 经颈椎椎弓根横断层面

a. 标本（1. 横突孔；2. 椎体；3. 前纵韧带；4. 后纵韧带；5. 脊髓；6. 侧隐窝；7. 椎弓根；8. 椎弓板；9. 棘间韧带；10. 项韧带；11. 椎外后静脉）；b. CT 图像（1. 脊髓；2. 侧隐窝；3. 横突孔及椎动、静脉；4. 椎体；5. 横突后结节；6. 横突前结节；7. 椎板；8. 棘突；9. 项韧带）；c. MRI 图像（1. 前纵韧带；2. 椎体；3. 后纵韧带；4. 脊髓；5. 硬膜外隙；6. 棘间韧带；7. 项韧带；8. 侧隐窝及颈神经根；9. 横突孔及椎动、静脉；10. 椎弓根；11. 关节突关节；12. 黄韧带）

c

4. 经颈椎椎体下部的横断层 该层面主要特征是椎管为不完整的骨性环，其断开处为位于侧壁的椎间孔上部。椎管的前壁为椎体，后壁为椎弓板，若层面偏低时后壁可见附于椎弓板外的黄韧带。该层面是观察椎体形态结构的最佳层面。椎体呈椭圆形，矢状径为 15.7~16.3mm，横径为 22.9~24.2mm，前、后分别有前、后纵韧带附着，前外侧有一深压迹供颈长肌附着。椎间孔上部为伸向前外侧的骨性管道，横径为 4~5mm，矢状径为 6~7mm，其前内侧壁为椎体下部的后外侧部，后外侧壁为关节突关节，关节间隙 2~4mm，下关节突位于后部，而下位椎骨的上关节突位于关节突关节的前部，黄韧带附于关节突关节内侧。椎管内结构和脊柱周围肌与经颈椎椎弓根的层面基本相似（图 6-3-10）。

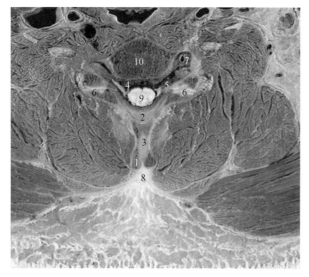

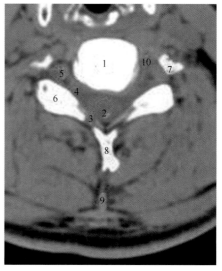

a

b

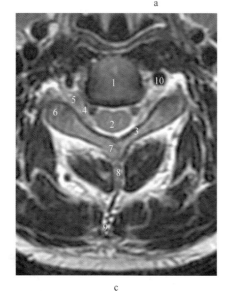

c

图 6-3-10　颈椎椎体下份横断层面

a. 标本 (1. 棘突;2. 黄韧带;3. 棘间韧带;4. 硬膜外隙;5. 椎间孔及颈神经;6. 关节突关节;7. 横突孔及椎动、静脉;8. 项韧带;9. 脊髓;10. 椎体);b. CT 图像 (1. 椎体;2. 脊髓;3. 黄韧带;4. 椎间孔;5. 颈神经;6. 关节突关节;7. 横突;8. 棘突;9. 项韧带;10. 横突孔及椎动、静脉);c. MRI 图像 (1. 椎体;2. 脊髓;3. 黄韧带;4. 椎间孔;5. 颈神经;6. 关节突关节;7. 椎弓板;8. 棘突和棘间韧带;9. 项韧带;10. 横突孔)

5. 经颈椎椎间盘的横断层　该层面主要显示椎间盘和椎间孔下部。第 3~7 颈椎椎体上面侧缘各有一向上突起的椎体钩,下面侧缘的相对应部位有斜坡样的唇缘。椎体钩与唇缘相接,则形成钩椎关节。钩椎关节后外侧部构成椎间孔下部前壁,邻近颈神经根;后方为脊髓、脊神经的脊膜支和椎内前静脉丛,外侧有椎动、静脉和交感神经丛。随着年龄增长,椎体钩出现骨质增生,可压迫脊神经和椎间管。椎间孔后壁为关节突关节,因椎间孔内脂肪组织较丰富,在 CT 和 MRI 图像上使神经根易于识别。因椎体钩的存在,在横断层面上颈段椎间盘的面积较胸、腰椎间盘的面积为小,但厚度介于胸、腰段椎间盘厚度之间。由于生理性颈曲存在,故在经颈椎间椎间盘的层面上,下位椎体的后上缘及椎体钩和上位椎体的前下缘常同时出现。颈椎的椎体钩、横突和关节突三者构成一个复合体即 UTAC。该层面椎管也为不完整的骨性环,但其前、后壁与经椎弓根和椎体下部的层面略有不同,其前壁为椎间盘和后纵韧带,后壁为椎弓板和黄韧带。椎管内结构和脊柱周围肌与经椎体下部的层面基本相似(图 6-3-11)。

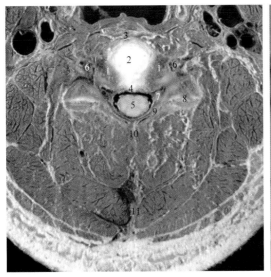
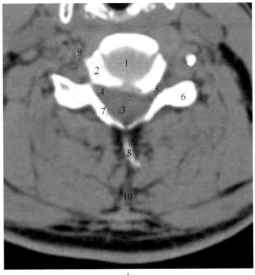

图 6-3-11　经颈椎椎间盘横断层面

a. 标本(1. 钩突;2. 椎间盘;3. 前纵韧带;4. 后纵韧带;5. 脊髓;
6. 横突孔及椎动、静脉;7. 神经根管;8. 关节突关节;9. 黄韧带;10. 棘
突;11. 项韧带)；b. CT 图像(1. 椎间盘;2. 钩突;3. 脊髓;4. 神经根
管;5. 椎间孔;6. 关节突关节;7. 椎弓板;8. 棘突;9. 横突孔及椎动、
静脉;10. 项韧带)；c. MRI 图像(1. 椎间盘;2. 钩突;3. 神经根管;
4. 脊髓;5. 椎间孔及颈神经;6. 关节突关节;7. 上关节突;8. 下关节
突;9. 椎弓板;10. 横突孔及椎动、静脉;11. 棘突;12. 项韧带)

(二) 颈段矢状断层解剖

经脊柱颈段正中的矢状断层　脊柱颈曲凸向前,其顶点在第 4~6 颈椎平面。寰椎前、后弓为圆形断面,分别位于枕骨大孔前、后缘的下方,相互间分别通过寰枕前、后膜相连。枢椎齿突与寰椎前弓和寰椎横韧带构成寰枢正中关节,与枢椎体之间存有一小的软骨板。颈椎体呈长方形,自上而下逐渐增大。椎体静脉在椎体中部向后汇入椎体后静脉。颈椎间盘连结相邻颈椎体的上、下面,颈胸椎间盘连结第 7 颈椎体和第 1 胸椎体。与脊柱颈曲相适应,椎间盘的前高大于后高,为(2~3):1,与相邻椎体的高度比为 1:(2~4)。前纵韧带连于椎体和椎间盘的前面;后纵韧带与硬脊膜相贴,与椎体连结疏松,其间隔有椎体后静脉。

椎管和脊髓的弯曲与脊柱颈曲一致,椎管的矢状径上段大于中、下段。脊髓位于硬脊膜囊中央,上端在枕骨大孔处连延髓。蛛网膜下隙位于脊髓的前、后方,其矢状径上部大于中、下部,在 MRI T_2 加权像中表现为高信号。硬膜外隙前部有椎内前静脉丛,后部有少量脂肪。

    枢椎棘突较粗,第 7 颈椎棘突长而厚,其余颈椎棘突短,斜向后下。棘间韧带连结相邻棘突。项韧带位于棘突后方。黄韧带较薄,连结相邻椎弓板(图 6-3-12)。

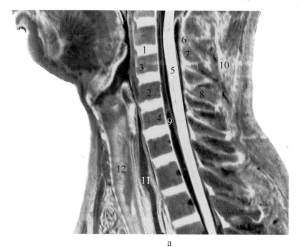
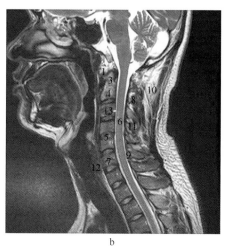
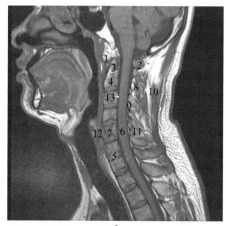

a

b

c

图 6-3-12　经脊柱颈段矢状断层

a. 标本(1. 椎间盘;2. 椎体;3. 前纵韧带;4. 后纵韧带;5. 脊髓;6. 黄韧带;7. 棘突;8. 棘间韧带;9. 硬膜外隙;10. 项韧带;11. 食管;12. 气管);b. MRI T_2WI(1. 寰椎前弓;2. 寰椎后弓;3. 齿突;4. 枢椎椎体;5. 椎间盘;6. 脊髓;7. 颈椎椎体;8. 第 2 颈椎棘突;9. 黄韧带;10. 项韧带;11. 棘间韧带;12. 前纵韧带;13. 后纵韧带);c. MRI T_1WI(1. 寰椎前弓;2. 寰椎后弓;3. 齿突;4. 枢椎椎体;5. 椎间盘;6. 脊髓;7. 颈椎椎体;8. 第 2 颈椎棘突;9. 黄韧带;10. 项韧带;11. 棘间韧带;12. 前纵韧带;13. 后纵韧带)

四、脊柱胸段断层解剖

(一)胸段横断层解剖

经胸椎椎体下部的横断层　在横断层面上,胸椎椎体呈心形,横径和前后径大致相等,第 5~8 胸椎椎体有胸主动脉的压迫。该层面椎管为不完整的骨性环,近似圆形,略小,其前界为椎体,后界椎弓板、关节突关节和附于椎弓板和关节突关节内侧的黄韧带,矢状径平均为 14~15mm,若小于 14mm 则应考虑椎管狭窄。椎管断开处为椎间孔上部,其前界为椎体后外缘和肋头关节,前外侧界为肋颈,后界为关节突关节。关节突关节面呈冠状位,上关节突位于前,关节面向后;下关节突位于后,关节面向前。胸神经节和神经根主要经过该层面的椎间孔处出入椎管。胸髓横断面近似圆形,矢状径为 5~7mm,横径略大,为 7~9mm。胸部的硬脊膜囊和黄韧带在椎管内脂肪组织较多时可见,但均不如腰部明显(图 6-3-13)。椎旁肌位于棘突和横突后方,分为浅、中、深三层,浅层由浅至深为斜方肌和背阔肌,以及位于斜方肌深面的菱形肌和肩胛提肌;中层为上、下后锯肌;深层为竖脊肌(内侧向外侧可分为棘肌、最长肌和髂肋肌)和横突棘肌(由浅至深可分为半棘肌、多裂肌和回旋肌)。

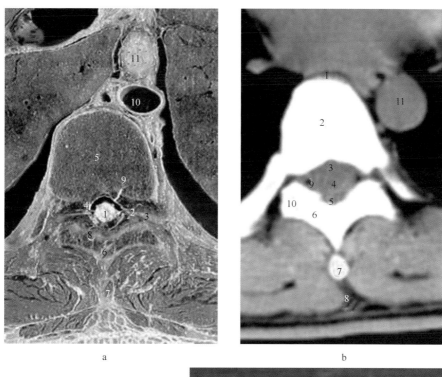

a   b

图 6-3-13 经胸椎椎体下部横断层面
a. 标本(1. 脊髓;2. 神经根管及神经根;3. 椎间孔脊神经;4. 硬膜外隙;5. 椎体;6. 椎弓板;7. 棘突;8. 黄韧带;9. 硬膜囊;10. 胸主动脉;11. 食管);b. CT 图像(1. 前纵韧带;2. 椎体;3. 后纵韧带;4. 脊髓;5. 黄韧带;6. 椎弓;7. 棘突;8. 棘上韧带;9. 神经根管及脊神经根;10. 关节突关节;11. 胸主动脉);c. MRI 图像(1. 前纵韧带;2. 椎体;3. 后纵韧带;4. 脊髓;5. 硬膜外隙神经根管及脊神经根;6. 椎间孔及脊神经;7. 黄韧带;8. 椎弓板;9. 棘突;10. 棘上韧带;11. 胸主动脉)

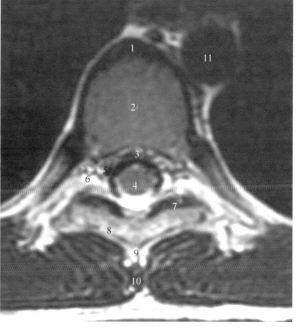

c

(二) 胸段矢状断层解剖

经胸椎正中的矢状层 脊柱胸曲凸向后,其后凸顶部位于第6~9胸椎平面。胸椎体近似长方形,自上而下逐渐增大,前、后面凹陷,前高小于后高。椎体静脉在椎体中部向后汇入椎体后静脉。胸椎间盘较颈、腰椎间盘薄,以第2、6胸椎间盘最薄,下部胸椎间盘自上而下逐渐增厚。胸椎间盘呈长方形,厚度较均匀。由于脊柱胸段运动幅度小、椎间盘薄、周围又有韧带和肋头关节加强,因此,胸椎间盘突出较少发生。

胸椎管和脊髓的弯曲与脊柱胸曲一致。脊髓位于硬脊膜囊中央,其腰骶膨大在第11~12胸椎平面,向下缩小为脊髓圆锥。蛛网膜下隙较窄,位于脊髓的前、后方。硬膜外隙的前部较窄,后部可见少许脂肪(图6-3-14)。

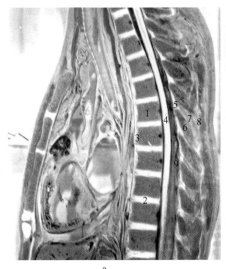 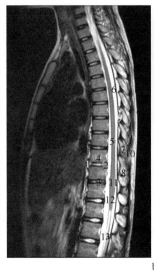 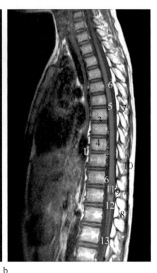

图 6-3-14　经胸椎正中的矢状层面

a. CT 图像(1. 椎体;2. 椎间盘;3. 前纵韧带;4. 脊髓;5. 黄韧带;6. 棘突;7. 棘间韧带;8. 棘上韧带;9. 硬膜外隙);b. MRI 图像(1. 前纵韧带;2. 后纵韧带;3. 椎间盘;4. 椎体;5. 脊髓;6. 硬膜外隙;7. 棘突;8. 棘间韧带;9. 黄韧带;10. 棘上韧带;11. 腰骶膨大;12. 脊髓圆锥;13. 马尾)

五、脊柱腰段断层解剖

(一)腰段横断层解剖

1. 经腰椎椎体下部的横断层　该层面显示椎间孔上部。腰椎椎体呈肾形。椎间孔朝向外侧,其前方为椎体后面,后方为下关节突,有腰神经根、腰动脉脊支和椎间静脉上支通过。腰神经根与同序数椎间孔的面积之比为(1:2)~(1:4),自上而下的腰神经根逐渐增粗,这可能是较低部位腰椎或椎间盘病变易出现神经根卡压的原因之一。椎管为不完整性骨环,其形状各异,第1、2腰椎管呈椭圆形,第3、4腰椎管呈三角形,第5腰椎管呈三叶草状。腰段椎管的矢状径正常范围为15~25mm,其与椎体的比值范围在(1:2)~(1:5),比值小于1:5时被视为腰椎管狭窄。硬脊膜囊位于椎管的中央,脊髓位于硬脊膜囊内,在第1腰椎椎体平面(幼儿在第3腰椎平面)形成圆锥形的末端,腰、骶、尾脊神经根在硬脊膜囊中围绕着脊髓圆锥和终丝的周围均匀分布。腰椎的侧隐窝有腰神经根通过,其前后径正常值为3~5mm,若小于3mm应考虑有可能侧隐窝狭窄,若等于或小于2mm则压迫神经根,而大于5mm可排除侧隐窝狭窄。腰椎段椎管的硬膜外脂肪组织较丰富,多分布在硬脊膜囊的前方和前外侧以及侧隐窝内,尤其是在侧隐窝内的硬膜外脂肪组织厚达3~4mm。在CT上由于硬膜外脂肪组织低密度影的衬托,可清晰地显示出硬脊膜囊,并能分辨出椎内静脉丛和神经根(图6-3-15)。

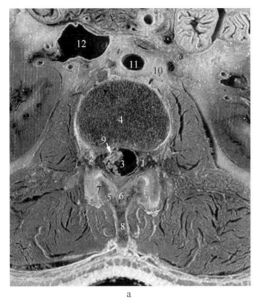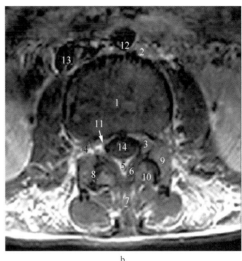

a   b

图6-3-15 经腰椎椎体下部的横断层面

a. 标本(1. 侧隐窝;2. 椎间孔及腰神经;3. 膜囊及马尾;4. 椎体;5. 椎弓板;6. 黄韧带;7. 关节突关节;8. 棘突;9. 后纵韧带;10. 前纵韧带;11. 腹主动脉;12. 下腔静脉);b. MRI 图像(1. 椎体;2. 前纵韧带;3. 侧隐窝;4. 椎间孔及腰神经;5. 硬膜外隙;6. 椎弓板;7. 棘突;8. 关节突关节;9. 上关节突;10. 下关节突;11. 后纵韧带;12. 腹主动脉;13. 下腔静脉;14. 硬膜囊及马尾)

2. 经腰椎椎间盘的横断层 椎间盘的形态与相邻椎体相同,呈肾形。因椎间盘前厚后薄,因而常使上面的终板或上位椎体的后部出现于椎间盘层面。腰椎椎间盘在青少年后缘略凹,随年龄增大而变平直,这可能与椎间盘的轻度变性有关。第5腰椎与第1骶椎之间的椎间盘与其他椎间盘的 CT 表现不同,腰骶间椎间盘正常时后缘也可平直或轻微膨出,临床诊断时应与椎间盘突出症相鉴别。该层面显示椎间孔的下部,与经椎体下部的层面椎间孔上部的境界不同,其前、后界分别为椎间盘和关节突关节,主要是椎间静脉通过。关节突关节呈近似矢状位,外侧为上关节突,内侧为下关节突;黄韧带较厚,位于椎弓板内侧,呈 V 形,自中线两侧直至关节突关节内侧。该层面的椎管也为不完整的骨性环,椎管内结构和椎旁软组织与经腰椎椎弓根层面和经腰椎椎体下部层面基本一致(图6-3-3、图6-3-16)。

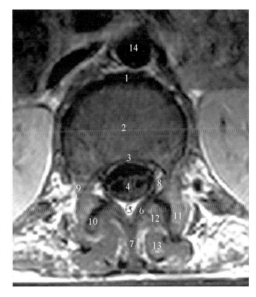

图6-3-16 经腰椎椎间盘的横断层面(MRI)

1. 前纵韧带;2. 椎间盘;3. 后纵韧带;4. 硬膜囊及马尾;5. 硬膜外隙和黄韧带;6. 椎弓板;7. 棘突和棘上韧带;8. 侧隐窝;9. 椎间孔和腰神经;10. 关节突关节;11. 上关节突;12. 下关节突;13. 竖脊肌;14. 腹主动脉

（二）腰段矢状断层解剖

1. 经腰椎正中的矢状层 脊柱腰曲凸向前,其前凸顶点在第 3~4 腰椎平面。腰椎体呈长方形,其矢状径大于纵径,前、后面中部凹陷。第 1、2 腰椎体的前高低于后高,第 3 腰椎体的前、后高大致相等,第 4、5 腰椎体的前高大于后高。椎体静脉较粗,在椎体中部向后汇入椎体后静脉。腰椎间盘和腰骶椎间盘厚,其厚度自上而下逐渐增加,髓核位于中部偏后。与脊柱腰曲相适应,椎间盘的前高大于后高,中部可向椎体上、下面膨出,前、后缘略超出椎体的前、后缘。在 MRI 图像上,正常成人椎间盘的厚度为 8~15mm,椎间盘与相邻腰椎体高度的比值为 0.3~0.6。前纵韧带连于椎体和椎间盘的前面。后纵韧带与椎间盘连结紧密,与椎体中部连结疏松,其间隔有椎体后静脉。

硬脊膜囊自上而下逐渐缩小和后移,囊内容有脊髓圆锥、终丝和马尾,他们在 MRI 图像上位于囊的后部。蛛网膜下隙为终池,其矢状径上部较大,向下逐渐缩小。硬膜外隙的后部,在椎弓平面主要有椎内后静脉丛,在黄韧带平面容有较多脂肪;硬膜外隙的前部自上而下逐渐增宽,容有丰富的椎内前静脉丛（图 6-3-6、图 6-3-17）。

黄韧带厚度为 2~5mm。腰椎棘突近似长方形,水平后伸略向下。相邻棘突间间隙较大,棘间韧带连结相邻棘突。棘上韧带连结各棘突尖。

2. 经腰椎旁正中的矢状层 腰椎体和椎间盘为其外侧部,他们的矢状径缩小。腰椎间管和腰骶椎间管在内口处多呈卵圆形,在外口处多呈钥匙眼形,其纵径大于矢状径。关节突关节由相邻椎骨的上、下关节突构成,上关节突位于下关节突的前下方,关节腔约呈垂直位,关节囊的前上壁被黄韧带加强

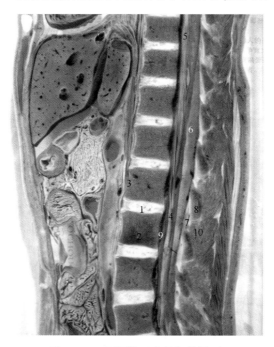

图 6-3-17 经腰椎正中的矢状层面
1. 椎间盘;2. 椎体;3. 前纵韧带;4. 马尾;5. 脊髓;
6. 硬脊膜;7. 黄韧带;8. 棘突;9. 硬膜外隙;10. 棘间韧带

而明显增厚（图 6-3-18）。

六、骶尾段断层解剖

（一）骶尾段横断层解剖

经第 1 骶椎椎体的横断层 骶骨的岬为骶骨底前缘的突出部分,经岬层面为骶骨的最高层面。由岬斜向后外侧的突出部分为骶翼,其外侧为髂骨翼,二者间为骶髂关节间隙,关节间隙宽为 2~4mm,CT 显示呈低密度影。骶管入口在横断层面上为三叶形,矢状径约为 14.9mm,横径约为 31mm。硬脊膜囊紧靠骶管后壁,内有马尾,其外侧有第 2 骶神经根通过。

骶管两侧为侧隐窝,内有第1骶神经根,神经根外包被的硬脊膜延伸为神经鞘。硬膜外隙中的脂肪组织较丰富。髂骨翼和骶翼前方有髂肌和腰大肌,两肌之间有股神经,腰大肌内侧有髂外动脉、静脉和输尿管,髂内动脉和静脉、闭孔神经及腰骶干。骶骨背面有5条纵向的骨嵴,在中线上为骶正中嵴,是融合的棘突;骶正中嵴两侧为骶中间嵴,是融合的关节突;骶内侧嵴外侧是骶后孔;最外侧为骶外侧嵴,是融合的横突。骶正中嵴外侧为竖脊肌,髂骨翼后外侧有臀中肌和臀大肌(图6-3-19)。

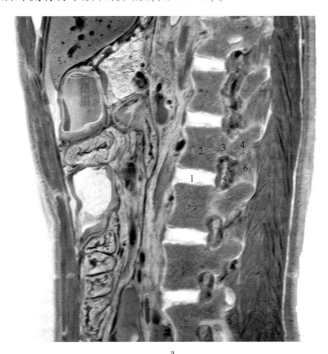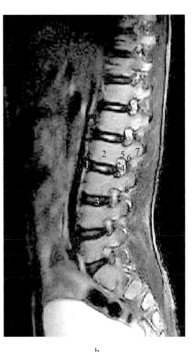

a   b

图6-3-18　经腰椎旁正中的矢状层面

a. 标本(1. 椎间盘;2. 椎体;3. 椎弓根;4. 横突;5. 椎间孔与腰神经;6. 棘间韧带);b. MRI图像(1. 前纵韧带;
2. 椎体;3. 椎间盘;4. 椎间孔与腰神经根;5. 椎弓根;6. 横突;7. 关节突;8. 关节突关节)

(二) 骶尾段矢状断层解剖

经骶、尾骨正中的矢状层　骶椎体近似长方形,其矢状径自上而下逐渐变小。与脊柱腰曲、骶曲相适应,第1骶椎体前高大于后高,第3、4骶椎体前高低于后高。退化的骶椎间盘位于相邻骶椎体之间,自上而下逐渐变薄变窄,是定位骶椎的重要标志。第1骶椎与第5腰椎通过腰骶关节相连。尾骨由3～4块尾椎融合而成,各尾椎自上而下逐渐变小。尾骨底与骶骨尖通过骶尾关节相连。尾骨尖朝向前下,有肛尾韧带相连。

骶管位于骶椎体后方,上宽下窄,向上延续腰椎管,向下多在第4骶椎平面终于骶管裂孔。在骶管内,硬脊膜囊下端终于第2骶椎平面,囊内容有终丝、马尾和脑脊液;终丝由硬脊膜包绕,向下附着于尾骨背面;骶管内脂肪和静脉丛丰富,主要位于上部和硬脊膜囊的前方。骶管背侧面的骨性隆起为骶正中嵴(图6-3-20)。

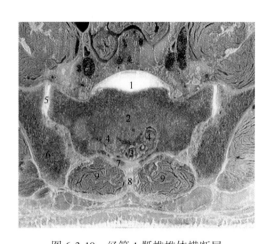

图 6-3-19　经第 1 骶椎椎体横断层

1. 椎间盘;2. 椎体;3. 硬膜囊及马尾;4. 骶前孔;
5. 骶髂关节;6. 髂翼;7. 骶中间嵴;8. 骶正中嵴;
9. 竖脊肌

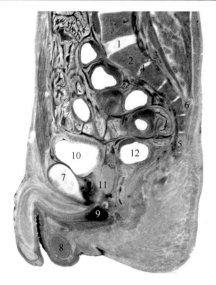

图 6-3-20　经骶、尾骨正中的矢状层面

1. 腰骶椎间盘;2. 骶椎椎体;3. 马尾;4. 骶椎
间盘;5. 尾骨;6. 骶管裂孔;7. 耻骨联合;8. 睾
丸;9. 尿道球;10. 膀胱;11. 前列腺;12. 直肠

（罗　刚　王　星　李志军）

思　考　题

一、名词解释

　　1.UTAC　2. 椎间管　3. 侧隐窝　4. 腰神经通道　5. 盘黄间隙　6. 骨纤维管

二、问答题

　　1. 试述各部椎间盘的特点。

　　2. 试述黄韧带和关节突关节的横断层解剖特点。

　　3. 试述侧隐窝的位置、构成及其变化。

　　4. 试述脊神经根与椎间盘和椎间孔的关系及其临床意义。

　　5. 简述神经根管的位置、构成及临床意义。

第七章 上 肢

第一节 基础解剖

上肢以骨、关节为轴心,由肌及血管、神经、淋巴管等形成层层包绕的鞘状结构共同构成。骨骼小而轻巧,关节形式各异,关节囊薄而松弛,侧副韧带少,肌数目多,肌形小而细长,运动灵活。

一、境界与分区

上肢借肩部和腋区与颈、胸部及脊柱区相连。以锁骨上缘外 1/3 段和肩峰至第 7 颈椎棘突连线的外 1/3 与颈部分界,以三角肌前、后缘上份与腋前、后襞下缘中点的连线与胸部、脊柱区分界。上肢可分为肩、臂、肘、前臂、腕和手部。

二、重要体表标志

1. 肩部　**肩峰**aeromion 为肩部最高的骨性标志,位于肩关节的上方,沿肩峰向后内,可摸到肩胛冈,向前内可触及**锁骨**全长。**喙突**coracoid process 位于锁骨中、外 1/3 交界处下方的锁骨下窝内,于此处向深部可扪及。**肱骨大结节**突出于肩峰的前外侧。腋前、后襞为腋窝的前、后界。**腋前襞**深部主要由胸大肌下缘构成,**腋后襞**深部则主要是大圆肌和背阔肌下缘。三角肌胸大肌沟位于锁骨外侧份的下方,胸大肌与三角肌之间,内有**头静脉**cephalic vein 经过。

2. 臂部　臂部前区可见纵行隆起的**肱二头肌**,两侧分别为肱二头肌内、外侧沟。**三角肌粗隆**位于臂中部的外侧,为臂部的重要标志,**桡神经**由此进入桡神经沟;肱骨的滋养动脉由此进入骨质;**喙肱肌**在此平面附着于肱骨内侧。

3. 肘部　**肱骨内、外上髁**是肘部两侧最突出的骨点。外上髁的下方可扪及**桡骨头**head of radius。**尺骨鹰嘴**为肘后区最显著的骨性隆起。内上髁与尺骨鹰嘴之间可摸到**尺神经沟**。屈肘时,前区可触及紧张的**肱二头肌腱**。**肘窝**为肘关节前方的一个三角形凹陷,此窝外侧界为肱桡肌,内侧界为旋前圆肌,上界为肱骨内、外上髁的连线。

4. 前臂部　掌侧肌肉比背侧发达,尺骨全长均可在皮下触及。

5. 腕部　**尺骨茎突**styloid process of lilna 是尺骨头后内侧向下的突起。**桡骨茎突**styloid process of radius 为桡骨下端外侧可摸到的骨突。桡骨茎突位于尺骨茎突远侧 1~1.5cm。

腕横纹　有 3 条,腕近侧纹平尺骨头,**腕中纹**不恒定,约平尺、桡骨茎突,**腕远侧纹**约平屈肌支持带的近侧缘,其中点正对掌长肌腱隆起,是正中神经入掌处。

腱隆起　尺侧腕屈肌腱、桡侧腕屈肌腱和掌长肌腱于屈腕时在前臂下份可见。居腕前中线者为**掌长肌腱**,常为肌腱移植取材之处,但此肌腱有时缺如,且操作时应注意其深面有正中神经;其桡侧为**桡侧腕屈肌腱**,该腱与桡骨茎突之间有桡动脉,是常用诊脉的部位;尺侧为**尺侧腕屈肌腱**,末端止于豌豆骨。在腕前区可摸到豌豆骨和舟骨。

解剖学**"鼻烟壶"** 位于手背外侧部的浅凹,在拇指充分外展和后伸时明显。其外侧界为**拇长展肌腱**和**拇短伸肌腱**;内侧界为**拇长伸肌腱**;近侧界为**桡骨茎突**。窝底为**手舟骨**和**大多角骨**。窝内有**桡动脉**通过,可触及其搏动。

6. 手部 掌侧有三条掌横纹,**鱼际纹**斜行于鱼际尺侧,近侧与豌远侧纹中点相交。深面有正中神经通过;**掌中纹**略斜行于掌中部,桡侧端与鱼际纹重叠;**掌远纹**横行,适对第3~5掌指关节的连线,其桡侧端稍弯向第2指蹼处。**鱼际**是指手掌桡侧的肌性隆起,**小鱼际**是指手掌尺侧的肌性隆起。**掌心**为两鱼际间的凹陷部分,此处相当于掌腱膜的位置。

三、上肢的应用解剖

(一)上肢的测量

1. 上肢长度 测量上肢的长度时,要摆正身体姿势,两侧对比进行,以求得到正确结果。上肢全长指由**肩峰**至**中指尖**的长度。臂长指**肩峰**至**肱骨外上髁**的长度。前臂长指肱骨外上髁至桡骨茎突的长度。

2. 上肢轴线 通过肱骨头、肱骨小头、尺骨头中心的连线称上肢轴线。臂轴为通过肱骨的纵轴。与尺骨长轴相一致的线为前臂轴。

3. 提携角 正常情况下,臂轴和前臂轴的延长线,在肘部构成向外开放的夹角,正常时为165°~170°,其补角为10°~20°,此角即**提携角**(图7-1-1)。若此角大于20°称**肘外翻**,小于10°称**肘内翻**,0°~10°称**直肘**。

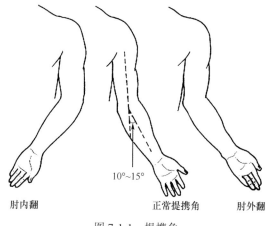

肘内翻　　　　　正常提携角　　　肘外翻

10°~15°

图 7-1-1　提携角

(二)上肢骨的对比关系

正常情况下,在肩部和肘部的一些体表标志之间,能够形成一种固定的比例关系。如果这些关系发生改变,即可视为该部的病理状态。例如,在肩部,肩峰、肱骨大结节和喙突之间形成一等腰三角形;在肘部,当屈肘呈直角时,位于后部的肱骨内上髁、外上髁和尺骨鹰嘴之间形成一等腰三角形;位于外侧部的肱骨外上髁、桡骨头与尺骨鹰嘴之间形成一尖向前的三角形,当伸肘时皆成一直线。当肩、肘关节脱位时,这种正常比例关系即发生改变。检查时应与正常的一侧进行比较。

四、肩 关 节

(一)肩关节的构成和特点

肩关节shoulder joint 是球窝关节,由比较大的肱骨头和比较小而浅的关节盂构成,故又称为肩肱关节或盂肱关节(图7-1-2),是人体活动范围最大的关节,但由于其稳定性主要依靠肌肉的动力作用,因此骨性结构关系不够稳定。

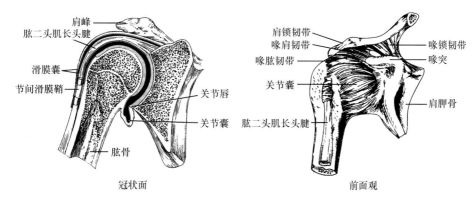

图7-1-2　肩关节

(二) 肩关节的关节囊和韧带

关节囊附着于关节盂的周缘和肱骨解剖颈,关节盂有盂唇加深。肩关节的关节囊松弛,特别是前部的关节囊更是如此;这些构成了肩关节不稳定因素的解剖学基础。

肩关节周围有**喙肱韧带**和**盂肱韧带**加强。喙肱韧带分为前后两束,前束止于小结节,肩关节后伸时紧张;后束止于大结节,肩关节前屈时紧张。盂肱韧带可视为关节囊的增厚部分,分为上、中、下三束。肩关节外展时,中、下束紧张,上束松弛;肩关节外旋时三束全部紧张,内旋时三束均松弛。**肱二头肌长头**起自盂上粗隆,经过结节间沟走行于关节囊内滑膜之外,当肱二头肌长头通过关节腔时,滑膜随其延伸。滑膜还与位于肩胛下肌腱深面的肩胛下肌滑膜囊相移行(图7-1-2)。

在肩关节的上方,有由喙肩韧带、肩峰与喙突共同构成的喙肩弓,可防止肱骨头过分上移,并保护肱骨头与肩袖免受直接外伤。

(三) 肩关节肌的配布

1. 固定肌　起始于肩胛骨的肩带肌有经过关节囊上方和后方抵止于大结节的冈上肌、冈下肌和小圆肌;经过关节囊前方抵止于小结节的有肩胛下肌。这些肌肉的肌腱在肩关节囊的周围连成腱板,围绕肩关节的前、后和上方,并与关节囊交织在一起,形成**肩袖**或称**肌腱袖**rotator cuff(图7-1-3),对肩关节起稳固作用。

2. 运动肩关节的肌　可分为外展肌、内收肌、前屈肌、后伸肌及旋内和旋外肌,它们包括冈上肌、冈下肌、三角肌、斜方肌、前锯肌、胸大

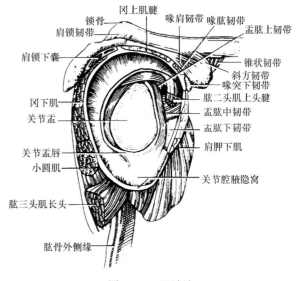

图7-1-3　肌腱袖

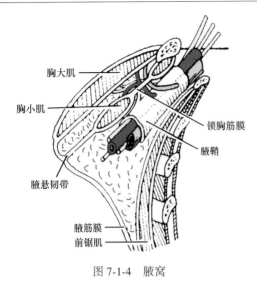

图 7-1-4　腋窝

肌、背阔肌、喙肱肌、大圆肌、小圆肌、肩胛下肌等。

（四）腋窝

腋窝位于肩关节下方,臂与胸上部之间。当上肢外展时向上呈穹隆状的凹陷（图 7-1-4）。

腋腔中的腋动、静脉和臂丛被椎前筋膜延续包绕形成**腋鞘** axillary sheath,经腋腔顶出入至颈根部。上肢下垂时,**腋动脉**位于前外侧,**腋静脉**位于前内侧,两者后方为**臂丛**的股、束;上肢外展时,**腋静脉**位于前方,**臂丛**位于后方,**腋动脉**居两者之间。腋淋巴结位于腋腔的脂肪组织中。

五、肘 关 节

（一）肘关节的构成和特点

肘关节 elbow joint 由肱骨下端和尺、桡骨上端构成（图 7-1-5）,属于复合关节,包括**肱尺关节**、**肱桡关节**和**桡尺近侧关节**。各关节面均覆盖有一层关节软骨,关节腔窄小,且共同包裹于一个关节囊内。

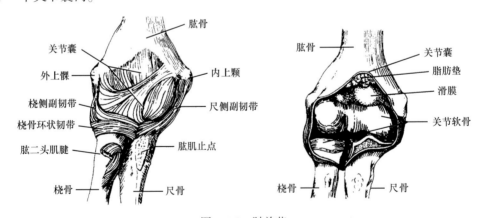

图 7-1-5　肘关节

（二）肘关节的关节囊和韧带

关节囊的前、后壁薄而松弛,两侧分别有**桡侧副韧带**和**尺侧副韧带**加强。除此之外,在尺骨桡切迹的前、后缘附着**桡骨环状韧带**,其与尺骨桡切迹共同构成二个完整的纤维环,将桡骨头紧紧束缚于尺骨桡切迹上,防止桡骨头在旋转时脱位。但是在 7 岁之前的小儿,因桡骨头尚在发育中,桡骨环状韧带松弛,故容易发生桡骨头半脱位。

（三）肘关节肌的配布

肘关节从整体来说,以肱尺关节为主体,主要进行屈、伸运动,因此,在肘前区配布有肱二头肌腱膜,在肘后区配布有肱三头肌腱。

（四）肘窝

肘窝cubital fossa 为肘前区尖端朝向远侧的凹陷(图 7-1-6)。

肘窝的上界为**肱骨内**、**外上髁**的连线,下外侧界是**肱桡肌**,下内侧界为**旋前圆肌**;窝顶有**深筋膜**和**肱二头肌腱膜**,窝底为**肱肌**、**旋后肌**及其后方的**肘关节囊**。

肱二头肌腱是肘窝的中心标志,其内侧有**肱动脉**及 2 条伴行静脉,再向内侧为**正中神经**;外侧有**前臂外侧皮神经**,肱肌与肱桡肌之间有**桡神经**及伴行的**桡侧副动脉**。在肱动脉分支处有**肘深淋巴结**。

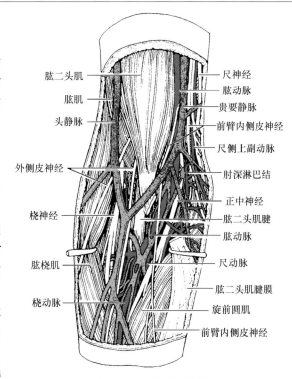

图 7-1-6　肘前区的结构

六、腕　关　节

（一）腕关节的构成和特点

腕关节wrist joint 又称桡腕关节,是典型的椭圆关节,由桡骨的腕关节面和尺骨头下方的关节盘构成关节窝,与手舟骨、月骨和三角骨的近侧关节面构成的关节头共同组成(图 7-1-7)。

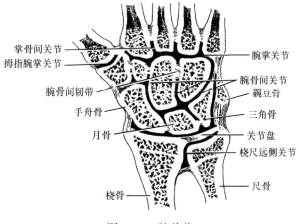

图 7-1-7　腕关节

（二）腕关节的关节囊和韧带

腕关节囊松弛,关节腔宽大,关节的前、后和两侧均有韧带加强,其中掌侧韧带较坚韧,它们是桡舟头韧带、桡月韧带、桡舟月韧带、尺月韧带和尺三角韧带;背侧韧带为桡三角韧带和桡尺三角韧带;两侧分别有桡、尺侧副韧带(图7-1-8)。

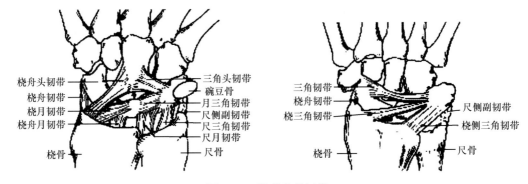

图 7-1-8　腕关节的韧带

（三）腕关节周围的特殊结构

1. 腕横韧带 transverse carpal ligament　腕前区的深筋膜增厚形成的屈肌支持带(图7-1-9)。屈肌支持带的桡侧端分为两层,分别附着于手舟骨结节和大多角骨结节,其间形成**腕桡侧管**,内有桡侧腕屈肌腱通过。屈肌支持带的尺侧端附着于豌豆骨和钩骨钩,与其浅面的腕掌侧韧带形成腕尺侧管,内有尺神经和尺动、静脉通过。

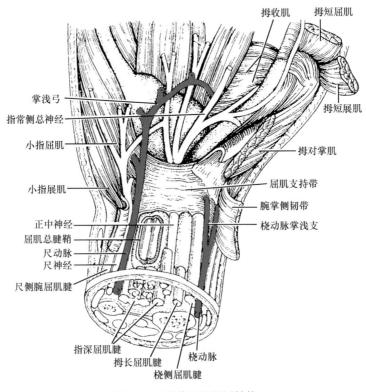

图 7-1-9　腕前区的深层结构

2. 腕管 carpal canal 由屈肌支持带与腕骨沟共同形成,管的中部较狭窄,内有**指浅、深屈肌腱**和**拇长屈肌腱**9 条肌腱穿过,分别被屈肌总腱鞘(尺侧囊)和拇长屈肌腱鞘(桡侧囊)包绕,二者之间有正中神经通过入手掌。腕骨骨折时可压迫正中神经引起**腕管综合征**。

3. 手掌骨筋膜鞘 由深筋膜的浅、深层与内、外侧肌间隔围成,分为外侧、内侧和中间鞘。包绕拇收肌者为拇收肌鞘,该肌与其掌侧筋膜之间为拇收肌后间隙。①**外侧鞘**lateral compartment 又称鱼际鞘,由鱼际筋膜、外侧肌间隔和第 1 掌骨围成,内有鱼际肌(除拇收肌外)、拇长屈肌腱及其腱鞘,以及拇指的血管、神经等;②**中间鞘**intermediate compartment 位于掌腱膜、内侧肌间隔、外侧肌间隔、骨间掌侧筋膜和拇收肌之间,内有指浅、深屈肌腱及屈肌总腱鞘和 4 块蚓状肌、掌浅弓、指掌侧血管神经等;③**内侧鞘**medial compartment 又称小鱼际鞘,由小鱼际筋膜、内侧肌间隔和第 5 掌骨围成,内有小鱼际肌、小指屈肌腱及其腱鞘和小指血管、神经等(图 7-1-10)。

4. 手掌筋膜间隙 位于手掌骨筋膜鞘的中间鞘内,被起自掌腱膜桡侧缘、包绕示指肌腱和第 1 蚓状肌后向深面附着于第 3 掌骨的掌中隔,分为鱼际间隙和掌中间隙。①**掌中间隙**midpalmar space,位于中间鞘的尺侧半,掌中间隔、内侧肌间隔与骨间掌侧筋膜之间,经腕管与前臂屈肌后间隙相通,远侧经第 2~4 蚓状肌鞘达第 2~4 指蹼间隙,并与指背相交通;②**鱼际间隙**thenar space,位于中间鞘的桡侧半,掌中间隔、外侧肌间隔和拇收肌筋膜之间,其近侧为盲端,远侧经第 1 蚓状肌鞘与示指背侧相通(图 7-1-11)。

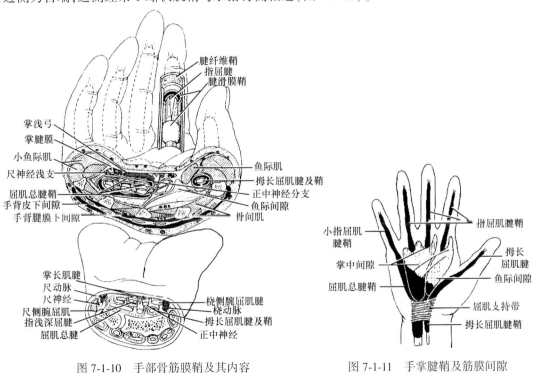

图 7-1-10 手部骨筋膜鞘及其内容　　图 7-1-11 手掌腱鞘及筋膜间隙

七、儿童骨骼的发育特点

人体骨骼大部分由软骨骨化而成。首先形成软骨雏形,然后由不断分化的成骨细胞和

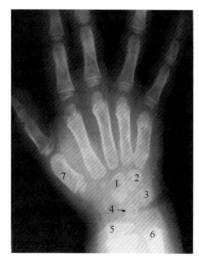

图 7-1-12　儿童腕骨 X 线骨化中心

1. 头状骨；2. 钩骨；3. 三角骨；4. 月骨；5. 桡骨；
6. 尺骨；7. 第一掌骨

破骨细胞转化为骨化中心造骨，最后形成骨干与骺，两者之间有骺软骨。这些骺软骨不断增长和骨化促使骨不断加长，近成年时，骺软骨停止增长，全部骨化，骨干与骺之间遗留一骺线，在 X 射线照射下密度增强而显影。

儿童上肢骨发育的主要特点在腕骨表现最为突出，其骨化中心出现的时间不同（图 7-1-12），头状骨和钩骨于出生后 1 岁左右出现骨化中心，在 X 线片上显示为高密度的亮区。三角骨、月骨、手舟骨、大多角骨、小多角骨和豌豆骨的骨化中心出现时间分别为 3、4、5、6、7 和 8～14 岁。腕骨骨化中心的出现时间和数目的多少，对判断青少年的身高有重要意义。

（王歧本　蒙艳斌）

第二节　X 线 解 剖

一、上肢骨的 X 线解剖

上肢骨包括上肢带骨即肩胛骨和锁骨，自由上肢骨即肱骨、尺骨、桡骨、手骨（包括腕骨、掌骨和指骨），它们的构造基本相同，都是由骨膜、骨质、骨髓构成，所以其 X 线解剖主要就是观察上述三部分。

（一）各骨性构造的 X 线像

1. 骨膜　骨膜periosteum 正常骨膜在 X 线下不显影，仅于骨化时才能见到。如发现有骨膜显现即表示已有病理情况发生，一般情况下常见于骨外伤、炎症、肿瘤等。

2. 骨密质　骨密质compact bone 密度在骨干中段最厚，向两端逐渐变薄，至骨端时仅为一菲薄骨层。骨密质内缘与骨松质（即骨小梁）相接，两者无清楚界限。骨密质外缘光滑而整齐，但在肌、肌腱附着处，骨密质局部凹凸不平或出现隆突、凹陷、切迹；例如肱骨的三角肌粗隆，不可误为病理情况。

骨的滋养孔或裂隙在皮质上可表现为圆形或椭圆形的透明区。当管道倾斜时则呈条状透明影，容易被误诊为骨折线。

3. 骨松质　骨松质spongy bone 由骨小梁和其间的骨髓间隙所构成，其中骨小梁在 X 线上呈现为细致而整齐的骨纹理结构，它的排列形式、粗细大小和数目多少是与骨骼的所在部位、功能和持重密切相关的，即每一骨小梁结构都是按照以最小量的骨质发挥最大的功能的规律而排列组成的，因此各骨小梁的排列和分布均按照其所承受的压力、肌的牵引力等而定。

有时在骨松质内可见有未能转变为骨质的软骨团块，称之为软骨岛。这种遗留于骨内的软骨,X线上表现为小的圆形囊状透明区,边界清楚,常围绕一硬化环。当软骨岛钙化时,则呈圆形的致密影。

在成人长骨两端,相当于骺线的部位,可见一条纤细的致密线横贯骨干,此乃骺板的瘢痕残余。一般在骺板消失后数年内仍可见到,个别甚至可持续终生,此为正常现象,注意不要误诊为病理性改变。

4. 骨髓腔 骨髓腔medullary cavity 由于骨密质和骨松质的遮盖重叠,X线上多不显影。只有在骨质吸收,骨小梁减少的情况下,骨髓腔可以显现边界不清的透明区,但范围较正常为大。其他还有骨密质增厚致密,骨小梁增粗增多时,髓腔亦可变窄和完全消失,后两者皆为病理现象。

5. 骺线 在发育生长时期的长骨两端端均可见宽窄不等的**骺线**epiphysial line,通常双侧对称厚薄相等,有时可不规则。在骺线将要愈合时,X线下骺线颇似骨折线。值得注意的是在骨骺较小时,骺内外两侧边缘可以不光滑整齐,有时还呈锯齿状,不可误认为骨破坏。

6. 骺 **骺**epiphysis 为长骨未完成发育的末端,在胎儿和婴儿时期多为软骨,即骺软骨,X线片上不显影。在骨化初期,骺软骨中出现一个或几个二次骨化中心,X线表现为小点状骨性致密影。骺软骨随骨骼的生长不断增大,其中的骨骺核也随之增大,形成骨松质,其边缘由不规则变为光滑整齐。X线片上,将这样的骺核称为骺,其周围仍有薄层软骨。

(二)上肢骨的 X 线像

上臂后前位:可见主要结构有肱骨头,解剖颈,外科颈,大、小结节,结节间沟,三角肌粗隆,内、外上髁,鹰嘴,肱骨小头,滑车,桡骨头(图 7-2-1)。

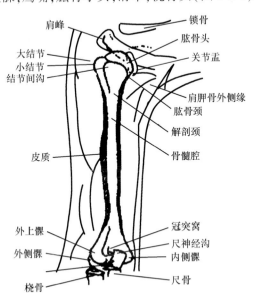
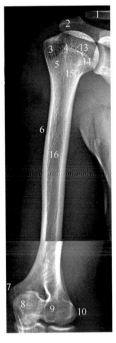

图 7-2-1 上臂后前位及 X 线图

1. 锁骨;2. 肩峰;3. 肱骨大结节;4. 肱骨小结节;5. 结节间沟;6. 三角肌粗隆;7. 肱骨外上髁;8. 肱骨小头;9. 肱骨滑车和尺骨鹰嘴;10. 肱骨内上髁;11. 肩胛骨;12. 肱骨头;13. 肱骨解剖颈;14. 肱外科颈;15. 肱骨干

尺桡骨后前位:可见主要结构有:桡骨头,桡骨颈,桡骨粗隆,骨间嵴,茎突,鹰嘴,半月切迹等。另侧位观察,可见结构同上(图7-2-2)。

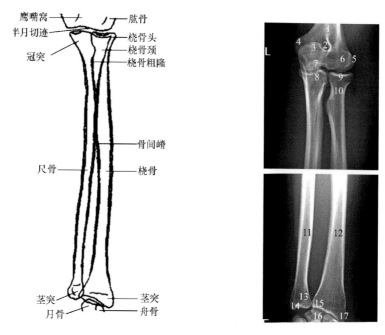

图 7-2-2　桡尺骨后前位及 X 线图

1. 肱骨;2. 鹰嘴窝;3. 鹰嘴;4. 肱内上髁;5. 肱骨外上髁;6. 肱骨小头;7. 肱骨滑车;
8. 尺骨冠突;9. 桡骨头;10. 桡骨颈;11. 尺骨干;12. 桡骨干;13. 尺骨小
头;14. 尺骨茎突;15. 尺切迹;16. 桡骨茎突;17. 月骨

手后前位、斜位、直侧位:可见主要结构有各指骨,各掌骨,诸腕骨(图7-2-3~图7-2-5)。

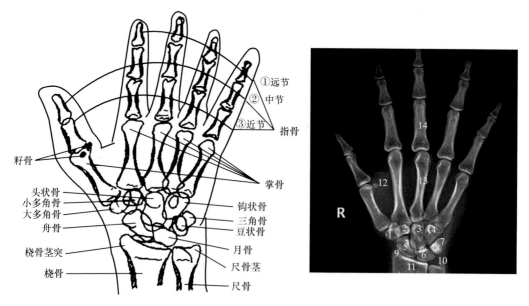

图 7-2-3　手后前位及 X 线图

1. 大多角骨;2. 小多角骨;3. 头状骨;4. 钩骨;5. 舟骨;6. 月骨;7. 三角骨;8. 豌豆骨;9. 桡骨茎突;10. 尺骨茎
突;11. 桡骨;12. 籽骨;13. 掌骨;14. 指骨

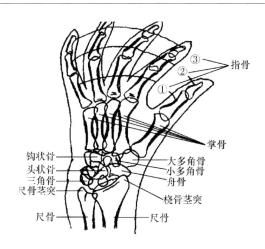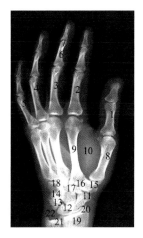

图 7-2-4　手斜位及 X 线图

1. 拇指近节指骨;2. 食指近节指骨;3. 中指近节指骨;4. 环指近节指骨;5. 小指近节指骨;6. 中节指骨;
7. 远节指骨;8. 拇指掌骨;9. 食指掌骨;10. 籽骨;11. 舟骨;12. 月骨;13. 三角骨;14. 豌豆骨;15. 大多角
骨;16. 小多角骨;17. 头状骨;18. 钩骨;19. 桡骨;20. 桡骨茎突;21. 尺骨头;22. 尺骨

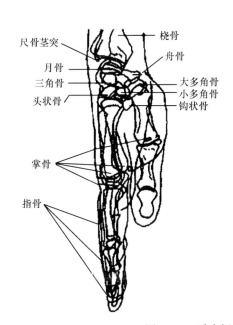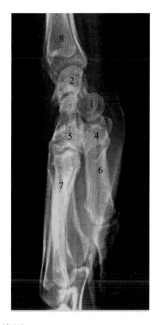

图 7-2-5　手直侧位及 X 线图

1. 手舟骨(及豌豆骨);2. 月骨;3. 大多角骨;4. 小多角骨(及钩骨钩);5. 头状骨;6. 第 1 掌
骨;7. 第 2~4 掌骨;8. 桡骨(及尺骨)

二、上肢关节的 X 线解剖

(一) 关节各构造的 X 线像

1. 关节腔　X 线片上所显示关节间隙实际上代表关节的三个组成部分,即关节软骨,关节间纤维软骨和真正的关节腔。因此,X 线片上所显示的关节腔总是比实际的要宽。由于关节软骨、关节间的纤维软骨在 X 线下密度与软组织相同,故而不显影,只有在照影时,在气体和照影剂的对比下才能显现。少数关节软骨可以钙化,平片上也可以显影,此为正常现象。

一般情况下,双侧的关节间隙通常是等宽且对称,不同的关节因关节内成分内容不同,关节宽度也不一致,同时关节间隙也因年龄不同而有相当大的差异。一般是随年龄的增长而逐渐变窄。新生儿因骨骺二次骨化中心尚未出现(骨化),因而 X 线的关节间距离极宽,当二次骨化中心出现后,间隙较前变窄,但因其外围仍有骺软骨包绕,还保持相当的宽度,仍比成年人的关节间距为宽。随着骨骺的逐渐长大,骺软骨亦逐渐减少,X 线关节腔也继续变窄并接近正常。至骨骺发育完成,骺线消失后,关节腔才达到正常的宽度。

2. 关节面 由于关节面外覆盖的软骨不显影,因此 X 线片上显示的关节面实际为骨端的骨密质,系由极薄致密骨质构成,边缘光滑锐利,也是长管骨密质中最薄的部分。

3. 滑膜 即关节囊的内层组织,正常情况下 X 线不显影,只有当关节腔内发生积液时,滑膜因肿胀而可显影。

(二)上肢关节的 X 线像

1. 肩关节 后前位观察可见主要结构有关节间隙、肩锁关节的情况、关节盂、肩胛骨上角、肱骨大结节、小结节、肱骨头(图 7-2-6)。

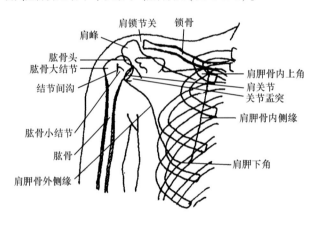
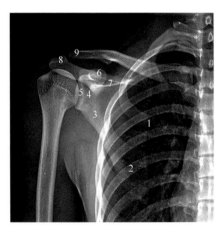

图 7-2-6 肩关节后前位及 X 线图

1. 肩胛骨内侧缘;2. 肩胛骨下角;3. 肩胛颈;4. 肩胛骨腋缘;5. 关节盂;6. 喙突;7. 肩胛骨上缘;
8. 肩峰;9. 肩锁关节

2. 肘关节 后前位及侧位主要观察关节间隙及各轴线之间的关系,肘部结构的变异及与年龄的关系(图 7-2-7,图 7-2-8)。

3. 腕关节 后前位及侧位主要观察腕关节间隙(图 7-2-9),腕部诸腕骨之间的各轴线关系,尺桡骨远端情况(图 7-2-10)。各腕骨与诸掌骨之间的关系。

三、上肢骨与关节的常见 X 线解剖变异

1. 上臂与肩

(1)肩胛骨下角、肩峰、喙突和关节盂的二次骨化核在 16~18 岁时钙化,25 岁愈合,也

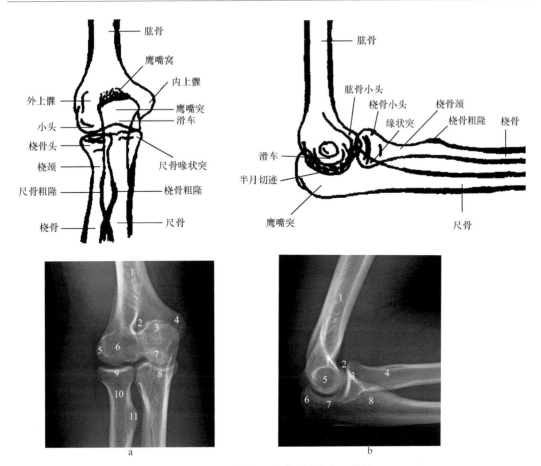

图 7-2-7 肘关节后前位、侧位及 X 线图

a. 前位(1. 肱骨;2. 鹰嘴窝;3. 鹰嘴;4. 肱内上髁;5. 肱骨外上髁;6. 肱骨小头;7. 肱骨滑);b. 侧位(1. 肱骨;
2. 肱骨小头;3. 桡骨头;4. 桡骨;5. 肱骨滑车;6. 鹰嘴;7. 滑车切迹;8. 尺骨)

有终身不愈合的情况(图7-2-11)。

(2)成人的肱骨大结节部位骨密质较薄,骨小梁较多,故密度较低,勿误诊为病变(图7-2-12)。

(3)成人的结节间沟有时可能很深,在侧位片上好像骨密质缺损。在轻度旋转时使两崤相错而形成该部骨密质增生的假象,应注意与炎症或肿瘤相鉴别。

(4)青年人的肱骨近端外侧边缘可见一平行的条状阴影,在有些照片上还可见到在肱骨外上髁边缘一平行条状阴影向骨干边缘延伸 8~10cm,这是由于肱骨本身边缘较厚且锐利所造成,并非是骨膜增厚(图7-2-13)。

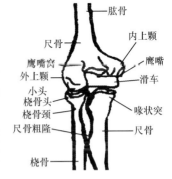

图 7-2-8 肘关节未完全伸直后前位

(5)在肱骨头和颈部,可能发现环形及圆形致密阴影,此乃软骨岛和骨岛影。桡骨结节骨密质骨小梁多时,表现为圆形(图 7-2-14)。肱骨鹰嘴窝的皮质缺损,其中有小的骨块呈点状结构,属正常现象,勿误认为病变(图7-2-15)。

(6)髁上突:在肱骨骨干下 1/3 上前内侧,有的可见有一骨性钩状突起,有的与骨干垂直突起,即髁上突,亦称肱骨下端钩状突,为肱骨的正常变异(图7-2-16)。

（7）在肩胛骨体部有时可以看到反射状条形密度减低影,系肱骨营养血管沟,不要误认为是骨折线。

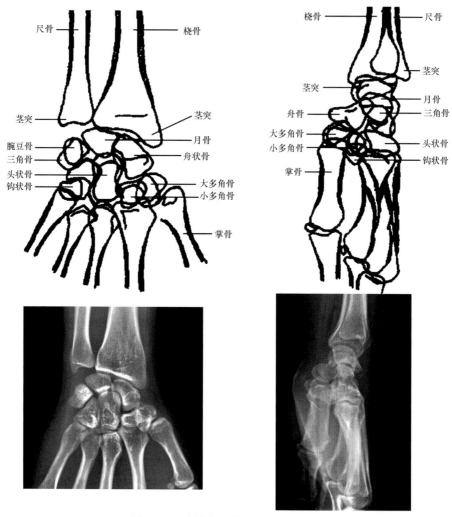

图 7-2-9　腕关节后前位、侧位及 X 线图

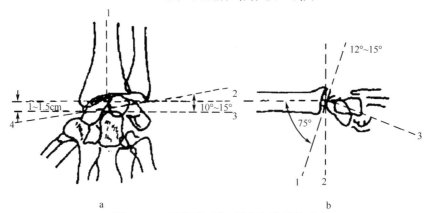

a   b

图 7-2-10　腕关节正位、侧位各轴线关系

a. 正位(1.前臂轴线;2.经尺骨茎突平行线;3.垂屈轴线;4.两茎突之连线);b. 侧位(1.桡腕关节平面;2.垂直平面;3.腕正中平面)

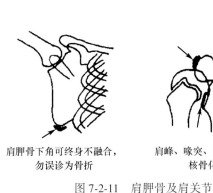
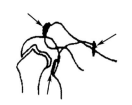

肩胛骨下角可终身不融合，
勿误诊为骨折

图 7-2-11 肩胛骨及肩关节

肩峰、喙突、关节盂二次化骨
核骨化前征象

图 7-2-12 肩关节

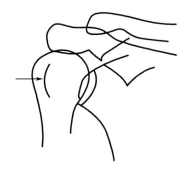

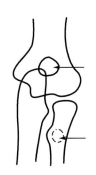
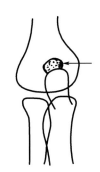

图 7-2-13 肩关节　　　　图 7-2-14 肱骨与桡骨　　　　图 7-2-15 肱骨

2. 前臂与肘

（1）尺骨鹰嘴有时呈局限性骨性突起，与枕外隆突类似，此为鹰嘴变异（图 7-2-17）。

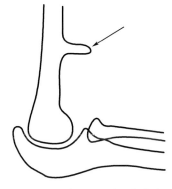
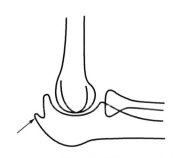

图 7-2-16 肱骨髁上突（钩状突）　　　　图 7-2-17 尺骨鹰嘴粗隆骨质突出

（2）尺骨骨干中 1/3 处的骨嵴有时凸起，形成边缘致密影，乃正常情况，注意不可认为是皮质增厚。

（3）尺骨近端骨小梁相对较稀疏呈网状，属正常现象，不可视为骨质破坏。

（4）肱骨鹰嘴窝的骨壁一般都较薄，在正位像上显得较透明，有的可能根本没有骨壁而成为一个空洞，叫"滑车上孔"。

（5）肘部的化骨核最为复杂，由于年龄的不同和性别的不同可有不同的变化（图7-2-18），在诊断骨折和骺分离时应十分谨慎，必要时应摄取侧位片进行比较。滑车化骨核可呈不规则的多个小化骨核，尺骨鹰嘴的化骨核也可以是多个，且边缘不整齐（图

7-2-19)。桡骨和肱骨的化骨核偶尔也可不规则。

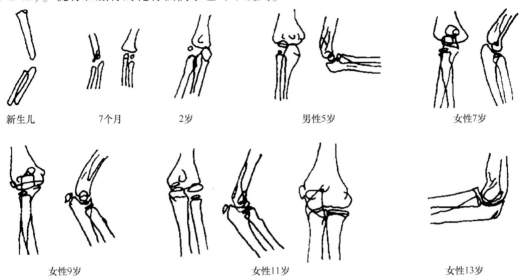

| 新生儿 | 7个月 | 2岁 | 男性5岁 | 女性7岁 |

| 女性9岁 | 女性11岁 | 女性13岁 |

图 7-2-18　不同年龄阶段肘关节各骨变化

3. 手和腕

（1）骨数目增多和减少：常发生在掌指骨，一般指骨增加多在拇指的末节处，X线片上显示 6 个指骨，掌指骨的减少，常发生在第五掌指骨。

（2）末节指骨远端稍肥大，边缘不整齐，属正常现象（图 7-2-20）。

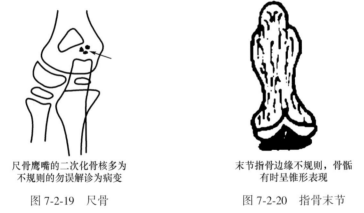

尺骨鹰嘴的二次化骨核多为
不规则的勿误解诊为病变

末节指骨边缘不规则，骨骺
有时呈锥形表现

图 7-2-19　尺骨　　　　　图 7-2-20　指骨末节

（3）在一些正常儿童中，指骨骨骺中心的密度深浅不一，有的呈骨硬化密度，有的则很浅，均属正常现象。

（4）第一掌骨和大多角骨之间的关节腔较宽，为正常现象，容易误认为半脱臼。

（5）在拇指基底节和其他手指的中节指骨，可见到小的卵圆形的、边缘锐利的小的缺损也属正常范围，这是骨干的滋养孔。腕部诸骨由于滋养孔的类似透亮缺损，易误诊为骨囊肿或破坏性骨灶，应予以鉴别。

（6）腕和掌部可以有各种副骨和子骨，在我国，只在第一掌骨远端可见有子骨，其他部位极为少见。

（7）婴儿出生后几个月内，大部分尺骨远端及少数桡骨骨干可见到一种杯状的横截面，代替了常见的平直横截面，这种杯状阴影误诊为病理性杯状阴影（如佝偻病）。在正常儿童期的后一阶段,桡尺骨的末端可呈波浪形不规则表面,而其他有的末端表面则仍显示光滑,勿认为是骨折碎片。

(8) 尺骨远端和腕骨之间有三角软骨,因此在正位像上尺骨远端离腕骨较远,尤其在偏向桡侧的掌正位片上尺骨远端和腕骨分离更远。容易被误诊为半脱臼。

(蒙艳斌 雷 田)

第三节　血管及影像解剖

上肢的动脉为锁骨下动脉的直接延续,按其走行分为腋动脉、肱动脉、桡动脉和尺动脉、掌浅弓和掌深弓(图 7-3-1,图 7-3-2)。而上肢的静脉分为深、浅两种,深静脉较细与同名动脉伴行,且多为两条,浅静脉包括头静脉、贵要静脉、肘正中静脉及其属支。

一、动　脉

1. 腋动脉　**腋动脉**axillary artery(图 7-3-1,图 7-3-3)于第一肋的外侧缘处续锁骨下动脉,至腋窝的下缘处移行为肱动脉。以胸小肌为界,分为 3 段。第 3 段最长,位于胸小肌下缘与大圆肌下缘之间。此段发出**旋肱前、后动脉**及**肩胛下动脉**。

2. 肩胛动脉网　**肩胛动脉网**位于肩胛骨的周围,其构成有:①**肩胛上动脉**,为甲状颈干的分支,经肩胛上横韧带上方,达冈上窝;②**肩胛背动脉**,即颈横动脉降支,沿肩胛骨内侧缘下行,分支分布于冈下窝;③**旋肩胛动脉**,为肩胛下动脉的分支,分布于冈下窝。3 条动脉的分支彼此吻合成网,是肩部重要的侧支循环途径(图 7-3-3)。

3. 肱动脉　**肱动脉**brachial artery(图 7-3-1,图 7-3-2,图 7-3-4)是臂部的动脉主干,在大圆肌外侧端下缘续腋动脉,沿肱二头肌内侧沟下行至肘窝上部,约桡骨颈平面分为桡动脉、尺动脉。在臂上部,肱动脉居肱骨内侧,后方有桡神经和肱三头肌长头,前外侧有正中神经,内侧有尺神经。

(1) **肱深动脉**在平大圆肌腱下方处,起自肱动脉后内侧,有两条伴行静脉,并与桡神经伴行,

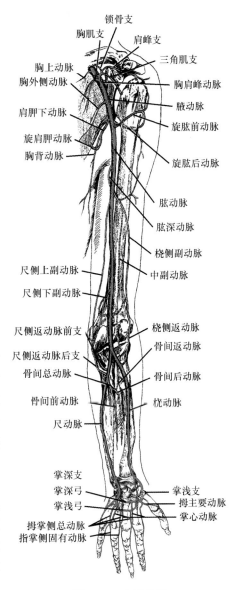

图 7-3-1　上肢动脉

向下通过肱骨肌(桡神经)管,至臂后区(图7-3-4)。

（2）肱骨滋养动脉:极细小,约在臂中份经滋养孔进入肱骨。肱骨骨折若损伤此动脉将会延迟骨的愈合(图7-3-4)。

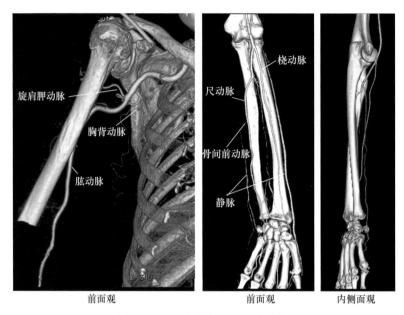

| 前面观 | 前面观 | 内侧面观 |

图 7-3-2　上肢动脉 CTA 三维成像

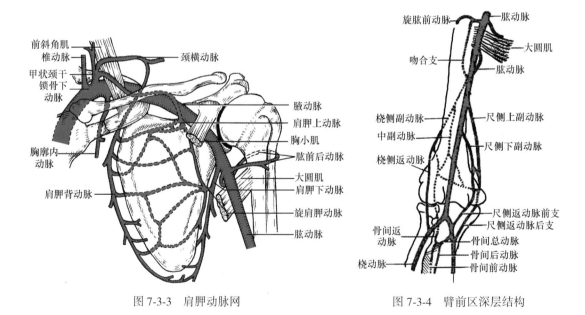

图 7-3-3　肩胛动脉网　　　　　图 7-3-4　臂前区深层结构

（3）尺侧上副动脉:于臂中份稍上方,约平肱肌起点处,起自肱动脉,伴尺神经下降,穿臂内侧肌间隔至臂后区(图7-3-4)。

（4）尺侧下副动脉:平肱骨内上髁上方约5cm处起始于肱动脉,分为前、后两支,经肱肌前面下行至肘关节附近,分别与尺前、后返动脉吻合(图7-3-4)。

4. 肘关节周围的动脉网 分布于肘关节前后,由肱动脉发出的尺侧上、下副动脉,肱深动脉的中副动脉和桡侧副动脉,桡动脉的桡侧返动脉,尺动脉的尺侧返动脉和骨间后动脉的分支骨间返动脉等相互吻合而成,构成肘关节周围丰富的侧支循环(图7-3-4)。在肘关节前结扎肱动脉后,通过肘关节动脉网仍可满足肘关节的血供。

5. 尺动脉 尺动脉 ulnar artery 从肱动脉分出后,经旋前圆肌尺侧头深面走向内下,穿指浅屈肌腱弓至前臂前区尺侧。于前臂近1/3处,位于指浅屈肌的深面,斜向下内;在前臂远侧2/3,位于指浅屈肌与尺侧腕屈肌之间,经屈肌支持带的浅面,达豌豆骨的桡侧入手掌(图7-3-1)。

尺动脉发出的分支至邻近各肌和前臂尺侧部皮肤。近端发出的尺侧返动脉,与肱动脉的尺侧上、下副动脉吻合。尺动脉在近侧2.5cm范围内发出骨间总动脉。该动脉是一短干,几乎立即分为骨间前、后动脉。骨间前动脉在拇长屈肌和指深屈肌之间,与骨间前神经伴行,并沿骨间膜前面下降,至旋前方肌深面。骨间后动脉发出后即向后穿前臂骨间膜上端的孔,进入前臂后区(图7-3-1)。

6. 桡动脉 桡动脉 radial artery 在桡骨颈平面附近由肱动脉分出,越过肱二头肌腱表面斜向下外,沿肱桡肌内侧下行。在肱桡肌的内侧缘处,其内侧上1/3为旋前圆肌,下2/3为桡侧腕屈肌。此动脉的后方,自上而下依次为旋后肌、指浅屈肌、拇长屈肌及旋前方肌。桡动脉下1/3在肱桡肌3腱与桡侧腕屈肌腱之间,位置表浅,仅覆以皮肤和浅、深筋膜,故在体表可触及其搏动(图7-3-1)。

在距桡动脉起始端不远处,发出桡侧返动脉,行向外上方,与肱深动脉分出的桡侧副动脉吻合。桡动脉沿途发支至邻近各肌,并发皮支至皮肤;在腕前区,桡动脉发出一掌浅支,向下经鱼际肌表面或其内部至手掌,参与掌浅弓的构成。

7. 掌浅弓 尺动脉及伴行静脉,在尺神经的外侧行经腕尺侧管。尺动脉在管内发出向后下行的掌深支后,即在掌腱膜深面向桡侧横过各指浅屈肌腱和指掌侧总神经的浅面,其末端与桡动脉的掌浅支吻合,共同构成**掌浅弓**superficial palmar arch(图7-3-1,图7-3-5),位于掌腱膜的深面,凸向远侧。凸侧发出共四条,最尺侧者为小指尺(掌)侧固有动脉,沿小鱼际表面下降分布于小指的尺侧缘。其余3支为指掌侧总动脉,行经各蚓状肌和指浅屈肌腱浅面,与同名神经伴行,至指璞间隙处,每条总动脉又分为两条指掌侧固有动脉,分布于2~5指相对缘。

8. 掌深弓 掌深弓 deep palmar arch(图7-3-1)由桡动脉终支和尺动脉掌深支吻合而成,位于屈指肌腱的深面。桡动脉从手背穿第1掌骨间隙达手掌后,发出拇主要动脉,然后穿拇收肌横、斜头之间,横过第2~4掌骨底稍远侧。拇主要动脉分为三支,分布于拇指两侧缘和示指桡侧缘。掌深弓全长有同名静脉和尺神经深支伴行。

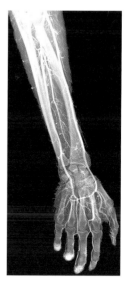

图7-3-5 前臂及掌部动脉造影

二、浅 静 脉

1. 头静脉 头静脉cephalic vein(图7-3-6,图7-3-7)的起始部分十分恒定,位于桡骨茎突背侧的浅筋膜内,头静脉起始后沿前臂的前外侧上行,经肘部后走在肱二头肌外侧沟内,穿过深筋膜后,位于胸大肌和三角肌之间的沟内,在这里头静脉容易暴露,即使看不见也可以在这里做紧急头静脉切开。头静脉最后穿过锁胸筋膜注入腋静脉。

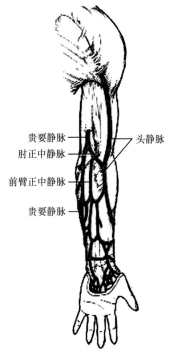

图 7-3-6　上肢浅静脉

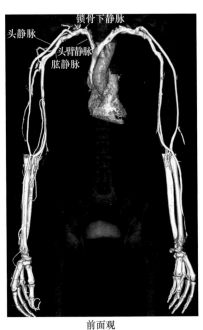

前面观

图 7-3-7　上肢浅静脉 CTA 三维成像

2. 贵要静脉　**贵要静脉**basilic vein(图 7-3-6,图 7-3-7)沿前臂的背内侧上行,在肘关节的下方转到前臂的前面,而后行于肱二头肌内侧沟内,约在臂中份穿过深筋膜,伴随肱动脉上行,在腋窝后皱襞处,注入肱静脉或与其伴行注入腋静脉。

3. 肘正中静脉　在肘部前面的远侧,有连接头静脉和贵要静脉的静脉,叫**肘正中静脉**medianvein of foreatm(图 7-3-6,图 7-3-7),通常它是身体上最明显的浅静脉。因此,即使在休克时,所有其他静脉都隐没于脂肪中或萎陷下去的时候,此静脉仍能被看见或触及。由于肘正中静脉和贵要静脉在肘部被交通支和肱二头肌腱膜充分固定,故此静脉常作为静脉抽血、注射和静脉内麻醉等。

(王歧本　贾 蕾)

第四节　断层解剖

上肢最复杂的就是三大关节,以它们的断层影像最为重要。

一、肩关节的断层解剖

1. 肩关节下部轴位断层　层面上肩关节位于中央,三角肌包绕于肩关节的前、后及外侧,肩关节前方与三角肌之间有**肱二头肌长头腱(外侧)**和**肩胛下肌腱(内侧)**。肩关节后方与三角肌之间有冈下肌及其肌腱(图 7-4-1,图 7-4-2)。

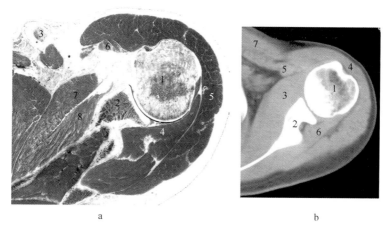

图 7-4-1 肩下部轴位断层及 CT 影像

a. 标本(1. 肱骨头;2. 关节盂;3. 锁骨;4. 冈下肌;5. 三角肌;6. 肩胛下肌腱;7. 前锯肌;8. 肩胛下肌);

b. CT 影像(1. 肱骨头;2. 关节盂;3. 肩胛下肌;4. 三角肌;5. 胸小肌;6. 冈下肌;7. 胸大肌)

2. 肩关节冠状断面 肱骨头与关节盂构成**肩关节**,位于切面中央。关节盂上方有**肩峰**,肩关节上方有**冈上肌腱**跨过关节囊,关节囊内有**肱二头肌长头腱**通过(图 7-4-3)。

3. 肩关节斜矢状位断面(显示肌腱袖) 在肩关节周围,**冈上肌、冈下肌、小圆肌**和**肩胛下肌**的肌腱共同连成腱板,围绕肩关节的上、后和前方,并与肩关节囊愈着,称为**肌腱袖**(图 7-4-4)。

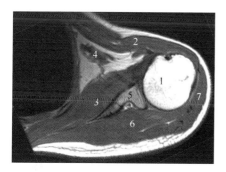

图 7-4-2 经肩关节下份的横断层面 MRI T₁WI 影像

1. 肱骨头;2. 三角肌;3. 肩胛下肌;4. 喙肱肌;5. 关节盂;6. 小圆肌;7. 三角肌

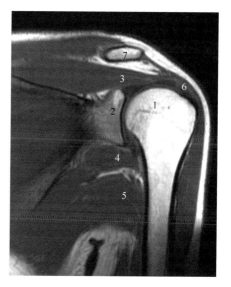

图 7-4-3 经肩关节斜冠状位 MRI T₁WI 影像

1. 肱骨头;2. 关节盂;3. 冈上肌;4. 小圆肌;5. 大圆肌;6. 肱二头肌长头腱;7. 肩峰

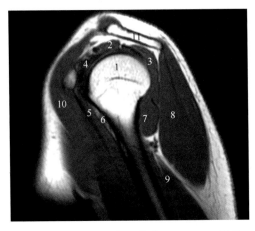

图 7-4-4　经肩关节斜矢状位 MRI T₁WI 影像

1. 肱骨头；2. 关节盂；3. 冈下肌；4. 冈上肌；5. 肱二头肌长头腱；6. 背阔肌腱；7. 小圆肌；8. 三角肌；9. 肱三头肌长头；
10. 三角肌；11. 肩峰

二、肘关节的断层解剖

1. 经肘关节中份轴位断层　层面中可见**肱骨**硕大略为扁平，其内、外侧端分别为内、外上髁。肱骨后面的凹陷为**鹰嘴窝**，与后方的尺骨**鹰嘴**相对。**肱三头肌肌腱**附着于鹰嘴的后面，该肌腱外侧可见肘肌。肱骨前面为**肱肌**，肱肌的内侧有**旋前圆肌**，外侧有前后排列的**肱桡肌**和**桡侧腕长、短伸肌**。**桡神经**位于肱桡肌与肱肌之间（图 7-4-5）。

2. 经肱骨内、外上髁的冠状断层　层面的中央为**肘关节**，肱骨小头与**桡骨头关节凹**形成的**肱桡关节**，**肱骨滑车**与**尺骨滑车切迹**形成的**肱尺关节**，以及**桡骨头环状关节**而与**尺骨桡切迹**形成的**桡尺近侧关节**。尺骨鹰嘴的桡侧、肱骨小头上方的突起为**肱骨外上髁**，**桡侧副韧带**附着于其上（图 7-4-6）。

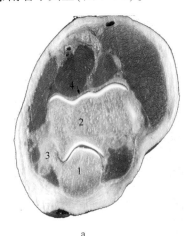

a

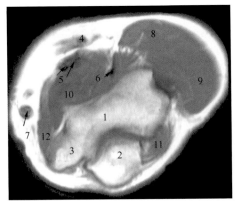

b

图 7-4-5　经肘关节中份断层解剖及 CT 影像

a. 标本（1. 尺骨鹰嘴；2. 肱骨滑车；3. 桡骨；4. 肱肌）；b. CT 影像（1. 肱骨；2. 尺骨；3. 桡骨；4. 肱二头肌；5. 血管；
6. 桡神经；7. 桡侧腕长伸肌；8. 旋前圆肌；9. 桡侧腕屈肌；10. 肱肌；11. 肘肌；12. 指伸肌）

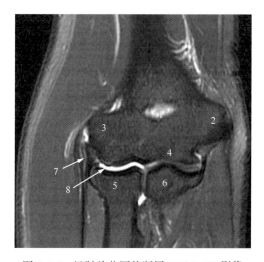

图 7-4-6 经肘关节冠状断层 MRI T₂WI 影像

1. 鹰嘴窝;2. 内上髁;3. 外上髁;4. 肱骨滑车;5. 桡骨头;6. 鹰嘴;7. 桡侧副韧带;8. 肱桡关节

三、手的关节断层解剖

1. 经远侧列腕骨的横断层 该层面经远侧列诸腕骨,由桡侧向尺侧依次为**大多角骨**、**小多角骨**、**头状骨**和**钩骨**。腕骨的掌侧结构变化较明显,尺、桡侧分别出现**小鱼际肌**、**鱼际肌**。腕管的外侧份有**拇长屈肌腱**行于其腱鞘中,内侧份有指浅、深屈肌的 8 条肌腱行于屈肌总腱鞘内,还可见尺动、静脉位于小指展肌桡侧(图 7-4-7)。

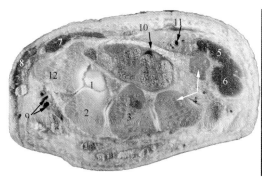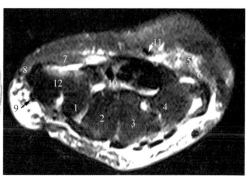

图 7-4-7 经远侧列腕骨的横断层及 MRI 影像

1. 大多角骨;2. 小多角骨;3. 头状骨;4. 钩骨;5. 尺侧腕屈肌;6. 小指短屈肌;7. 拇对掌肌;8. 拇短展肌;9. 桡动静脉;
10. 腕管;11. 尺动脉;12. 第 1 掌骨底

2. 腕关节冠状面 该层面由桡侧向尺侧,近侧列腕骨依次是**手舟骨**、**月骨**和**三角骨**,远侧列依次是**大多角骨**、**小多角骨**、**头状骨**和**钩骨**。相邻腕骨之间可见**腕骨间关节**,近侧列的 3 块腕骨与桡骨下端及尺骨头远侧的关节盘构成**桡腕关节**。远侧列腕骨与掌骨底构成**腕掌关节**,图中可见到第二、三、四腕掌关节(图 7-4-8)。

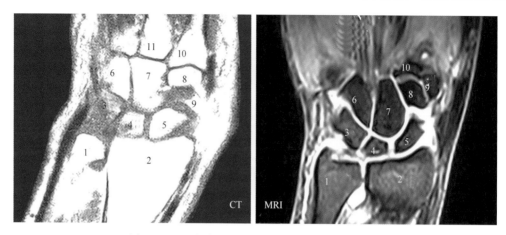

图 7-4-8　经腕关节冠状断层 CT 及 MRI T$_2$WI 影像

1. 尺骨；2. 桡骨；3. 三角骨；4. 月骨；5. 手舟骨；6. 钩骨；7. 头状骨；8. 小多角骨；9. 大多角骨；10. 第 2 掌骨；11. 第 3 掌骨

（雷　田　余清平）

思　考　题

一、名词解释

1. 提携角　2. 肌腱袖　3. 骺线　4. 骨岛影　5. 骨骺核　6. 腕管　7. 掌中间鞘

二、问答题

1. 试述肩关节周围的解剖结构。

2. 绘图说明肘关节周围的解剖结构。

第八章　下　肢

第一节　基础解剖

下肢除具有行走和运动功能外,还可支持体重使身体直立。故与上肢比较,下肢骨骼粗壮,关节构造复杂,辅助结构较多而坚韧,肌强大而有力。因而下肢以结构稳固为特征,稳定性大于灵活性。

一、境界与分区

下肢与躯干直接相连,前方以腹股沟与腹部分界,外侧面以髂嵴与腰部分界,后方以髂后上棘至尾骨尖连线与脊柱区分界,内侧以股会阴沟与会阴部分界。下肢可分为臀部、股部、膝部、小腿部和足部。除臀部外,其余各部又可分若干区,如股部可分为股前区、股内侧区和股后区;膝部分为膝前区和腘窝;小腿分为小腿前区、外侧区和后区;足可分为踝、足背和足底。

二、重要体表标志

1. **髋部**　**髂嵴**iliac crest 即髂骨的上缘,全长位于皮下。两侧髂嵴最高点连线约平第 4 腰椎棘突。**髂前上棘**为髂嵴的最前端。**髂后上棘**为髂嵴最后端的突起。**耻骨结节**pubic tubercle 在腹股沟的内侧端,为腹股沟韧带的附着处。**耻骨嵴**pubic crest 为耻骨结节至耻骨联合上缘之间的骨嵴。**耻骨联合**pubic symphysis 为两耻骨在中线的软骨连结处。**股骨大转子** greater trochanter 为股骨上端最向外的粗大隆起,位于髂前上棘与坐骨结节连线的中点。**坐骨结节**ischial tuberosity 位于臀下部内侧,站立位时被臀大肌覆盖,但屈髋关节时,臀大肌下缘移向后上方,使坐骨结节位于皮下,因而易于触及。

2. **膝部**　**髌骨**patella 位于膝关节前部的皮下。股骨内、外侧髁为股骨下端内、外侧的椭圆形隆起。胫骨内、外侧髁为胫骨上端内、外侧的平台。**胫骨粗隆**tibial tuberosity 为胫骨上端向前的突起。胫骨前缘为胫骨前面锐利的纵行骨嵴,居于皮下。腓骨头为腓骨上端的膨大,位于胫骨外侧髁的后外方。

3. **踝部**　**内踝**medial malleolus 为胫骨下端向内下方的扁形突起。**外踝**lateral malleolus 为腓骨下端的膨大。**跟腱**tendo calcaneus 为小腿三头肌腱,位于小腿后区下部的皮下,止于跟骨结节。第 5 跖骨粗隆为第 5 跖骨近端向后外的膨大,位于足外侧缘中部(图 8-1-1)。

三、下肢的应用解剖

(一)下肢的测量

1. **下肢长度**　测量下肢长度时,必须保持在左、右侧对称的姿势下进行,并将双侧结果

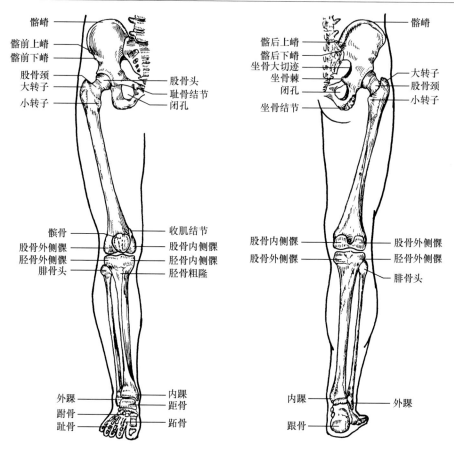

图 8-1-1　下肢重要的体表标志

予以对比。否则结果有误。下肢全长指下肢伸直时由髂前上棘至内踝尖的长度。大腿长指由髂前上棘至股骨收肌结节的长度。小腿长指由股骨收肌结节至内踝尖的长度。

2. 下肢力线　为通过股骨头中点至髌骨中点、由髌骨中点至踝关节中心的连线。是下肢承受重力的轴线。在临床实际测量中,从髂前上棘至踝关节保持中立位的第 1 趾蹼的连线,该线正常应通过髌骨中点。此线的测定可确定股骨骨折和胫骨、腓骨骨折的复位情况。

3. 颈干角、前倾角与膝外翻角

(1)股骨颈与股骨体长轴之间形成的一个向内的夹角称为颈干角(图 8-1-2),在儿童此角较大,可达 160°。随着年龄和体重的增加以及下肢运动的增加,此角逐渐减少,至成人平均为 127°,正常范围为 125°~130°,男性略大于女性。正常的颈干角是保持髋关节正常功能的必要条件。颈干角小于 125° 称髋内翻,颈干角大于 130° 称髋外翻。

(2)股骨颈的纵轴线与股骨两髁额状面之间所形成的角度,称为前倾角,在成年人,正常范围在 12°~15°之间。如前倾角过大,会使一部分股骨头失去髋臼的覆盖。行走时,为了保持股骨头在髋臼窝内,以致下肢有内旋倾向。步行时与"内八字"步态有关。前倾角过小时,会产生下肢的外旋倾向,其步态与"外八字"有关。前倾和后倾在儿童期常见,但通常会消失(图 8-1-3)。

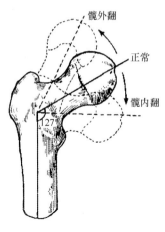

图 8-1-2 颈于角

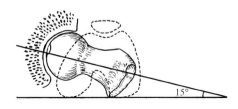

图 8-1-3 前倾角

（3）股骨体长轴线与胫骨体长轴线在膝关节处相交形成向外的夹角，正常约170°，其补角称为膝外翻角。男性略小于女性。若外侧夹角小于170°称膝外翻，呈"X"形腿；大于170°称膝内翻，呈"O"形腿（图8-1-4）。

4. 下肢骨的对比关系 下肢骨折或关节脱位时，骨性标志间的正常位置关系可能发生变化，这些位置对比关系的改变有助于进行疾病的诊断和治疗。常用的对比关系有：

（1）罗斯-奈拉通线 Rose-Nelaton line：又称髂坐线。身体侧卧侧卧位，髋关节半屈位90°~120°，自髂前上棘至坐骨结节的连线，称Nelaton线。正常情况下此线通过股骨大转子尖，当髋关节脱位或股骨颈骨折时，大转子尖向此线上方移位（图8-1-5）。

（2）休马克线和卡普兰点：身体仰卧位，两腿自然伸直并拢，两髂前上棘处于同一平面。自左、右两侧大转子尖分别经同侧髂前上棘作两条直线，并向上内延长，称休马克线 Sehomarker line，正常情况下，两延长线相交于脐或脐的正上方，相交点称为卡普兰点 Kaplan point。当髋关节脱位或股骨颈骨折时，该点常移至脐以下并偏向健侧（图8-1-6）。

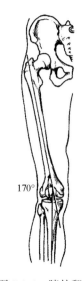

图 8-1-4 膝外翻角

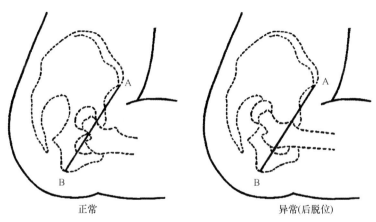

正常　　　　　　　　　　异常(后脱位)

图 8-1-5 罗斯-奈拉通线

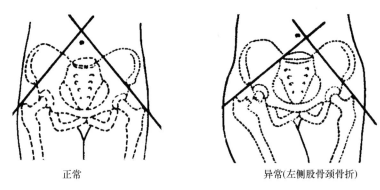

正常　　　　　　　　　　　　　　　　　异常(左侧股骨颈骨折)

图 8-1-6　休马克线和卡普兰点

（3）布兰安线和布兰安三角：又称髂股线的髂股三角。仰卧位时，自髂前上棘向床面作一垂直线（A），经大转子尖作一直线与此垂直线垂直，该线称布兰安线 Bryant line（B），正常约 5cm，再经大转子尖至髂前上棘用一直线（C），所构成的三角称布兰安三角 Bryant triangle。当大转子上移时，该三角的底边比健侧缩短（图 8-1-7）。

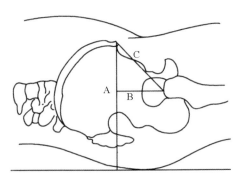

图 8-1-7　布兰安线和布兰安三角

四、髋 关 节

（一）髋关节的构成和特点

髋关节 hip joint 由髋臼与股骨头构成，属球窝关节。髋臼周缘附有纤维软骨构成髋臼唇 acetabular labrum，以增加髋臼的深度。髋臼下缘的髋臼切迹被髋臼横韧带封闭，使髋臼成为完整的环状以紧抱股骨头。自髋臼切迹向髋臼底部延伸的髋臼窝，内充填有股骨头韧带和疏松结缔组织。髋臼窝以外的半月形区域为关节面，有关节软骨覆盖。股骨头呈半球状，其中央的股骨头凹处有股骨头韧带连于髋臼横韧带。股骨头除股骨头凹以外均有关节面软骨覆盖（图 8-1-8）。

（二）髋关节的关节囊和韧带

髋关节的关节囊紧张而坚韧，向上附着于髋臼周缘及横韧带，向下附着于股骨颈基部，前面达转子间线，后面附着于股骨颈的中、下 1/3 交界处。因此，股骨颈骨折有囊内骨折和囊外骨折之分。关节腔内的股骨头韧带 ligament of the head of the femur 为滑膜所包被,内含血管。当大腿半屈并内收时,此韧带紧张,外展时松弛。关节囊周围有多条韧带加强(图8-1-8,图 8-1-9)。

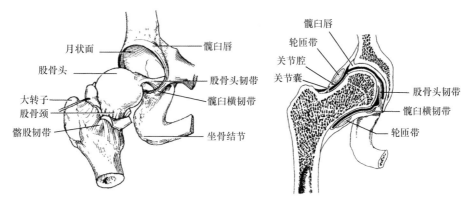

图 8-1-8 髋关节

1. 髂股韧带 iliofemoral ligament 最为强健,起自髂前下棘,呈人字形向下经关节囊的前方止于转子间线。可限制大腿过伸,对维持人体直立姿势有重要作用。

2. 耻股韧带 pubofemoral ligament 由耻骨上支向外下在关节囊前下壁与髂股韧带的深部融合。可限制大腿过度的外展及旋外。

3. 坐股韧带 ischiofemoral ligament 起自坐骨体,斜向外上与关节囊融合,附着于大转子根部。可限制大腿过度旋内。

4. 轮匝带 是关节囊的深层纤维围绕股骨颈的环形增厚,可约束股骨头向外脱出。

由于股骨头深藏于髋臼内,关节囊相对紧张而坚韧,又受多条韧带限制,其运动幅度远不及肩关节,但具有较大的稳固性,以适应其承重和行走的功能。髋关节囊的后下部相对较薄弱,脱位时,股骨头易向下方脱出。

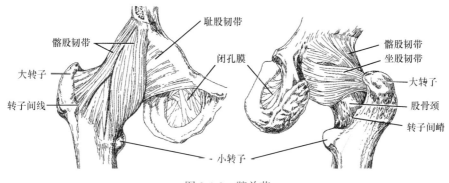

图 8-1-9 髋关节

(三)髋关节的肌肉配布和结构

髋肌和大腿肌布于髋关节的前方和后方,跨过髋关节前面的肌由外向内为:缝匠肌、股直肌、髂腰肌、耻骨肌、长收肌、短收肌、大收肌和股薄肌;外侧面有阔筋膜张肌;后面有浅层的臀大肌、中层的臀中肌、梨状肌、闭孔内肌、股方肌与深层的臀小肌、闭孔外肌、上下孖肌以及大腿后群肌。髋关节可作三轴的屈、伸、收、展、旋内、旋外以及环转运动。髂腰肌和耻骨肌前方有股神经、股动脉和股静脉跨越关节；坐骨神经行于髋关节的后内侧,位于臀大肌的深面。

五、膝 关 节

(一)关节的构成和特点

膝关节 knee joint 由股骨下端、胫骨上端和髌骨构成,是人体最大、最复杂的关节。髌骨与股骨的髌面相接,股骨的内、外侧髁分别与胫骨的内、外侧髁相对。

(二)膝关节的关节囊和韧带

膝关节的关节囊薄而松弛,附着于各关节面的周缘。关节内和关节周围有韧带加固,以增加关节的稳定性(图 8-1-10 ~ 图 8-1-12)。

1. 髌韧带 patellar ligament 连于髌骨和胫骨粗隆之间,扁平而强韧,其浅层纤维越过髌骨连于股四头肌腱。

2. 腓侧副韧带 fibular collateral ligament 为圆索状,起自股骨外上髁,向下止于腓骨头。韧带游离,与外侧半月板不直接相连,表面大部分被股二头肌腱所遮盖。

3. 胫侧副韧带 tibial collateral ligament 呈宽扁束状,位于膝关节内后侧。起自股骨内上髁,向下附着于胫骨上端内侧,与关节囊和内侧半月板紧密结合。

4. 腘斜韧带 oblique popliteal ligament 由半膜肌腱延伸而来,起自胫骨内侧髁,斜向外上方,止于股骨外上髁,部分纤维与关节囊融合。

5. 膝交叉韧带 cruciate ligaments 位于膝关节腔内,被关节囊滑膜层衬覆。前交叉韧带 anterior cruciate ligament,起自胫骨髁间隆起的前方内侧,与内、外侧半月板的前角愈着,斜向后外上方,纤维呈扇形附着于股骨外侧髁的内侧。后交叉韧带 posterior cruciate ligament,较前交叉韧带短而强韧,并较垂直。起自胫骨髁间隆起的后方,斜向前内上方,附着于股骨内侧髁的外侧面。

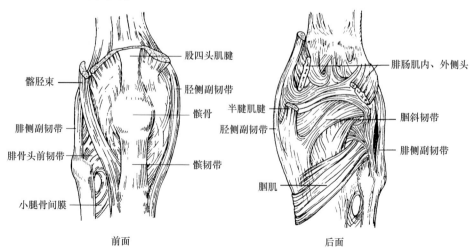

图 8-1-10 膝关节

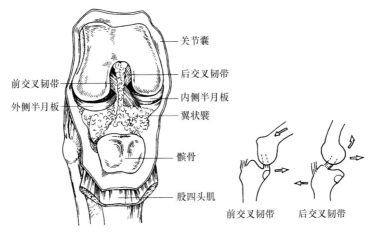

图 8-1-11　膝关节

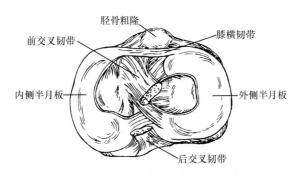

图 8-1-12　膝关节内韧带和半月板

膝关节囊的滑膜层是全身关节中最宽阔最复杂的,附着于该关节各骨的关节面周缘,覆盖关节内除了关节软骨和半月板以外的所有结构。滑膜在髌骨上缘向上突起形成长约5cm的髌上囊,位于股四头肌腱和股骨体下部之间。在髌韧带深面与胫骨上端之间有髌下深囊;髌骨的前面和下方有髌前皮下囊和髌下皮下囊。在髌骨下方,部分滑膜层被覆脂肪突入关节腔,形成一对翼状襞 alar folds,充填关节腔内的空隙。

半月板 menisci,是嵌在股骨内、外侧髁与胫骨内、外侧髁关节面之间的半月形纤维软骨板。内侧半月板 medial meniscus 较大,呈"C"形,前窄后宽,外缘与关节囊及胫侧副韧带紧密相连。外侧半月板 lateral meniscus 较小,近似"O"形,外缘与关节囊相连。半月板上面凹陷,下面平坦,外缘厚,内缘薄锐游离,两端借韧带附着于胫骨髁间隆起。半月板使关节面更为相适,能缓冲压力,吸收震荡,起弹性垫的作用。半月板与股骨髁一起对胫骨做旋转运动。

(三)膝关节周围的肌肉配布和结构

膝前区的主要结构为皮肤、浅筋膜、滑膜囊和肌腱等。膝外侧部有髂胫束,内侧部有缝匠肌腱和股薄肌腱共同形成的"大鹅足"。

膝后区主要为菱形的腘窝 popliteal fossa,其上外侧壁为股二头肌,上内侧壁为半腱肌和半膜肌,下内侧壁为腓肠肌内侧头,下外侧壁为腓肠肌外侧头和跖肌,顶为腘筋膜,窝底的上份为股骨腘面,中份为膝关节囊后部及腘斜韧带,下份为腘肌及其筋膜。腘窝内充填脂肪组织、血管、神经和淋巴结。由浅入深为胫神经、腘静脉、腘动脉。窝的上外侧有腓总神经。血管周围有腘深淋巴结。

六、踝 关 节

(一)踝关节的构成和特点

踝关节 ankle joint 亦称距小腿关节 talocrural joint,由胫骨下端,内、外踝关节面构成的关节窝和距骨滑车构成,近似单轴的屈戌关节。由于胫骨上端与下端之间有一向外侧约20°的扭转,所以膝关节与踝关节的横轴并不完全平行。当足外侧缘与小腿垂直时,称为踝关节的中立位(0°)。此时可作25°的背屈和45°的跖屈。不可协同足部的其他关节,参与足内翻和外翻运动。此外,由于距骨上关节面及胫骨下关节面的前部比后部宽5~10mm,当足跖屈时,距骨较窄的后部纳入较宽的胫骨下关节面的前部,此时可作轻度的内收或外展运动。

(二)踝关节的关节囊和韧带

踝关节的关节囊附着于各关节面的周围,囊的前、后壁薄而松弛,两侧有韧带加强。内侧为内侧韧带 medial ligament,又名三角韧带,起自内踝尖,呈扇形向下止于足舟骨、距骨和跟骨。外侧有三条独立的韧带,由前至后分别是距腓前韧带、跟腓韧带和距腓后韧带。三条韧带均起自外踝,分别向前、向下和向后内止于距骨及跟骨,均较薄弱(图 8-1-13,图 8-1-14,图 8-1-15)。

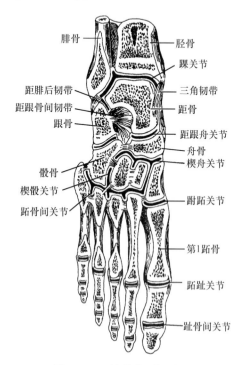

图 8-1-13 足关节(水平切)

腓骨 胫骨 踝关节 距腓后韧带 三角韧带 距跟骨间韧带 距 跟骨 距跟舟关节 舟骨 楔舟关节 骰骨 楔骰关节 跗跖关节 距骨间关节 第1跖骨 跖趾关节 趾骨间关节

(三)踝关节周围的肌腱配布和结构

1. 踝前区与足背 足背的浅静脉和肌腱等结构清晰可见。足背静脉弓内侧合成大隐静脉,外侧合成小隐静脉。踝前区的皮神经有内侧的隐神经,外侧的腓肠神经,中间部的足背内侧皮神经和足背中间皮神经(腓浅神经的终支)。足前区深筋膜是小腿深筋膜的延续,并增厚形成两个支持带。① 伸肌上支持带又称小腿横韧带,呈宽带状位于踝关节的上方,连于胫骨、腓骨下端之间。深面有两个间隙,内侧间隙有胫骨前肌腱、胫前血管和腓深神经通过;外侧间隙有拇长伸肌腱、趾长伸肌腱和第3腓骨肌通过;② 伸肌下支持带又称小腿十字韧带,位于踝关节前方,呈横置的"Y"字形,外侧端附于跟骨外侧面,内侧分上、下两束分别附于内踝和第1楔骨。伸肌下支持带向深部的骨面发出纤维隔,形成3个骨纤维管,内侧管有胫前肌腱通过,中间管有拇长伸肌腱腱通过、足背血管和腓深神经通过,外侧管有趾长伸肌腱和第 3 腓骨肌通过。

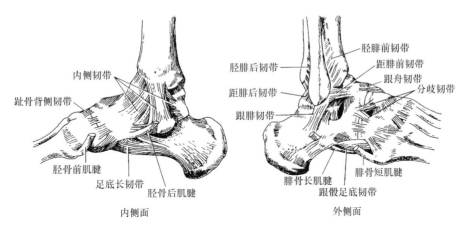

内侧韧带
趾骨背侧韧带

胫骨前肌腱
足底长韧带
胫骨后肌腱

内侧面

胫腓前韧带
胫腓后韧带
距腓前韧带
距腓后韧带
跟舟韧带
分歧韧带
跟腓韧带

腓骨长肌腱
跟骰足底韧带
腓骨短肌腱

外侧面

图 8-1-14　踝关节周围肌腱和韧带

2. 踝后区　该区中部有跟腱附于跟结节。跟腱两侧含较多脂肪,跟腱与皮肤之间有跟皮下囊;跟腱深面与跟骨骨面有跟腱囊。踝后区深层的重要结构有内侧的踝管和外侧的腓骨上、下支持带。① 踝管 malleolar canal:位于内踝后下方,由屈肌支持带与内踝和跟骨内侧面共同围成。管内结构由前向后依次为胫骨后肌腱、趾长屈肌腱、胫后动、静脉和胫神经、拇长屈肌腱。② 腓骨上、下支持带:腓骨上支持带连于外踝后缘与跟骨外侧缘上部之间,可限制腓骨长、短肌腱于外踝后下方;腓骨下支持带前端与伸肌下支持带相延续,后端止于跟骨外侧面前部,可固定腓骨长、短肌腱于跟骨外侧面。

七、足部的关节及足底

1. 足部的关节　包括跗骨间关节、跗

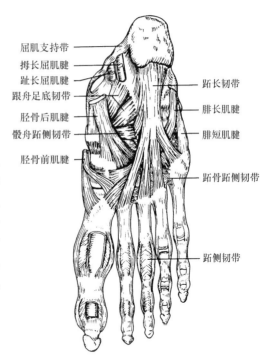

屈肌支持带
拇长屈肌腱
趾长屈肌腱
跟舟足底韧带
胫骨后肌腱
骰舟跖侧韧带
胫骨前肌腱

跖长韧带
腓长肌腱
腓短肌腱
跖骨跖侧韧带
跖侧韧带

图 8-1-15　踝关节周围肌腱和韧带

跖关节、跖骨间关节、跖趾关节和趾骨间关节。足骨借关节和韧带紧密相连。跗骨间关节主要有:距跟关节、距跟舟关节、跟骰关节、楔舟关节、楔骰关节和楔间关节。跟骰关节和距跟舟关节联合构成跗横关节,其关节线横过跗骨中份,呈横位的"S"形,内侧部凸向前。外侧部凸向后。临床上常沿此线进行足离断术,跗骨间的主要韧带有跟舟足底韧带、分歧韧带、足底长韧带和跟骰足底韧带。

2. 足底　足底深筋膜分浅、深层:浅层覆于足底肌的表面,两侧较薄,中间部增厚形成坚韧的足底腱膜;深层覆于骨间肌的跖侧,又称骨间跖侧筋膜。

足底腱膜三角形,后端稍窄,附于跟结节前缘内侧部。其两侧缘向深部发出肌间隔,止

于第 1、5 跖骨,将足底分成 3 个骨筋膜鞘。① 内侧骨筋膜鞘:容纳拇展肌、拇短屈肌、拇长屈肌腱以及血管和神经;② 中间骨筋膜鞘:容纳趾短屈肌、足底方肌、拇收肌、趾长屈肌腱、蚓状肌、足底动脉弓及其分支、足底外侧神经及分支;③ 外侧骨筋膜鞘:容纳小趾展肌、小趾短屈肌及血管和神经。

八、儿童下肢骨骼的发育特点

1. 儿童的髋骨,在出生时以"Y"形软骨板相隔三骨。由于软骨在 X 线下不能显影,故显 Y 形透明间隙,在 5 岁以前髂、耻、坐三骨彼此分离;5～6 岁时,坐、耻两骨的下支愈合。16 岁以前三骨的体部在髋臼处仍为软骨连结,16 岁以后软骨逐渐骨化,三骨合成一块髋骨。

2. 股骨的次级骨化中心分别出现于股骨头,大小转子和股骨下端。一般股骨下端之次级骨化中心发生较早,在初生儿已见出现,在正位片上呈小团块状;2 岁后逐渐增大,成为横位之长方形,并与膨大的下干骺端对应;以后形成内、外侧髁和内、外上髁。它们与骨干之间留有骺软骨线。股骨头的次级骨化中心在出生后 5～10 个月间发生,初呈小团块状,居上干骺端的上方。在 2 岁左右股骨颈出现后,它便在颈的上方逐渐长大并成半球形。它最后形成股骨头的大部分,并与颈部之间留有骺软骨线。大转子的骨化中心在 3～4 岁开始出现,起初可以是单个的骨化中心,也可先由多个小骨化核组成,而后合为一体,因此它的早期形状多不规则。至 14 岁左右已具有大转子的形状,但与骨干之间留有骺软骨线。小转子的骨化中心发生较迟,要至 8～11 岁之间出现。居颈部下端之内侧,起初很小,以后逐渐长大。股骨上端各次级骨化中心都要在 17～19 岁之间才分别与骨干愈合。而股骨下端的次级骨化中心虽然发生较早,但它与骨干的愈合却要迟至 18～22 岁方能完成。

3. 髌骨在 3～7 岁之间出现骨化并且成形,它常由多个骨化中心愈合而成,因此髌骨早期可能表现为不规则的颗粒状,而后彼此融合,如果在融合过程中有骨化中心不愈合,则出现不同形式的二分髌骨或三分髌骨等异常。

4. 胫骨在 1 或 2 岁以内出现上端之次级骨化中心。初呈团块状,居骨干的上方。它与上干骺端相比显得很小,后来增长成为横位之长条状,8～10 岁左右已具上端应有的外形,即自它形成了内、外侧髁和胫骨粗隆的上部。在 9～10 岁时,在上干骺端的前方又有胫骨粗隆下部的次级骨化中心出现,并在 13～15 岁时与上端骨化中心愈合成为一个向下突起之胫骨粗隆。内、外侧髁、胫骨粗隆与上干骺端之间都留有骺软骨线,19～20 岁时骺软骨线才消失,上端全部愈合。胫骨下端之次级骨化中心也在 1～2 岁内出现,初呈团块,逐渐成为横位之长条状,以后形成胫骨下端和内踝。它们与骨干之间的骺软骨线要在 17～19 岁时消失,干骺最后愈合。

5. 腓骨下端的次级骨化中心发生较早,在 1～2 岁时已出现。初呈小团块状,后来逐渐长大,至 7～8 岁形成三角形的外踝骨骺,干骺之间留有骺软骨线。腓骨小头的次级骨化中心在 3～5 岁时出现,10 岁以后形成腓骨小头的形状。干骺之间留有骺软骨线。下端干骺之间的融合在 17～19 岁时完成,腓骨小头与骨干的融合也在 17～22 岁完成。

6. 初生婴儿已有小团块状之距骨和跟骨阴影。出生后第 1～6 个月出现骰骨,其早期常显多个小骨化核,而后相互融合。在 6 个月至 1 岁出现第三楔骨,舟骨要在 2～4 岁之间产生。第一、二楔骨虽然稍迟于舟骨,但也在 2～4 岁内出现。因此到 5～6 岁时各骨都现雏形。开始各骨之间的距离较大,边界清楚。随着各骨的成长,它们之间逐渐接近,并有重叠。在 8~12 岁之间,出现跟结节的次级骨化中心。它开始也有多个小骨化核,而后融合,一般要在 14~19 岁时才与跟骨愈合。愈合后跗骨全部成形。

7. 在胎儿期各跖骨已有体部的雏形,出生后,在第 1 跖骨底和第 2~5 跖骨头都分别出现次级骨化中心。各次级骨化中心在 2~5 岁时出现,以后都发展成骺。除第一跖骨底之骨骺呈长条状外,其他各跖骨小头的骨骺呈圆形。在 12 岁左右,第 5 跖骨结节又单独出现骨化中心。在 15~21 岁之间,所有骨骺相继与各自的体部愈合而成形(图 8-1-16)。

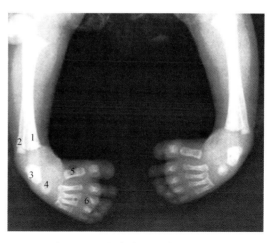

图 8-1-16 儿童附骨 X 线骨化中心
1. 胫骨;2. 腓骨;3. 跟骨;4. 距骨;5. 跖骨;6. 近侧趾骨

8. 各趾骨的体部也在出生前已出现。出生后各趾骨底部都有次级骨化中心发生,它们都在 2~5 岁时出现,以后逐渐长大成骺,直至 15~21 岁与骨体部愈合成形(图 8-1-17)。

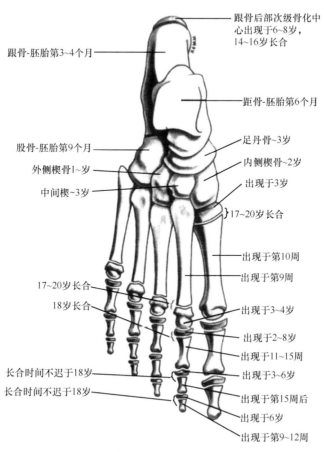

图 8-1-17 足的骨化

（黄绍明 黄秀峰）

第二节 X 线 解 剖

一、下肢骨的 X 线解剖

1. 髋骨 在正位片上,髋骨上部为髂骨,下半部的内侧为耻骨,外侧为坐骨,三骨体部汇合于髋臼,正位片上呈一凹窝,它与股骨头构成髋关节。髋臼各部显影不一致,其上部为致密弧形线,分别为髋臼上缘和月状面影;中部髋臼窝显影浅淡;下部呈一水滴状影,称为泪滴,是髋臼窝较厚的前下部的重叠影。泪滴下端为髋臼切迹前部的下缘,泪滴内侧为耻骨上支,上支向内伸至**耻骨联合**,并转折向下成为耻骨下支,转折部的内侧缘为耻骨联合面。髋臼下方延为坐骨上支,上支下端再向内上转折成为坐骨下支。坐骨支与耻骨支共同围成闭孔,坐骨上、下支转折部的外缘隆起且较致密为坐骨结节。髂骨的上部宽大为髂翼;下部缩窄而较致密为髂骨体,髂骨体在接近髋臼处内部松质较多,显影较为稀疏。髂翼的中部显示较淡为髂窝,其上缘致密为髂嵴,髂嵴外侧端突出为髂前上棘,在髂前上棘的下方,接近髋臼上缘处,髂骨体有一向外的突起为髂前下棘。髂嵴内侧端与骶骨影重叠在第 1 和第 2 骶后孔之间的水平向外下转折,成为髂后上棘。由此向下,骨缘至骶髂关节下端的外侧又转折向外,成为髂后下棘。髂翼与骶骨重叠的部分比较致密,是髂粗隆和耳状面的结构。致密的髂骨体内缘呈弧形为**弓状线**,弓状线起自髂后下棘,弧形向下至耻骨上缘成为耻骨梳。在小骨盆侧壁上,有一显示较淡的尖形向内突起,为坐骨棘影,其上缘弧形向上,行于弓状线的内侧,为坐骨大切迹(图 8-2-1)。

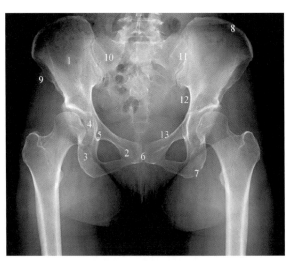

图 8-2-1 髋骨前后位片
1. 髂骨;2. 耻骨;3. 坐骨;4. 髋臼;5. 泪滴;6. 耻骨联合;7. 坐骨结节;8. 髂嵴;9. 髂前上棘;10. 髂后上棘;
11. 骶髂关节;12. 弓状线;13. 耻骨梳

2. 股骨 股骨正位片:**股骨头**呈半球形,内上方可见股骨头凹。股骨头外下方变细处为**股骨颈**。股骨颈上缘的外侧端有隆起的大转子,下缘内侧端有向内隆起的小转子。在股骨颈外侧可见由大转子尖向下的细致密线为**转子间嵴**,其外侧另有一较粗的致密线为**转子间线**。转子间线由大转子上端行向内下,与转子间嵴下段重合,下端止于小转子基部。整个股骨上端的骨小梁明显,并沿张力和压力曲线排列。股骨干是典型管状骨,中段皮质最厚,分别延至上、下干骺端逐渐变薄。股骨下端膨大为股骨内、外侧髁,分别由致密的边缘线围成方形的轮廓。两侧髁之间较淡的区域为髁间窝。内侧髁内侧面的隆起为股骨内上髁,在内侧髁的上方有时可见收肌结节突起;外侧髁外侧面的隆起为股骨外上髁。股骨下端松质内的骨小梁清晰可辨,内有致密的髌骨影重叠(图 8-2-2)。

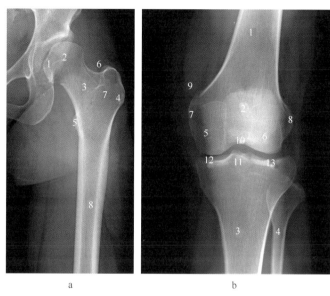

图 8-2-2　股骨前后位片

a. 上端(1. 股骨头;2. 股骨头凹;3. 股骨颈;4. 大转子;5. 小转子;6. 转子间嵴;7. 转子间线;8. 股骨干);b. 下端(1. 股骨;2. 髌骨;3. 胫骨;4. 腓骨;5. 股骨内侧髁;6. 股骨外侧髁;7. 股骨内上髁;8. 股骨外上髁;9. 收肌结节;10. 髁间窝;11. 髁间隆起;12. 胫骨内侧髁;13. 胫肌外侧髁)

　　股骨侧位片:股骨头伸向上方,略为偏前,呈球形,部分与髋臼影重叠。股骨头下方续为较细的股骨颈。颈部前后缘皮质明显,前缘皮质向下与骨干皮质相连,后缘皮质向下逐渐消失于干骺端的松质内。在头颈交界处常见一环状致密影,此环状影的上半为股骨颈上缘的轴位影,下半为股骨头下部皮质影。在头、颈影内还有大转子影重叠,大转子尖伸向上方,常位于股骨头与颈部影的后侧。在大转子下方,由股骨干骺端向后突出为小转子,为浅淡之阴影。由大转子后缘向下至小转子的弧形骨线为转子间嵴,由大转子前缘向后下至小转子的致密斜线为转子间线。股骨骨干略向前弯曲,其前、后缘的皮质非常明显,后缘皮质较厚(图 8-2-3)。股骨下端内、外侧髁重叠,两髁若错位则显示为双影。两髁的形状、大小都基本一致,难以分辨。区别方法为追踪由骨干前缘分别向下延续至两髁前缘的皮质线,其中延续至内侧髁的皮质线较平直,而延续至外侧髁前缘的皮质有明显转折(图 8-2-4)。

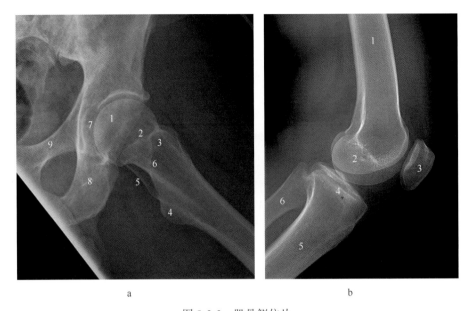

图 8-2-3 股骨侧位片

a. 上端(1. 股骨头;2. 股骨颈;3. 大转子;4. 小转子;5. 转子间嵴;6. 转子间线;7. 髋臼窝;8. 坐骨支;9. 耻骨上支);b. 下端(1. 股骨干;2. 股骨内、外侧髁重叠影;3. 髌骨;4. 胫骨内侧髁;5. 胫骨肌;6. 腓骨)

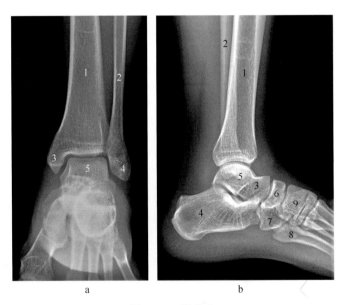

图 8-2-4 踝关节

a. 正位片(1. 胫骨;2. 腓骨;3. 内踝;4. 外踝;5. 距骨滑车);b. 侧位片(1. 胫骨;2. 腓骨;3. 距骨;4. 跟骨;5. 内踝;6. 舟骨;7. 骰骨;8. 第 5 跖骨;9. 楔骨重叠影)

3. 髌骨 髌骨正位片:髌骨重叠于股骨下端的松质内,呈尖端向下的三角形致密影。因其皮质极薄,不能显示出致密的边缘(图 8-2-2)。

髌骨侧位片:髌骨位于股骨髁的前方,呈不规则的长方形。其后上角和前下角比较尖锐。髌骨前缘皮质较致密清晰,后缘模糊呈浅淡阴影。髌骨内部骨质淡薄,有时可见骨小梁(图 8-2-3)。

髌骨在 3~7 岁之间出现骨化并且成形,它常由多个骨化中心愈合而成,因此髌骨早期可能表现为不规则的颗粒状,而后彼此融合,如果在融合过程中有骨化中心不愈合,则出现不同形式的二分髌骨或三分髌骨等异常。

4. 胫骨　胫骨正位片:胫骨上端的内、外侧髁外形相似,与腓骨头接触者为外侧髁,因此容易区别。胫骨两髁的上关节面平坦,分别与股骨内、外侧髁相对应,关节面呈双边影,较致密的阴影为后缘。两髁关节面之间为向上突起的髁间隆起。胫骨上端骨小梁明显,常见横行之骺线。胫骨骨干为典型管状骨影,两缘皮质明显,内有骨髓腔(图 8-2-2)。胫骨下端膨大,其下关节面与距骨参与构成踝关节,下端内侧向下突出为内踝(图 8-2-4)。

胫骨侧位片:胫骨上端内、外侧髁重叠,较难区别,可根据它们与股骨内、外侧髁的对应来区分。在关节面的中部可见上突的髁间隆起,常与股骨髁部分重叠。胫骨上端前缘向前的隆起为胫骨粗隆,后缘与腓骨头重叠。胫骨干前缘皮质明显增厚,为胫骨前嵴的阴影。后缘皮质较薄,常与腓骨骨干重叠(图 8-2-3)。胫骨下端膨大,其下关节面与距骨滑车相对应构成踝关节,关节间隙明显,内有内踝影重叠。内踝呈三角形,尖端向下伸入距骨滑车影内(图 8-2-4)。

5. 腓骨　腓骨正位片:腓骨头与胫骨外侧髁的下部有部分重叠,虽构成胫腓关节,但不显示关节间隙,腓骨头内部的松质比较稀疏。腓骨骨干细长,呈典型管状骨影,外侧皮质较厚,内侧皮质较薄(图 8-2-2)。腓骨下端向外下突出的部分为外踝,呈尖端朝下的三角形,内面与距骨滑车相对应,参与踝关节的构成(图 8-2-4)。

腓骨侧位片:腓骨头前部与胫骨重叠。腓骨骨干呈典型长管状骨影(图 8-2-3)。腓骨下端与胫骨下端的后部影重叠。外踝向下通过踝关节间隙进入距骨滑车阴影。胫骨内踝居前,腓骨外踝居后(图 8-2-4)。

6. 跗骨　跗骨 7 块,分为 3 列。距骨和跟骨居后列,其中距骨在上,跟骨在下;舟骨独居中列;第 1、2、3 楔骨和骰骨居前列。在跗骨的侧位片上,各骨的影像表现如下(图 8-2-5)。

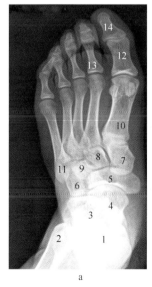
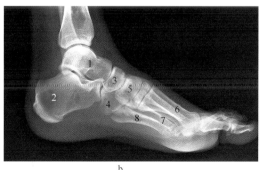

图 8-2-5　足

a. 前后位片(1. 胫骨;2. 腓骨;3. 跟骨;4. 距骨;5. 足舟骨;6. 骰骨;7. 内侧楔骨;8. 中间楔骨;9. 外侧楔骨;10. 距骨;11. 第 5 跖骨粗隆;12. 踇近节趾骨;13. 第 2 趾节指骨;14. 踇远节指骨);b. 侧位片(1. 距骨;2. 跟骨;3. 舟骨;4. 骰骨;5. 楔骨;6. 第 1 跖骨;7. 第 4 跖骨;8. 第 5 跖骨)

距骨　位置最高,其向上呈圆形隆起的部分为滑车,与胫骨、腓骨下端构成踝关节。滑车下方为距骨体,体前方稍细为颈部,前部略为膨大即距骨头。距骨体下面的关节面与跟骨上面的关节面对应构成距跟后关节。距骨头前面的关节面与舟骨后面对应成距舟关节,距骨头下面的关节面与跟骨载距突上面的关节面对应成距跟前关节,两关节合称距跟舟关节。距骨体的后下角呈尖形突起为距骨后结节,由距骨体向下还有一较大的三角形骨突影为距骨外侧突,此突越过距跟后关节间隙,其尖端与跟骨影重叠。正位片上距骨大部与跟骨重叠不显影,只见距骨头的轮廓,并与舟骨对应成关节。

跟骨　居距骨下方,是跗骨中最大的一块。跟骨上面有前、后两个关节面,分别与距骨构成距跟前、后关节。跟骨前面与骰骨构成跟骰关节。在跟骨前上端有一向上突起为跟骨前突,此突向上与距骨头部分重叠。在跟骨前突的后方,距跟后关节的前方和距骨颈的下方共同围成之区域为跗骨窦。在跗骨窦内或平窦之下缘有一横位的骨影为载距突,其上面平坦,与距骨颈下面对应成距跟关节的一部分。跟骨后下端致密粗糙为跟结节。正位片上跟骨大部与距骨重叠不显示,只见其前端与骰骨对应成关节。

舟骨　居距骨和三个楔骨之间,呈长方形,前面与3块楔骨成关节,后面与距骨头成关节。由舟骨后面向后伸出三角形突起影为舟骨粗隆,与距骨头影完全重叠。正位片上居距骨头前方,呈四边形,其前方与三个楔骨对应成关节,外侧与骰骨对应或部分重叠。内侧端突出为舟骨粗隆。

骰骨　呈三角形,居跟骨与第4、5跖骨底之间,舟骨和楔骨的下方。骰骨内下的尖端为骰骨粗隆。骰骨后面与跟骨成关节,前方与第4、5跖骨底成关节。正位片上呈方形,居跟骨与第4、5跖骨底之间,内侧缘与舟骨和第3楔骨重叠。

第1楔骨　舟骨和第1跖骨底之间,侧位片上呈四边形,参与足背上缘的构成。此骨与第2、3楔骨和第2、4跖骨底重叠,不易观察。但其前缘与第1跖骨底构成的关节间隙最长、最靠前,据此可认出第1楔骨的前缘,而后沿其上下端向后找出它的上下缘,辨别此骨的轮廓。

第2楔骨　居舟骨与第2跖骨底之间,几乎全部与第1楔骨或第3楔骨影重叠,显示不清。同样可根据它与第2跖骨底之间的关节间隙(位置偏后)来辨认其前缘。再由前缘上端追踪其上、下缘及后缘,因其重叠较多,显示比较致密。

第3楔骨　居骰骨上方,第3跖骨底与舟骨之间。其前面与第3跖骨底成关节,用识别第2楔骨的方法依然可以看出第3楔骨的轮廓。

7. 跖骨和趾骨　跖骨正位片:第1跖骨最粗,形态略异,其他各跖骨形状相似。5块跖骨都分中间的体部、前端圆形膨大的跖骨小头和后端方形的跖骨底。各跖骨头的松质都较稀疏。5块跖骨底部分重叠,其中第5跖骨底外突称第5跖**结节**。第1跖骨底与第1楔骨成跗跖关节,其小头与第1近侧趾骨成跖趾关节。第2、3跖骨底分别与第2、3楔骨构成跗跖关节,两骨小头分别与第2、3近侧趾骨成跖趾关节。第4、5跖骨底与骰骨成跗跖关节,两跖骨小头与第4、5近侧趾骨成跖趾关节。

跖骨侧位片:第1跖骨位置最高,构成足背上缘的前部。其底呈三角形膨大,尖端朝下与第2、3跖骨底阴影重叠,其后端与第1楔骨成关节。关节间隙较同类关节的位置偏前而且最长。第2跖骨底、第3跖骨底分别与第2、3楔骨关联,两关节间隙的位置较偏后,尤以第2跗跖关节间隙位于最后方。这些结构都因阴影重叠而很难分辨,可沿各跖骨体部皮质查找来确定各自的界限。第4、5跖骨底与骰骨关联,跖骨小头和跖趾关节间隙清晰。

趾骨正位片:共 14 块。在趾骨的正位像上,5 块近列趾骨底部都膨大呈杯状,与跖骨小头成跖趾关节。各趾骨小头都呈滑车状,参与构成趾间关节。末节趾骨呈三角形,其底较宽,远端膨大为甲粗隆。全部趾间关节都属滑车关节。

二、下肢关节的 X 线解剖

1. 髋关节 在正位片上,可见髋臼与股骨头对应,髋臼前后缘与股骨头影重叠。髋关节间隙上半部较窄,显示两相对骨性关节面的距离;下半部较宽,显示股骨头与髋臼窝底间距离(图 8-2-2)。

正常情况下,股骨颈下缘与闭孔上缘所形成的曲线呈连续的弧形,此曲线称耻颈线或下弧线,如髋关节脱位或股骨颈骨折错位,此曲线的连续性发生改变。除此之外,沿髂前下棘下方的髂骨外缘与至股骨颈外上缘的连线也呈连续的弧形,此线称髂颈线或上弧线,如有脱位或错位时,此曲线的连续性也发生变化。

2. 膝关节 膝关节正位片:股骨下端与胫骨上端相对应构成关节,由于内、外侧半月板不能显影,关节间隙明显。髌骨与股骨下端重叠。股骨、胫骨的内、外侧髁之间的关节间隙基本一致,宽为 4~8mm。沿股骨两髁的关节面作一横线,为股髁关节面切线,再沿胫骨两髁的关节面作一横线,为胫上关节面切线,正常情况下两切线平行。关节囊及其内部结构必须用关节造影才能显示(图 8-2-2)。

膝关节半屈侧位片:膝关节半屈侧位示股骨两侧髁前面与髌骨对应,关节间隙可清楚显示。股骨两侧髁的下面均呈弧形,一小部分与胫骨两髁关节面对应。股骨侧髁与胫骨之髁间隆起影部分重叠(图 8-2-3)。

3. 踝关节和跗骨间关节 踝关节正位片:正位片示胫骨下关节面与距骨滑车上关节面对应成滑车关节,相对的两关节面平行,关节间隙宽 3~4mm。胫骨内踝关节面与距骨滑车内关节面对应,两关节面平行地斜向内下。腓骨外踝关节面与距骨滑车外关节面对应,两关节面平行斜向外下(图 8-2-4)。

踝关节侧位片:侧位片上示胫骨下关节面与距骨滑车上关节面对应,两关节面彼此平行,向上呈弧形,关节间隙 3~4mm(图 8-2-4)。

跗骨间关节正位片:距骨与跟骨重叠,两者之间的关节间隙不能显示。而距舟关节和跟骰关节的关节间隙可显示,两关节间隙位置接近,可连成横"S"形。此外,舟骨和 3 块楔骨之间的关节间隙也可显示,余下的关节间隙则因相互重叠而难以显示(图 8-2-5)。

跗骨间关节侧位片:距骨与跟骨构成距跟关节;距骨、舟骨和跟骨构成距跟舟关节。在这两关节之间,距跟两骨共同围成跗骨窦。这些关节间隙的宽度在 2~2.5mm,常有重叠(图 8-2-5)。

三、下肢骨与关节的常见 X 线解剖变异

1. 髋部 髋臼与股骨头重叠:造成类似股骨头破坏征象(图 8-2-6)。

2. 膝部

二分髌骨和髌骨副骨化中心:膝关节正位片髌骨外上缘可见弧形透亮线和一个骨块,且和髌骨体相对合。髌骨有时有一个或数个次级骨化中心,在 1~14 岁时出现。次级骨化

中心在 15 岁左右愈合。二分髌骨是少年阶段髌骨发育异常,出现 1 个或 2 个副骨化中心,常见于髌骨外侧上 1/4、外 1/4,且多呈又侧对称发生。个别在骨发育成熟后仍不与主骨融合。与髌骨骨折的鉴别:二分髌骨透亮线边缘略显宽而不锐利、不移位;侧位片见透亮线位于髌骨后缘。一般骨折断端锐利,侧位片透亮线多在前缘(图 8-2-7)。

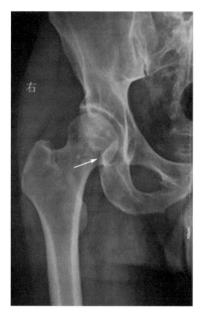

图 8-2-6　髋部

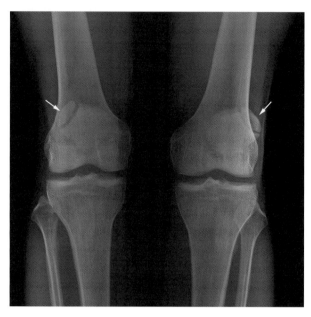

图 8-2-7　膝部

3. 踝部

(1)**腓骨下副骨**:又叫腓下骨。外踝下方小骨块骨块边缘清晰光滑,有完整的骨小梁和骨皮质,且附近骨结构完整。大多双侧对称,骨块呈圆形、椭圆形。腓骨下骨可能是未愈合的骨骺或额外骨骺。易与外踝撕脱性骨折相混淆,边缘模糊不一定见骨小梁,对应骨骨质缺损(图 8-2-8)。

(2)**跟骨骨骺分段征象**:跟骨骨骺分段征象是生长发育过程中的正常现象(图 8-2-9)。

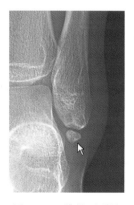

图 8-2-8　腓骨下副骨

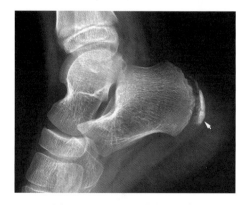

图 8-2-9　跟骨骨骺分段征象

(3)**距骨三角骨**:距骨三角骨呈三角形,与距骨后缘相切,三角骨与距骨后突外侧结节腓侧隐窝相对应。三角骨可成对存在,也可与外侧结节融合,形成单一的突起,并可与距骨融合形成关节。三角骨一般会妨碍足的运动,同时本身亦可受外界的影响发生无菌性坏死(图 8-2-10)。

（4）**距骨上骨**:位于距骨前上部,是发育良性变异,不是骨质增生,距骨上骨有时会伴有疼痛,特别是穿鞋过紧或过度负重时(图 8-2-11)。

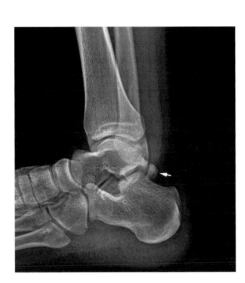 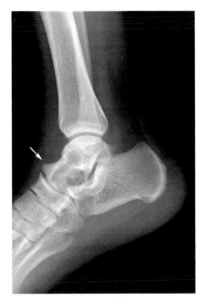

图 8-2-10　距骨三角骨　　　　　　　图 8-2-11　距骨上骨

（5）**跗腓骨**:跗腓骨又称骰骨副骨。位于骰骨外侧缘,大多双侧对称。骨块大多数呈圆形或椭圆形,个别呈长条形,边缘光滑。骨块边缘圆钝,骨皮质连续,相对骨无缺损(图 8-2-12)。

（6）**第 5 跖骨基底部骨骺线**:第 5 跖骨粗隆存在独立的骨化中心,常见于 10～15 岁儿童,一般在 25 岁左右与第 5 跖骨其余部分融合。类似骨折。鉴别:骨折线多为横线而骨骺线是纵线(图 8-2-13)。

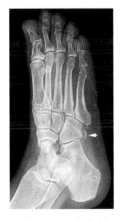 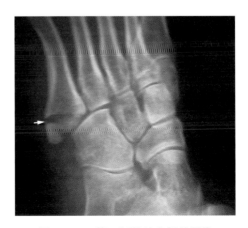

图 8-2-12　跗腓骨　　　　图 8-2-13　第 5 跖骨基底部骨骺线

（黄绍明　周启良）

第三节　血管及影像

一、动　脉

下肢动脉的影像学特点为：①走行路径、分布位置以及数目较固定；②血管边缘光滑整齐，由粗到细，走行连续；③主干较直，分支细而稀，分布均匀，无或仅有极少的侧支循环。

髂外动脉　髂外动脉沿腰大肌内侧缘下降，经腹股沟韧带中点深面移行为股动脉。髂外动脉在腹股沟韧带稍上方发出腹壁下动脉，进入腹直肌鞘。此外，发出 1 支旋髂深动脉，斜向外上，分支营养髂嵴及邻近肌。

1. 股动脉femoral artery　是髂外动脉的延续，起于腹股沟韧带中点后面，在股三角内下行，经收肌管、收肌腱裂孔至腘窝，移行为腘动脉。股动脉的主要分支为股深动脉，在腹股沟韧带下方 2~5cm 处起于股动脉，行向后内下方发出：

（1）旋股内侧动脉：浅支：经耻骨肌和长收肌表面，分支至附近诸肌。深支：经耻骨肌与髂腰肌之间向后，再经短收肌与闭孔外肌之间发出升支和横支。升支上升至转子窝，与臀部动脉和旋股外侧动脉的分支吻合；横支转向后，与臀下动脉、旋股外侧动脉以及第 1 穿动脉等构成十字吻合。此外，在短收肌的近侧缘处，尚发出髋臼支，经髋臼横韧带深侧进入髋关节，与闭孔动脉的分支吻合。分支分布于髋臼窝的脂肪组织并沿股骨头韧带至股骨头。

（2）旋股外侧动脉：向外穿过股神经分支，在缝匠肌、股直肌与髂腰肌之间，分为升支、降支和横支。①升支：在股直肌后面上升，至臀肌和阔筋膜张肌。②横支：经髂腰肌与股中间肌之间穿入股深部，绕股骨外侧至股后部，在大转子的远侧部参加十字吻合。③降支：在股直肌后方，沿股外侧肌前缘下降，并穿入该肌至膝部，分布于股四头肌末端和膝关节，并与膝上外侧动脉吻合。

（3）穿动脉：一般为 3~4 支。依次自股深动脉发出。①第一穿动脉：经过耻骨肌与短收肌之间，穿大收肌腱至股后部，分布于此二肌及股二头肌。自此动脉发出一支股骨滋养动脉，进入股骨上部的滋养孔，营养股骨。第一穿动脉末支参加十字吻合。②第二穿动脉：在短收肌止点的下方，穿过大收肌腱与股骨之间，至股后部分为升、降二支，分别与第一、第三穿动脉吻合。③第三穿动脉：在长收肌、大收肌与股骨之间穿至股后，与第二穿动脉及腘动脉的肌支吻合。④第四穿动脉：常是股深动脉的终末支，穿过大收肌腱至股后部，分布于股二头肌短头及股外侧肌。

此外，由股动脉发出的腹壁浅动脉、旋髂浅动脉和阴部外动脉，分别至腹前下壁、髂前上棘附近和会阴部的皮肤及浅筋膜(图 8-3-1)。

股动脉影像　在正位片上，股动脉约在股骨头平面续于髂外动脉，并下行于股内侧的软组织阴影内，约在股骨的下端与骨影重叠处改称腘动脉。股动脉的主要分支为股深动脉，相当股骨颈最下部平面自主干发出，下行于股动脉与股骨影之间，末端与股骨中段重叠。股深动脉的分支旋股内、外侧动脉，穿动脉均清晰可见(图 8-3-2)。

2. 腘动脉popliteal artery　为股动脉离开收肌腱裂孔后的延续，在腘窝深部下行，至腘肌下缘，分为胫前动脉和胫后动脉。腘动脉在腘窝内发出成对的膝上动脉和膝下动脉以及一条膝中动脉，分布于膝关节及邻近肌，并参与膝关节网(图 8-3-1)。

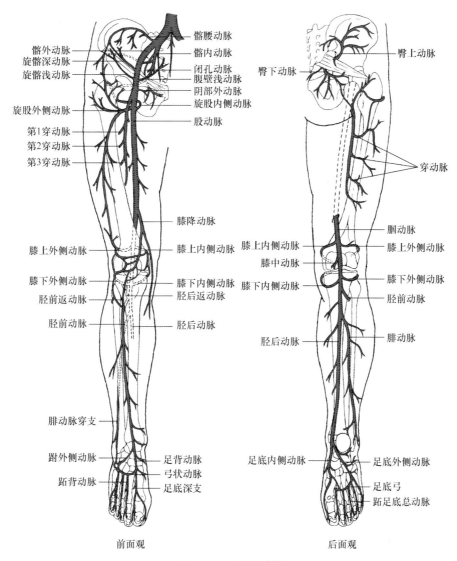

髂腰动脉
髂内动脉
闭孔动脉
腹壁浅动脉
阴部外动脉
旋股内侧动脉
股动脉

髂外动脉
旋髂深动脉
旋髂浅动脉

旋股外侧动脉

第1穿动脉
第2穿动脉
第3穿动脉

膝降动脉
膝上内侧动脉

膝上外侧动脉

膝下外侧动脉
胫前返动脉

膝下内侧动脉
胫后返动脉

胫前动脉

胫后动脉

腓动脉穿支

跗外侧动脉
跖背动脉

足背动脉
弓状动脉
足底深支

前面观

臀上动脉
臀下动脉

穿动脉

腘动脉

膝上内侧动脉
膝中动脉
膝下内侧动脉

膝上外侧动脉

膝下外侧动脉
胫前动脉

胫后动脉

腓动脉

足底内侧动脉

足底外侧动脉
足底弓
跖足底总动脉

后面观

图 8-3-1 下肢的动脉

3. 胫后动脉posterior tibial artery 沿小腿后面浅、深屈肌之间下行,经内踝后方转至足底,分为足底内侧动脉和足底外侧动脉两终支。胫后动脉主要分支为腓动脉(图 8-3-1)。

（1）腓动脉 peroneal artery 起于胫后动脉上部,沿腓骨内侧下行,分支营养邻近诸肌和胫骨、腓骨(图 8-3-1)。

（2）足底内侧动脉:沿足底内侧前行,分布于足底内侧。

（3）足底外侧动脉:在足底,向外侧斜行至第 5 跖骨底处,转向内侧至第 1 跖骨间隙,与足背动脉的足底深支吻合,形成足底深弓。由弓发出 4 支跖足底总动脉,后者向前又分为 2 支趾足底固有动脉,分布于足趾。

4. 胫前动脉anterior tibial artery 由腘动脉发出后,在腓骨颈内侧穿小腿骨间膜至小腿前部,在小腿前群肌之间下行,至踝关节前方移行为足背动脉。胫前动脉沿途分支至小腿前群肌,并分支参与膝关节网(图 8-3-1)。

胫前、后动脉影像 在侧位片上,胫后动脉行于胫骨的后方,并与胫骨影重叠。远

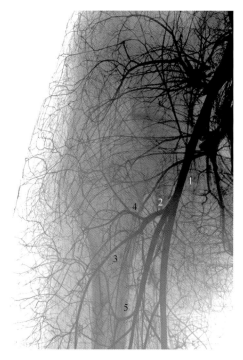

图 8-3-2　右股动脉造影
1. 股动脉；2. 股深动脉；3. 旋股外侧动脉；
4. 旋股内侧动脉；5. 穿动脉

脉：沿跖骨底弓形向外，由弓的凸侧缘发出 3 支跖背动脉，后者向前又各分为 2 支细小的趾背动脉，分布于第 2～5 趾相对缘。

此外，足背动脉尚分出数支跗内侧动脉和跗外侧动脉至跗骨和跗骨间关节。

足部动脉影像　在侧位片上，足背动脉沿跗骨上缘前行。于第 1 跖骨间隙内与足底动脉吻合。足背动脉的弓形动脉在跖骨底的平面清晰可见。足底动脉于内踝的后方越过骨影的中部下行。在跟骨影内分为足底内、外侧动脉。足底内、外动脉所形成的足底弓较细小，难以确认（图 8-3-4）。

二、静　　脉

下肢静脉分为位于浅筋膜内的浅静脉和与动脉伴行的深静脉，浅静脉与深静脉之间有丰富的交通支。下肢静脉的静脉瓣较多，且深静脉比浅静脉更多。

1. 浅静脉　包括大隐静脉和小隐静脉及其属支。

（1）**大隐静脉**great saphenous vein：是全身最长的浅静脉。起自足背静脉弓的内侧，经内踝前方、沿小腿内侧面、膝关节内后方、大腿内侧面上行，至耻骨结节外下方 3～4cm 处穿

端绕内踝延为足底动脉。腓动脉是胫后动脉的主要分支，该动脉沿腓骨内侧下降至外踝附近，下部与胫、腓骨下段呈重叠影像。胫前动脉自腘动脉分出后，先前行一段穿小腿骨间膜到小腿前面，便急转向下，行于胫、腓骨之间并与骨影相重叠，在踝关节前方延为足背动脉（图 8-3-3）。

5. 足背动脉dorsal artery of foot　是胫前动脉的直接延续，经拇长伸肌腱和趾长伸肌腱之间前行，至第 1 跖骨间隙近侧，分为第 1 跖背动脉和足底深支两终支。足背动脉位置表浅，在踝关节前方，内、外踝连线中点、拇长伸肌腱的外侧可触知其搏动，足部出血时可在该处向深部压迫足背动脉进行止血。足背动脉的主要分支有（图 8-3-1）：

（1）足底深支：穿第 1 跖骨间隙至足底，与足底外侧动脉末端吻合成弓。

（2）第 1 跖背动脉：沿第 1 跖骨间隙前行，分支至拇指背面侧缘和第 2 趾背内侧缘。

（3）弓状动

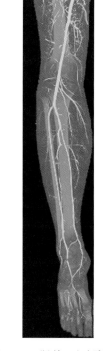

图 8-3-3　胫前、后动脉造影

阔筋膜的隐静脉裂孔,注入股静脉。大隐静脉在注入股静脉之前接受**股内侧浅静脉**、**股外侧浅静脉**、**阴部外静脉**、**腹壁浅静脉**和**旋髂浅静脉**5条属支(图8-3-2)。大隐静脉收集足、小腿和大腿的内侧部以及大腿前部浅层结构的静脉血。大隐静脉在内踝前方的位置表浅而恒定。大隐静脉和小隐静脉借穿静脉与深静脉交通。穿静脉的瓣膜朝向深静脉,可将浅静脉的血液引流入深静脉。当深静脉回流受阻时,穿静脉瓣膜关闭不全,深静脉血液返流入浅静脉,导致下肢浅静脉曲张。

(2)**小隐静脉**small saphenous vein:起自**足背静脉弓**的外侧,经外踝后方,沿小腿后面上行,至腘窝下角处穿深筋膜,再经腓肠肌两头之间上行,注入腘静脉。小隐静脉收集足外侧部和小腿后部浅层结构的静脉血(图8-3-5)。

2. 深静脉 足和小腿的深静脉与同名动脉伴行,均为两条。胫前静脉和胫后静脉汇合成一条腘静脉。腘静脉穿收肌腱裂孔移行为**股静脉**femoral vein。股静脉伴股动脉上行,经腹股沟韧带后方续为髂外静脉。股静脉接受大隐静脉和与股动脉分支伴行的静脉。股静脉在腹股沟韧带的稍下方位于股动脉内侧,临床上常在此处作静脉穿刺插管。

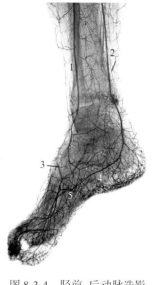

图8-3-4 胫前、后动脉造影

1. 胫前动脉;2. 胫后动脉;3. 足背动脉;4. 足底外侧动脉;5. 足底弓

下肢的静脉可在动脉造影的静脉期使静脉间接显示,或直接穿刺远端静脉注入对比剂使深浅静脉显示。显示大隐静脉,穿刺点选择内踝处大隐静脉;显示小隐静脉,穿刺点选择外踝处静脉。摄正位片时,股部应轻度外旋。

下肢静脉的静脉瓣较多。深静脉每间隔4~5cm就有一对静脉瓣;大隐静脉瓣约有8对。浅、深静脉之间有交通支相连。从静脉瓣影可以看出:瓣口有两个特征,即向心、向深。这一特征保证了血液向心脏方向回流和浅静脉向深静脉回流。静脉瓣的不健全可导致静脉曲张的发生。

下肢静脉造影表现为光滑的边缘,粗细不均的条带状影及静脉瓣的分隔像。诸多的静脉属支无规律地分布,较难以识别。

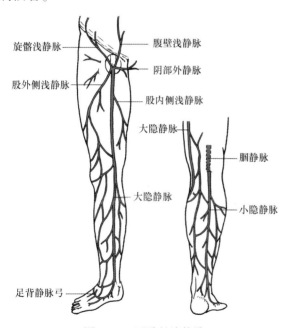

旋髂浅静脉
腹壁浅静脉
阴部外静脉
股外侧浅静脉
股内侧浅静脉
大隐静脉
腘静脉
大隐静脉
小隐静脉
足背静脉弓

图8-3-5 下肢的浅静脉

(黄绍明 周启良)

第四节 断 层 解 剖

一、髋部的断层解剖

(一) 经股骨头下份的横断层

此断面股骨头、股骨颈及大转子切面由前内向外后延伸。大转子后面的隆突为转子间嵴;大转子前外侧面的隆突为转子间线,有髂股韧带附着。股骨头的内侧为髋臼,髋臼小而浅,前部的凹陷缺少关节软骨,为髋臼切迹及连于其前、后缘的髋臼横韧带;后部有关节软骨覆盖。关节囊连于髋臼缘与股骨颈或大转子之间,位于股骨头和股骨颈的前、后方。关节囊的前方有髂股韧带和耻股韧带加强,后方有坐股韧带加强,关节囊在股骨颈的中部尚可见轮匝带。关节的前外侧有股前群肌。缝匠肌的内侧、髂腰肌和耻骨肌的浅面为股三角,内可见股神经、股动、静脉由外向内依次排列;股动、静脉的前面可见腹股沟淋巴结。关节后方有髋肌后群,坐骨结节与大转子之间出现股方肌,坐骨神经和臀下血管神经束位于股方肌与臀大肌之间。髋骨内侧的闭孔内肌明显增大,闭孔内肌与耻骨之间可见闭膜管,内有闭孔神经和闭孔动、静脉(图 8-4-1)。

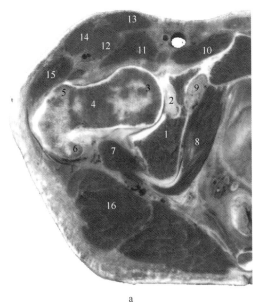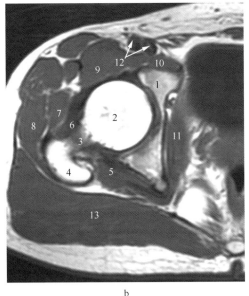

a   b

图 8-4-1　经股骨头下份的横断层

a. 标本(1. 坐骨体;2. 髋臼窝;3. 股骨头;4. 股骨颈;5. 转子间线;6. 转子间嵴;7. 股方肌;8. 闭孔内肌;9. 闭孔动、静脉(闭膜管);10. 耻骨肌;11. 髂腰肌;12. 股直肌;13. 缝匠肌;14. 阔筋膜张肌;15. 臀中肌;16. 臀大肌);b. MRI T₁WI 图像(1. 耻骨体;2. 股骨头;3. 股骨颈;4. 转子间嵴;5. 股方肌;6. 髋关节囊;7. 臀小肌;8. 臀中肌;9. 髂腰肌;10. 耻骨肌;11. 闭孔内肌;12. 股动、静脉;13. 臀大肌)

(二) 髋部的冠状断层解剖

1. 经髋关节前份的冠状断层　断面经股骨头前份、耻骨上支和耻骨联合。髋关节位于层面中心,由股骨头、髋臼前份构成。股骨头为圆形结构,内上方嵌入髋臼内,髋臼的上、下缘有髋臼唇附着。股骨头的大部分被关节囊包裹,关节囊的外侧份有致密而肥厚的髂股韧带加强,内下方较为薄弱。髋骨的内上方为髂窝和盆腔,髂窝紧贴骨面的是髂肌和腰大肌,两肌表面之间有股神经,腰大肌的内侧有髂外血管。髋骨的外下方主要是臀中、小肌;下方有大腿前、内侧群肌(图 8-4-2)。

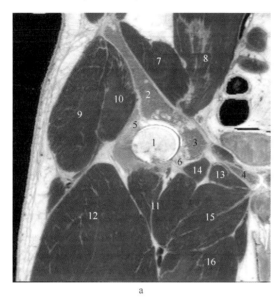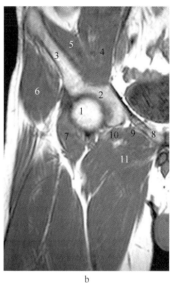

图 8-4-2　经髋关节前份的冠状断层

a. 标本(1. 股骨头;2. 髂骨;3. 耻骨体;4. 耻骨上支;5. 髋臼上唇;6. 髋臼下唇;7. 髂肌;8. 腰大肌;9. 臀中肌;10. 臀小肌;11. 髂腰肌;12. 股外侧肌;13. 闭孔外肌;14. 耻骨肌;15. 短收肌;16. 长收肌);b. MRI T₁WI 图像(1. 股骨头;2. 耻骨体;3. 髂骨;4. 腰大肌;5. 髂肌;6. 臀中肌;7. 髂腰肌;8. 耻骨上支;9. 闭孔外肌;10. 耻骨肌;11. 短收肌)

2. 经髋臼窝中央的冠状断层　断面经髋臼窝中央、髋臼切迹、股骨头和股骨颈前份。股骨头明显增大,呈半球形连于外下的股骨颈。髋臼包绕股骨头的内上份,髋臼的上份有关节软骨覆盖,紧贴股骨头;下内侧向内凹陷,无关节软骨,为髋臼窝和髋臼迹。髋臼窝与骨头之间有脂肪组织和股骨头韧带,后者向下连于髋臼横韧带。关节囊包绕股骨头和股骨颈的内、外侧,外侧有厚而致密的髂股韧带加强,而内侧较薄弱。断面的其他结构与前一层面相似,髋口外上为髂骨翼,其内上方紧贴髂肌,外侧有臀中、小肌;内下方与耻骨下支之间为闭孔,可见闭孔膜和上、下方的闭孔内、外肌。闭孔外肌的下方是大腿内侧群肌和股血管的分、属支及神经等(图 8-4-3)。

3. 经髋关节后份的冠状断层　此断面经股骨头的后份、股骨颈和大、小转子。髋关节居断面的中心,其髋臼由上部的髂骨体和内下部的坐骨体构成。股骨头呈半球形,其内上方嵌入髋臼内。股骨颈上缘短,外侧端与大转子移行处为转子窝;下缘较长,下端与小转子相连。髋骨肥厚而垂直,其外侧面中下份的半圆形凹陷为髋臼,几乎完全包裹股骨头,其上、下缘有三角形的髋臼唇。关节囊强厚,连于髋臼缘与股骨颈,上缘完全包绕股骨颈并因坐股韧带的加入而致密肥厚,下缘的关节囊则较薄弱且仅包绕股骨颈的内 1/3。在关节囊与股骨颈之间尚可见轮匝带的断面。该断面上关节囊的位置、厚度及附着明显,有助于影像学诊断囊内、外病变。关节的外上方为臀肌,外下方为股外侧肌。耻骨体的内下方为耻骨下支,两者之间为闭孔,其内、外侧分别可见闭孔内、外肌。关节周围其他结构与上一断

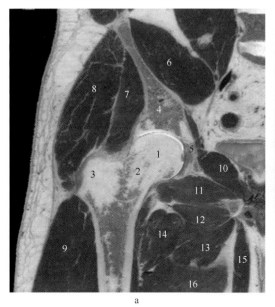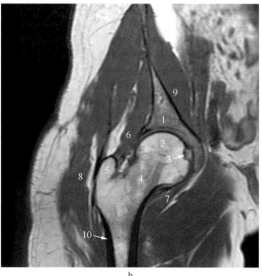

图 8-4-3　经髋臼窝中央的冠状断层

a. 标本（1. 股骨头；2. 股骨颈；3. 股骨大转子；4. 髂骨；5. 髋臼窝；6. 髂肌；7. 臀小肌；8. 臀中肌；9. 股外侧肌；10. 闭孔内肌；11. 闭孔外肌；12. 短收肌；13. 长收肌；14. 耻骨肌；15. 股薄肌；16. 大收肌）；b. MRI T₁WI 图像（1. 髂骨；2. 股骨头；3. 股骨头凹；4. 股骨颈；5. 股骨大转子；6. 臀小肌；7. 髂腰肌；8. 臀大肌；9. 髂肌；10. 股骨体）

面相似（图 8-4-4）。

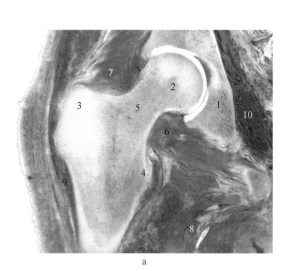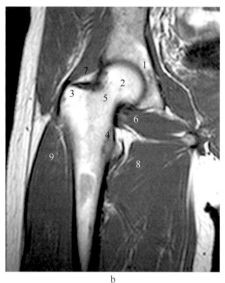

图 8-4-4　经髋关节后份的冠状断层

a. 标本（1. 坐骨体；2. 股骨头；3. 股骨大转子；4. 股骨小转子；5. 股骨颈；6. 闭孔外肌；7. 臀小肌；8. 大收肌；9. 股外侧肌；10. 闭孔内肌）；b. MRI T₁WI 图像（1. 坐骨体；2. 股骨头；3. 股骨大转子；4. 股骨小转子；5. 股骨颈；6. 闭孔外肌；7. 臀小肌；8. 大收肌；9. 股外侧肌）

（三）髋部的矢状断层解剖

此断面经髂前上棘内侧 2cm 处，中心为髋关节。髋臼呈半环形，由髂骨和坐骨构成，其前、后缘有髋臼唇附着。股骨头居髋臼内，为椭圆形，其前方可见髂股韧带。髋关节的前方有髂腰肌及大腿前群肌；后方为臀肌，分浅、中、深三层；髋关节后上方可见梨状肌和梨状肌腱；后方为闭孔内肌腱和上、下孖肌；后下方为股方肌（图 8-4-5）。

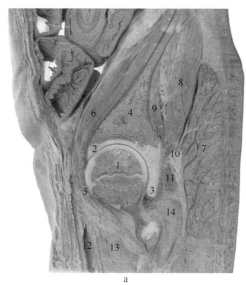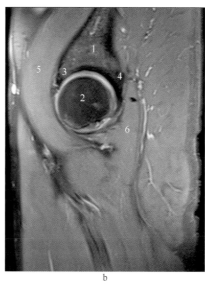

图 8-4-5　经髋部的矢状断层

a. 标本（1. 股骨头；2. 髋臼前唇；3. 髋臼后唇；4. 髂骨体；5. 髂股韧带；6. 髂腰肌；7. 臀大肌；8. 臀中肌；9. 臀小肌；10. 梨状肌腱；11. 闭孔内肌腱和上、下孖肌；12. 股动脉；13. 耻骨肌；14. 股方肌）；b. MRI T$_1$WI 图像（1. 髂骨体；2. 股骨头；3. 髋臼前唇；4. 髋臼后唇；5. 髂腰肌；6. 股方肌）

二、经股部中份的断层解剖

此断面经腹股沟中点至髌骨上缘连线的中点。断面近似圆形，股骨位于中央，其后面稍突起为粗线。肌肉浅面的阔筋膜于断面的后外侧、内侧及后方深入肌群之间连于股骨的粗线，形成外侧、内侧和后肌间隔。各肌间隔与阔筋膜、股骨共同围成前、内侧和后骨筋膜鞘，分别容纳大腿前群、内侧群和后群肌及血管、神经。内侧肌间隔中可见在收肌管内下行的股动、静脉和隐神经。前骨筋膜鞘占据层面的前外侧份，其内的股直肌、股外侧肌和缝匠肌位于浅层，股中间肌和股内侧肌位于深部坏抱股骨。

后骨筋膜鞘内有大腿后群肌，其深面可见坐骨神经和股深血管之穿支。内侧骨筋膜鞘内有大腿内侧群肌、闭孔血管和神经。股内侧的浅筋膜内有大隐静脉。内侧骨筋膜鞘位于层面的内侧份，长收肌和大收肌前后配布，股薄肌位于内侧皮下。缝匠肌的深部，长收肌、大收肌与股内侧肌之间围成收肌管，其内的浅部有股动、静脉和隐神经，深部靠近股骨处有股深动、静脉。后骨筋膜鞘较小，位于股外侧肌、大收肌的后面之间，内有半膜肌、半腱肌和股二头肌，后群肌与大收肌之间为股后肌间隙，坐骨神经位于其间。在层面的浅筋膜内，前部有股部皮神经分布，内侧有大隐静脉，后部靠近中线处有股后皮神经（图 8-4-6）。

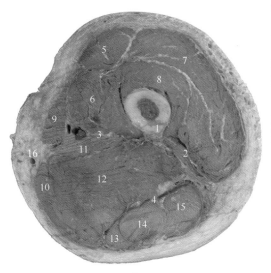
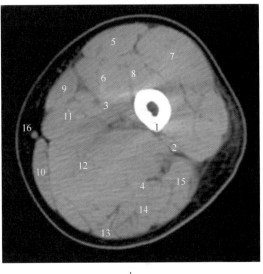

图 8-4-6　经股部中份的横断层

a. 标本（1. 股骨粗线；2. 外侧肌间隔；3. 内侧肌间隔；4. 后肌间隔；5. 股直肌；6. 股内侧肌；7. 股外侧肌；8. 股中间肌；
9. 缝匠肌；10. 股薄肌；11. 长收肌；12. 大收肌；13. 半膜肌；14. 半腱肌；15. 股二头肌；16. 大隐静脉）；b. CT 图像（1. 股骨
粗线；2. 外侧肌间隔；3. 内侧肌间隔；4. 后肌间隔；5. 股直肌；6. 股内侧肌；7. 股外侧肌；8. 股中间肌；9. 缝匠肌；10. 股薄
肌；11. 长收肌；12. 大收肌；13. 半膜肌；14. 半腱肌；15. 股二头肌；16. 大隐静脉）

三、膝部的断层解剖

（一）经髌骨中份的横断层解剖

此断面经过髌骨中部、股骨内、外上髁上方约 2cm。髌骨断面居本断面前部呈卵圆形，
后面略凸；其后方为宽大的股骨下端，其前面略凹为髌面，后面为髁间窝。髌骨与股骨的髌
面构成髌股关节，关节腔断面呈马鞍形。在髌骨内、外侧缘的后方可见翼状襞突入关节腔。
髌骨的前面较平，与股四头肌腱紧密相贴，股四头肌腱向后与髌内、外侧支持带相连，髌内
侧支持带向后连于股内侧肌，髌外侧支持带向后与髂胫束相连。股骨的后方为腘窝，内有
较多的脂肪组织，其内结构由浅入深依次为胫神经、腘静脉和腘动脉。血管周围有腘淋巴
结。腘窝的外侧壁为股二头肌和腓肠肌外侧头，腓总神经位于两者之间；内侧壁为半膜肌
和半腱肌腱，其内侧有股薄肌腱和缝匠肌，缝匠肌内侧的浅筋膜内有大隐静脉（图 8-4-7）。

（二）膝部的矢状断层解剖

1. 经膝关节内侧旁正中的矢状断层　断面经股骨、胫骨内侧髁外侧份和内侧半月板后
角。股骨内侧髁的下面、后面和胫骨的上面均覆盖有关节软骨。两骨关节面后份之间可见
楔形的内侧半月板嵌入。股骨内侧髁的前方为髌面，与髌骨相对，两者构成髌股关节。髌
骨向上连于股四头肌腱，下续髌韧带，后者向下附着于胫骨粗隆。髌韧带深面有三角形的
翼状襞突入关节腔。关节的后部有关节囊，腓肠肌内侧头紧贴关节囊后面。股骨干后面为
腘平面，与半膜肌之间的间隙为腘窝，内充填有脂肪组织。股骨干前方为股直肌和股中间
肌，后方为股内侧肌、大收肌、半膜肌和半腱肌腱。股内侧肌和大收肌之间有股动脉。关节

下方,胫骨的前方仅见皮肤和皮下组织。腘肌紧贴胫骨干后面(图 8-4-8)。

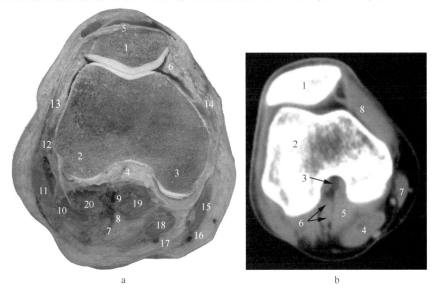

图 8-4-7　经髌骨中份的横断层

a. 标本(1. 髌骨;2. 股外侧髁;3. 股骨内侧髁;4. 髁间窝;5. 股四头肌腱;6. 翼状襞;7. 胫神经;8. 腘静脉;9. 腘动脉;10. 腓总神经;11. 股二头肌;12. 腓侧副韧带;13. 髌外侧支持带;14. 胫侧副韧带;15. 缝匠肌;16. 大隐静脉;17. 半腱肌腱;18. 半膜肌;19. 腓肠肌内侧头;20. 腓肠肌外侧头)b. CT 图像(1. 髌骨;2. 股骨;3. 髁间窝;4. 半膜肌腱;5. 腓肠肌内侧头;6. 胫神经、腘静脉、腘动脉;7. 缝匠肌;8. 内侧支持带)

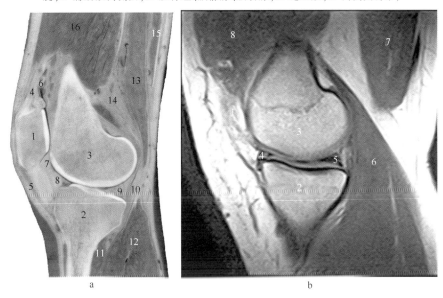

图 8-4-8　经膝关节内侧旁正中的矢状断层

a. 标本(1. 髌骨;2. 胫骨内侧髁;3. 股骨内侧髁;4. 股四头肌腱;5. 髌韧带;6. 髌上囊;7. 翼状襞;8. 内侧半月板前角;9. 内侧半月板后角;10. 关节囊;11. 腘肌;12. 腓肠肌内侧头;13. 半膜肌;14. 腘窝;15. 半腱肌;16. 股四头肌)b. MRI T₁WI 图像(1. 髌骨;2. 胫骨内侧髁;3. 股骨内侧髁;4. 内侧半月板前角;5. 内侧半月板后角;6. 腓肠肌内侧头;7. 半膜肌;8. 股内侧肌)

2. 经膝关节正中的矢状断层　断面经过股骨髁间窝和胫骨髁间隆起。髌骨位于股骨下端前方。胫骨上面中份的凸起为髁间隆起,前交叉韧带起自髁间隆起前方,向后上连于股骨;

髁间隆起的后方可见后交叉韧带和板股后韧带。股骨下端前面为髌面,与髌骨的关节面相对,两者构成髌股关节。髌骨上连股四头肌腱,下续髌韧带,后者附于胫骨上端前面的胫骨粗隆。髌韧带后方可见三角形的翼状襞突入关节腔。髌骨上方股四头肌腱与股骨之间可见髌上囊,向下与关节腔相通,向上可高出髌骨6~7cm;髌骨、髌韧带与皮肤之间有髌前皮下囊;髌韧带止端的深面与胫骨粗隆之间尚有髌下深囊。关节的后方为腘窝,内有腘动脉、腘静脉、胫神经及腘淋巴结等。关节上、下方的肌肉配布与前一断面大致相同(图8-4-9)。

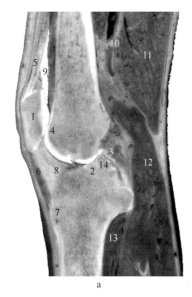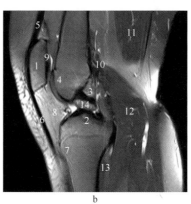

图 8-4-9 经膝关节正中的矢状断层

a. 标本(1. 髌骨;2. 髁间隆起;3. 板股后韧带;4. 股骨髌面;5. 股四头肌腱;6. 髌韧带;7. 胫骨粗隆;8. 翼状襞;9. 髌上囊;10. 腘动脉、静脉;11. 半膜肌;12. 腓肠肌内侧头;13. 腘肌;14. 后交叉韧带);b.MRI T₁WI图像(1. 髌骨;2. 髁间隆起;3. 板股后韧带;4. 股骨髌面;5. 股四头肌腱;6. 髌韧带;7. 胫骨粗隆;8. 翼状襞;9. 髌上囊;10. 腘动脉、静脉;11. 半膜肌;12. 腓肠肌内侧头;13. 腘肌;14. 后交叉韧带)

3. 经膝关节外侧旁正中的矢状断层 断面经股骨、胫骨外侧髁的内侧份。股骨的外侧髁呈半月状,表面覆盖有关节软骨。股骨和胫骨之间的关节腔狭窄,前通髌上囊,后部绕至股骨外侧髁的后方。胫骨外侧髁上面的前半无关节软骨,与股骨外侧髁之间有翼状襞和前交叉韧带;后半覆盖有关节软骨,与股骨外侧髁之间有外侧半月板后角。股骨外侧髁前面的髌面与髌骨构成髌股关节。髌骨上方仍为股四头肌腱,其后方可见明显的髌上囊;下方延伸为髌韧带,其后方为翼状襞。断面的后部,股骨后方可见股二头肌短头和长头,两头间为粗大的坐骨神经,膝关节后方有坐骨神经、胫神经及腘动、静脉纵行。胫骨后方有腘肌与胫骨后肌,其浅面有比目鱼肌,最浅层为腓肠肌(图8-4-10)。

(三) 膝部经髁间隆起的冠状断层解剖

断面经股骨髁间窝前份和胫骨髁间隆起。胫骨的内、外侧髁之间为髁间隆起。股骨的内、外侧髁之间为髁间窝,窝内可见前、后交叉韧带。前交叉韧带呈乳头状,位于外侧,其下端附着于胫骨髁间隆起的前方;后交叉韧带位于内侧,由股骨内侧髁的外侧面向后下方连于髁间隆起的后方。股骨与胫骨关节面之间,靠近内、外侧髁边缘处,分别可见内、外侧半月板呈楔形嵌入关节面之间。内侧半月板附于胫侧副韧带,外侧半月板与冠状韧带相连。

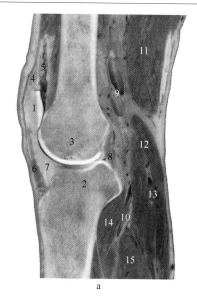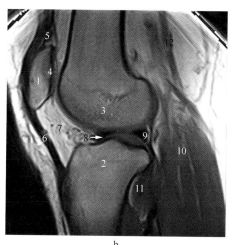

a　　　　　　　　　　　　b

图 8-4-10　经膝关节外侧旁正中的矢状断层

a. 标本(1. 髌骨;2. 胫骨外侧髁;3. 股骨外侧髁;4. 股四头肌腱;5. 髌上囊;6. 髌韧带;7. 髌下脂肪垫;8. 外侧半月板
后角;9. 腘动、静脉;10. 腘动脉;11. 股二头肌长头;12. 腓肠肌外侧头;13. 腓动脉;14. 腘肌;15. 比目鱼肌);b. MRI
T₁WI 图像(1. 髌骨;2. 胫骨外侧髁;3. 股骨外侧髁;4. 髌上囊;5. 股四头肌腱;6. 髌韧带;7. 髌下脂肪垫;8. 外侧半
月板前角;9. 外侧半月板后角;10. 腓肠肌外侧头;11. 腘肌;12. 腓总神经)

　　关节的上方主要显示股骨干及大腿的肌肉,股骨干偏向外侧髁,股骨干内侧有缝匠肌和股
内侧肌,外侧有股中间肌和股外侧肌。关节的下方胫骨髁移行为胫骨体,其内侧有半膜肌
腱、半腱肌腱和腘肌;外侧有胫骨后肌、胫骨前肌和趾长伸肌(图 8-4-11)。

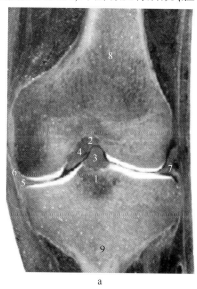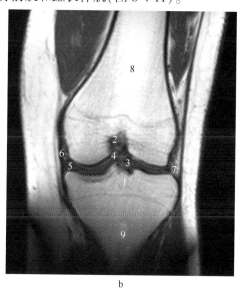

a　　　　　　　　　　　　b

图 8-4-11　经髁间隆起的冠状断层

a. 标本(1. 髁间隆起;2. 髁间窝;3. 前交叉韧带;4. 后交叉韧带;5. 内侧半月板;6. 胫侧副韧带;7. 外侧半月板;8. 股
骨体;9. 胫骨体);b. MRI T₁WI 图像(1. 髁间隆起;2. 髁间窝;3. 前交叉韧带;4. 后交叉韧带;5. 内侧半月板;6. 胫侧
副韧带;7. 外侧半月板;8. 股骨体;9. 胫骨体)

四、经小腿中份的断层解剖

断面经胫骨粗隆与内踝之间的中点,胫、腓骨面积缩小,各骨筋膜鞘的面积增大。前骨筋膜鞘内较大的胫骨前肌位于内侧,较小的趾长伸肌位于外侧,其深部可见踇长伸肌的起始端,肌与骨间膜之间有胫前血管和腓深神经。后骨筋膜鞘的结构可分为浅、深两层:浅层为小腿三头肌,占据大部分,腓肠肌逐渐变薄,内、外侧头合二为一,比目鱼肌明显增大;深层较大的胫骨后肌位于中间,前面紧贴骨间膜,其内、外侧分别有细小的趾长屈肌和踇长屈肌,各自附于胫、腓骨后面。胫后血管及胫神经行于比目鱼肌与胫骨后肌中份之间,腓动、静脉位于胫骨后肌与踇长屈肌之间。外侧骨筋膜鞘位于趾长伸肌与比目鱼肌外侧份之间,内有浅深配布的腓骨长、短肌,它们和趾长伸肌之间可见腓浅神经。大、小隐静脉分别位于层面内侧和后方的浅筋膜内(图 8-4-12)。

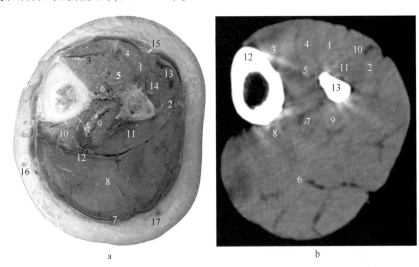

图 8-4-12 经小腿中份的横断层

a. 标本(1. 小腿前肌间隔;2. 小腿后肌间隔;3. 胫骨前肌;4. 趾长伸肌;5. 踇长伸肌;6. 胫前血管和腓深神经;7. 腓肠肌;8. 比目鱼肌;9. 胫骨后肌;10. 趾长屈肌;11. 踇长屈肌;12. 胫后血管及胫神经;13. 腓骨长肌;14. 腓骨短肌;15. 腓浅神经;16. 大隐静脉;17. 小隐静脉);b. CT 图像(1. 小腿前肌间隔;2. 小腿后肌间隔;3. 胫骨前肌;4. 趾长伸肌;5. 踇长伸肌;6. 比目鱼肌;7. 胫骨后肌;8. 趾长屈肌;9. 踇长屈肌;10. 腓骨长肌;11. 腓骨短肌;12. 胫骨;13. 腓骨)

五、踝足部的断层解剖

(一) 足部的斜断层解剖

经内踝尖上方 0.5cm 与第 1 跖趾关节最凸点作连线,该线段向外侧作与地平面呈 30°夹角的断面。层面以跗跖关节关节和跗横关节关节为界,将足部自前向后分为前足、中足和后足三部分。

前足位于跗跖关节前方,包括趾骨区,主要显示趾骨、部分趾骨间关节和各跖趾关节;跖骨区,主要显示跖骨和骨间肌。

中足介于跗跖关节与跗横关节之间,包括足骰骨、舟骨和内侧、中间和外侧楔骨。内侧、中间、外侧楔骨前面和骰骨的前面分别与第1~5跖骨底构成跗跖关节。由于中间楔骨较短，故第2跖骨底深嵌于内、外侧楔骨之间，使跗跖关节间隙呈非直线。第2跖骨底内侧面可见强大的跗跖韧带向后连于内侧楔骨的前外侧面。足舟骨位于三块楔骨的后面，与楔骨构成楔舟关节。

后足位于跗横关节的后方，包括距骨和跟骨。肥大的距骨断面位于内侧，其前外侧面的凹陷为距骨沟。距骨沟外侧可见较小的跟骨断面，两者之间为跗骨窦，内有距跟骨间韧带和分歧韧带。中、后足之间为跗横关节，由内侧的距跟舟关节（该层面显示其距舟部）和外侧的跟骰关节构成，两关节腔彼此不相通，关节腔呈横置的S形，内侧凸向前，外侧凸向后，临床上常沿此线进行足的离断术(图8-4-13)。

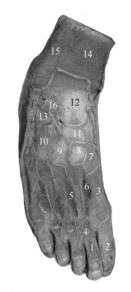

图8-4-13　足部的斜断层

1. 趾骨；2. 趾骨间关节；3. 跖骨；
4. 跖趾关节；5. 骨间肌；6. 足背动、
静脉；7. 内侧楔骨；8. 中间楔骨；
9. 外侧楔骨；10. 骰骨；11. 舟骨；
12. 距骨；13. 跟骨；14. 胫骨；15. 腓骨；
16. 分歧韧带

（二）踝足部的冠状断层解剖

经内、外踝尖的冠状断面　断面经踝关节和距跟关节后部。踝关节位于上部，由胫骨下关节面、内踝内侧和外踝关节面组成开口向下的矩形槽与距骨滑车相关节。距骨体下面与跟骨构成距跟关节。距骨下面内侧半向上的凹陷为距骨沟，与对应跟骨上面的凹陷围成跗骨窦，内有距跟骨间韧带。内踝和跟骨之间有内侧韧带；在内踝下方和跟骨载距突内侧为踝管，屈肌支持带向跟骨发出3个纤维隔，将踝管分成4个通道。自上而下分别有胫骨后肌腱，趾长屈肌腱，蹈长屈肌腱和胫神经、足底内侧血管通过。外踝和跟骨之间有跟腓韧带；跟骨的外侧有腓骨长、短肌腱。跟骨下方为足底，中部有足底腱膜，其向上发内、外侧肌间隔，形成足底内、外侧和中间骨筋膜鞘。内侧骨筋膜鞘内有蹈展肌，其上方为踝管；中间骨筋膜鞘内有浅层的趾短屈肌和紧贴跟骨的足底方肌，两肌之间有足底外侧血管和神经；外侧骨筋膜鞘内有小趾展肌(图8-4-14)。

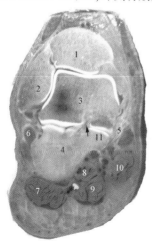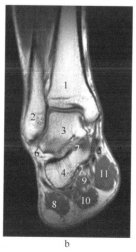

a   b

图8-4-14　经内、外踝尖的冠状断层

a. 标本(1. 胫骨；2. 外踝；3. 距骨；4. 跟骨；5. 内侧韧带；6. 腓骨长肌腱；7. 小趾展肌；8. 足底方肌；9. 趾短屈肌；10. 蹈展肌；11. 距跟骨间韧带)；b. MRI T₁WI图像(1. 胫骨；2. 外踝；3. 距骨；4. 跟骨；5. 内侧韧带；6. 腓骨长肌腱；7. 距跟骨间韧带；8. 小趾展肌；9. 足底方肌；10. 趾短屈肌；11. 蹈展肌)

（三）踝足部的矢状断层解剖

经中间楔骨和第2趾中轴的矢状断面　断面结构配布可分为四区：骨关节区、足背区、足底区和胫骨后区（图8-4-15）。

骨关节区：占居断面大部，由近侧向远侧依次可见胫骨下端、跟骨、距骨、足舟骨、骰骨、中间楔骨、外侧楔骨、第2跖骨和第2趾的近、中、远节趾骨。相邻各骨之间以关节相连，依次可见胫骨与距骨之间的踝关节；距骨与跟骨后关节面构成的距下关节及距跟骨间韧带；距骨与足舟骨之间的距跟舟关节；舟骨与楔骨之间的楔舟关节；中间楔骨与第2跖骨间的附跖关节；第2跖骨与第2节近节趾骨间的跖趾关节；各趾骨间的趾骨间关节等。

足背区：位于骨关节区的上方，近侧份有𧿹长伸肌腱，中份有𧿹短伸肌。

足底区：位于骨关节区的下方，主要为骨骼肌，可分为浅、中、深三层。浅层的近侧有𧿹展肌，远侧有趾短屈肌；中层有足底方肌、𧿹长屈肌腱和趾长屈肌腱；深层位于第2跖骨下方，有𧿹收肌和第1骨间足底肌、蚓状肌、腓骨长肌腱。

胫骨后区：位于胫骨后方，粗大的跟腱自上而下附于跟骨结节，其浅、深面分别有跟骨皮下囊和跟腱囊，𧿹长屈肌紧贴胫骨后面。

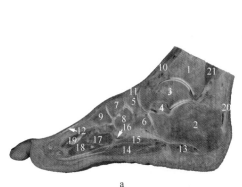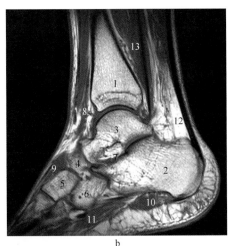

a　　　　　　　　b

图 8-4-15　踝足部的矢状断层

a. 标本（1. 胫骨；2. 跟骨；3. 距骨；4. 距跟骨间韧带；5. 足舟骨；6. 骰骨；7. 中间楔骨；8. 外侧楔骨；9. 第2跖骨；10. 𧿹长伸肌腱；11. 𧿹短伸肌腱；12. 第2趾伸肌腱；13. 𧿹展肌；14. 趾短屈肌；15. 足底方肌；16. 腓骨长肌腱；17. 𧿹收肌斜头；18. 𧿹收肌横头；19. 第1骨间足底肌；20. 跟腱；21. 胫骨后区）；b. MRI T₁WI 图像（1. 胫骨；2. 跟骨；3. 距骨；4. 足舟骨；5. 中间楔骨；6. 外侧楔骨；7. 距跟骨间韧带；8. 𧿹长伸肌腱；9. 𧿹短伸肌腱；10. 𧿹展肌；11. 趾短屈肌；12. 跟腱；13. 胫骨后肌）

（黄绍明　单　伟）

思　考　题

一、名词解释

1. 闭膜管　2. 骨筋膜鞘　3. 大鹅足　4. 踝管　5. 跗骨窦　6. 跗横关节

二、问答题

1. 绘图说明髋臼中央冠状断面的解剖结构。

2. 试述膝关节周围的解剖结构。

3. 试述踝关节周围的解剖结构。